Atlas of Nuclear Medicine：Case Review
核医学病例图谱

主　编　付占立　何作祥

副主编　霍　力　方　纬　梁英魁

北京大学医学出版社

HEYIXUE BINGLI TUPU

图书在版编目（CIP）数据

核医学病例图谱/付占立，何作祥主编. —北京：北京大学医学出版社，2016.5
ISBN 978-7-5659-1340-2

Ⅰ．①核… Ⅱ．①付… ②何… Ⅲ．①核医学—病案—分析—图谱 Ⅳ．①R81-64

中国版本图书馆 CIP 数据核字（2016）第 033059 号

核医学病例图谱

主　　编：付占立　何作祥
出版发行：北京大学医学出版社
地　　址：(100191) 北京市海淀区学院路 38 号　北京大学医学部院内
电　　话：发行部 010-82802230；图书邮购 010-82802495
网　　址：http://www.pumpress.com.cn
E - mail：booksale@bjmu.edu.cn
印　　刷：北京强华印刷厂
经　　销：新华书店
责任编辑：高　瑾　　责任校对：金彤文　　责任印制：李　啸
开　　本：889mm×1194mm　1/16　印张：18.5　字数：515 千字
版　　次：2016 年 5 月第 1 版　2016 年 5 月第 1 次印刷
书　　号：ISBN 978-7-5659-1340-2
定　　价：139.00 元

版权所有，违者必究
（凡属质量问题请与本社发行部联系退换）

本书由
　　　北京大学医学部科学出版基金
　　　资助出版

编委名单

主　编　付占立　北京大学第一医院
　　　　何作祥　中国医学科学院阜外医院

副主编　霍　力　北京协和医院
　　　　方　纬　中国医学科学院阜外医院
　　　　梁英魁　中国人民解放军海军总医院

编　委　（按姓名汉语拼音排序）
　　　　鲍君柱　保定市第一医院
　　　　边艳珠　河北省人民医院
　　　　柴　鹏　邯郸市中心医院
　　　　陈仰纯　泉州市第一医院
　　　　程午樱　北京协和医院
　　　　程　欣　北京协和医院
　　　　崔瑞雪　北京协和医院
　　　　戴皓洁　北京电力医院
　　　　方　纬　中国医学科学院阜外医院
　　　　付占立　北京大学第一医院
　　　　富丽萍　中国人民解放军总医院
　　　　郭　峰　中国人民解放军海军总医院
　　　　何作祥　中国医学科学院阜外医院
　　　　洪理伟　福建医科大学附属漳州市医院
　　　　胡玉敬　河北省人民医院
　　　　黄　佳　浙江金华广福医院
　　　　霍红旗　邯郸市中心医院
　　　　霍　力　北京协和医院
　　　　焦　建　首都医科大学附属北京安贞医院
　　　　雷　霄　中国人民解放军海军总医院
　　　　李　飞　安徽医科大学附属第二医院
　　　　李剑明　天津泰达心血管病医院
　　　　李　眉　首都医科大学附属北京同仁医院
　　　　李文婵　卫生部北京医院
　　　　李　艳　中国中医科学院西苑医院
　　　　李　原　北京大学人民医院

李智勇　徐州医学院附属医院
梁英魁　中国人民解放军海军总医院
廖曼甜　湘潭市中心医院
林保和　北京大学肿瘤医院
刘　琦　保定市第一医院
陆涤宇　华中科技大学同济医学院附属武汉中心医院
罗　莎　首都医科大学附属北京同仁医院
罗亚平　北京协和医院
米宏志　首都医科大学附属北京安贞医院
潘青青　北京协和医院
彭　东　重庆三峡中心医院
童冠圣　首都医科大学附属北京世纪坛医院
王　琛　保定市第一医院
王剑杰　中国武警总医院
王　升　中国人民解放军海军总医院
王　爽　首都医科大学附属北京同仁医院
魏玲格　河北医科大学附属第三医院
文　哲　首都医科大学附属北京世纪坛医院
吴大勇　河北省人民医院
徐白萱　中国人民解放军总医院
杨　芳　北京积水潭医院
杨　晖　中国人民解放军总医院
杨吉刚　首都医科大学附属北京友谊医院
杨　志　北京大学肿瘤医院
姚稚明　卫生部北京医院
袁梦晖　西安唐都医院
张建华　北京大学第一医院
张金赫　广州军区广州总医院
张敬勉　河北医科大学附属第四医院
张　伟　北京协和医院
张卫芳　北京大学第三医院
张祥松　中山大学附属第一医院
章　斌　苏州大学附属第一医院
赵梅莘　北京大学第三医院
赵佩亮　保定市第一医院
赵文锐　中国人民解放军海军总医院
赵修义　济南军区总院医院
郑有璟　北京中日友好医院

前　　言

近年来，正电子发射断层扫描（PET）/计算机化断层显像（CT）、单光子发射计算机化断层显像（SPECT）/CT 等多模态成像设备在国内的装机与工作开展，为我国核医学事业的蓬勃发展带来了新的契机。老一辈专家们所编写的核医学教科书、专著为核医学学科的发展奠定了坚实的理论基础。在此基础上帮助青年核医学医师尽快完成临床经验积累与知识储备，开阔临床视野，拓宽诊断思路，使核医学诊断报告能为临床提供更多有价值的诊疗信息，已成为当务之急，也是广大青年核医学从业人员的迫切希望。核医学整体诊疗水平的提高是更好地服务于临床，为临床医师认可与倚重，并实现核医学自身壮大的基础。

通过典型病例与影像来认识疾病并积累临床经验是一种快捷、有效的学习方法，正所谓"百闻不如一见"！我们在借鉴了国内外几本病例图谱排版与内容的基础上，编写了这本核医学病例图谱。该书以系统、疾病为主线编纂，全书共分为十章，第一至八章（骨骼系统、神经系统、内分泌系统、泌尿与生殖系统、心血管系统、呼吸系统、消化系统、淋巴系统）按系统分类，第九至十章（感染与炎症、肿瘤）按疾病分类。每章下面的节是疾病名称，而节之下则是一个或一系列鲜明而具体的病例与影像表现。这本图谱具有自身特色：每个病例由简要病史、相关检查、影像所见（核医学为主）、病理结果、临床诊断、讨论、参考文献构成。病例文字部分力求简洁，主要通过图像来"说话"。每个入选病例都有完整的临床及影像学资料，诊断明确，并具有一定的临床或影像"特点"。通过每个具体的病例，让读者直观感受到核医学的影像特征与临床优势，以及相应检查的临床价值，容易理解和掌握。由于篇幅限制，本书讨论中未过多涉及鉴别诊断，但本书有意将同类或相似疾病尽可能放在同一节或相邻节，以便于读者对类似疾病的诊断与鉴别进行体会与总结。本书还对核医学检查所独有的一些情况，如"骨外$^{99}Tc^m$-MDP 摄取"与"肺外$^{99}Tc^m$-MAA 摄取"的相关疾病与原因，单独编纂成节，以方便读者学习。

本书作者以京、津、冀地区中青年核医学医师为主体，并获得了国内其他地区作者的大力支持。本书拟与"中国心血管核医学年会"和"中国核学会核医学分会年会"中所设立的"影像读片"栏目相呼应，计划每 3 年左右进行一次再版。投稿"影像读片"的优秀病例，可以收录到本书相关章节，病例提供者则相应成为本书作者。所谓"众人拾柴火焰高"，希望在大家的广泛参与和支持下，本书能够保持长久的青春与魅力！

由于时间紧迫，以及个人水平限制，本书可能还存在许多缺陷与不足，请广大读者批评指正！

付占立　何作祥

2015-12-29

目　　录

第一章　骨骼系统 …………………………… 1
　第一节　骨转移瘤 ………………………… 1
　　一、"闪烁"现象 ………………………… 1
　　二、"伪改善" …………………………… 1
　　三、比较影像学 ………………………… 2
　第二节　骨肉瘤 …………………………… 5
　　一、骨外骨肉瘤 ………………………… 5
　　二、骨肉瘤术后肺转移 ………………… 6
　第三节　多发性骨髓瘤 …………………… 7
　　一、溶骨病变型 ………………………… 7
　　二、局灶硬化型 ………………………… 9
　　三、弥漫硬化型 ………………………… 9
　第四节　脊索瘤 …………………………… 12
　第五节　骨髓炎与蜂窝织炎 ……………… 13
　　一、骨髓炎 ……………………………… 13
　　二、蜂窝织炎 …………………………… 14
　第六节　人工关节置换术后假体周围
　　　　　感染 ……………………………… 16
　　一、人工髋关节置换术后假体周围
　　　　感染 ………………………………… 16
　　二、人工膝关节置换术后假体周围
　　　　感染 ………………………………… 17
　第七节　应力性骨折 ……………………… 19
　　一、疲劳性骨折 ………………………… 19
　　二、功能不全性骨折 …………………… 19
　第八节　副舟骨痛综合征 ………………… 22
　第九节　复杂性区域疼痛综合征 ………… 24
　第十节　髋关节一过性骨质疏松症 ……… 25
　第十一节　SAPHO 综合征 ……………… 26
　第十二节　畸形性骨炎 …………………… 28

　第十三节　骨纤维异常增殖症 …………… 30
　　一、单骨型 ……………………………… 30
　　二、多骨型 ……………………………… 31
　　三、Albright 综合征 …………………… 31
　第十四节　肺性肥大性骨关节病 ………… 32
　第十五节　代谢性骨病 …………………… 37
　　一、甲状旁腺功能亢进症 ……………… 37
　　二、骨软化症 …………………………… 37
　　三、碳酸酐酶Ⅱ缺乏症 ………………… 42
　第十六节　骨髓纤维化 …………………… 43
　　一、原发性骨髓纤维化 ………………… 43
　　二、继发性骨髓纤维化 ………………… 43
　第十七节　Erdheim-Chester 病 ………… 47
　第十八节　进行性骨干发育不良 ………… 50
　第十九节　异位骨化 ……………………… 54
　　一、创伤性异位骨化 …………………… 54
　　二、神经源性异位骨化 ………………… 55
　　三、肺神经内分泌肿瘤伴异位骨化 …… 58
　第二十节　肿瘤样钙化 …………………… 59
　第二十一节　迁徙性钙化 ………………… 62
　第二十二节　骨外 $^{99}Tc^{m}$-亚甲基二膦酸盐
　　　　　　　（MDP）摄取的其他原因 …… 64
　　一、肌肉损伤 …………………………… 64
　　二、复发性多软骨炎 …………………… 65
　　三、放射性肾炎 ………………………… 65
　　四、术后及病理性改变 ………………… 65
　　五、Gd-DTPA 增强 MRI ……………… 65
　　六、显像剂注射渗漏 …………………… 65
　　七、放射性污染 ………………………… 65
　　八、显像剂残留 ………………………… 67

第二章　神经系统 …………………… 71
　第一节　脑梗死 …………………… 71
　第二节　烟雾病 …………………… 72
　第三节　癫痫 ……………………… 74
　第四节　认知障碍 ………………… 78
　　一、皮质性痴呆 ………………… 78
　　二、皮质下痴呆 ………………… 80
　第五节　自身免疫性脑炎 ………… 83
　第六节　帕金森综合征 …………… 86
　　一、原发性帕金森病 …………… 86
　　二、帕金森叠加综合征——多系统
　　　　萎缩 ………………………… 88

第三章　内分泌系统 ………………… 92
　第一节　异位甲状腺 ……………… 92
　第二节　Plummer 病与亚急性甲状腺炎 … 93
　　一、Plummer 病 ………………… 93
　　二、亚急性甲状腺炎 …………… 93
　第三节　滤泡状甲状腺瘤 ………… 95
　第四节　混合性髓样–滤泡状甲状腺癌 … 96
　第五节　甲状旁腺功能亢进症 …… 97
　　一、原发性甲状旁腺功能亢进症 … 97
　　二、继发性甲状旁腺功能亢进症 … 99
　　三、甲状旁腺癌 ………………… 101
　第六节　甲状腺相关性眼病 ……… 103
　第七节　嗜铬细胞瘤 ……………… 104
　第八节　肿瘤源性骨软化症 ……… 108

第四章　泌尿与生殖系统 …………… 113
　第一节　肾盂输尿管连接部狭窄 … 113
　第二节　肾动脉狭窄 ……………… 115
　第三节　重复肾畸形与尿瘘 ……… 117
　　一、重复肾畸形 ………………… 117
　　二、重复肾畸形伴尿瘘 ………… 118
　第四节　肾癌 ……………………… 119
　第五节　游走肾 …………………… 120
　第六节　睾丸附睾炎与睾丸扭转 … 122
　　一、睾丸附睾炎 ………………… 122
　　二、睾丸扭转 …………………… 122

第五章　心血管系统 ………………… 124
　第一节　冠心病 …………………… 124
　　一、冠状动脉狭窄而心肌血流灌注
　　　　正常 ………………………… 124
　　二、心肌缺血 …………………… 124
　　三、心肌梗死伴缺血 …………… 124
　　四、经皮冠状动脉介入治疗（PCI）
　　　　术后新发狭窄 ……………… 127
　　五、前降支完全闭塞 …………… 127
　　六、冬眠心肌 …………………… 127
　第二节　冠状动脉先天性异常 …… 133
　　一、冠状动脉肌桥 ……………… 133
　　二、冠状动脉起源异常 ………… 133
　第三节　扩张型心肌病 …………… 135
　第四节　肥厚型心肌病 …………… 137
　第五节　完全性左束支传导阻滞 … 139

第六章　呼吸系统 …………………… 141
　第一节　肺栓塞 …………………… 141
　　一、慢性血栓栓塞性肺动脉高压 … 141
　　二、急性肺栓塞 ………………… 142
　第二节　肺动脉狭窄与闭塞 ……… 143
　　一、大动脉炎累及右肺动脉主干 … 143
　　二、大动脉炎累及双侧肺动脉 … 144
　第三节　特发性肺动脉高压 ……… 145
　第四节　肺间质病变 ……………… 147
　第五节　肺动脉高压所致右心功能不全 … 148
　第六节　肺外 ^{99}Tc^m-MAA 摄取原因 … 150
　　一、先天性心脏病 ……………… 150
　　二、肺动静脉瘘 ………………… 150
　　三、^{99}Tc^m-MAA 放化纯度降低 … 151
　　四、甲状腺功能亢进症 ………… 151
　　五、静脉侧支循环 ……………… 152

第七章　消化系统 …………………… 155
　第一节　胆囊功能障碍 …………… 155
　第二节　肺吸入 …………………… 157
　第三节　消化道出血 ……………… 160
　　一、空肠出血 …………………… 160

核医学病例图谱

2

二、十二指肠出血 …………… 161
三、胆道出血 ………………… 161
第四节 异位胃黏膜 …………… 163
一、梅克尔憩室 ……………… 163
二、肠重复畸形 ……………… 163
第五节 唾液腺功能受损相关疾病
——干燥综合征 ………… 166

第八章 淋巴系统 ………………… 168
第一节 继发性淋巴水肿 ……… 168
一、继发性上肢淋巴水肿 …… 168
二、继发性下肢淋巴水肿 …… 168
第二节 原发性淋巴水肿 ……… 170
一、淋巴管不发育 …………… 170
二、淋巴管发育不良 ………… 170
三、淋巴管增生 ……………… 170
第三节 乳糜积液 ……………… 172
第四节 淋巴管肌瘤病 ………… 175
第五节 小肠淋巴管扩张症 …… 176
第六节 K-T 综合征 …………… 178
第七节 前哨淋巴结显像 ……… 179

第九章 感染与炎症 …………… 181
第一节 脑脓肿 ………………… 181
第二节 神经梅毒 ……………… 183
第三节 结核病 ………………… 184
第四节 肺隐球菌感染 ………… 189
第五节 奴卡菌感染 …………… 191
第六节 隐源性机化性肺炎 …… 193
第七节 结节病 ………………… 194
第八节 类风湿关节炎相关肺损害 … 195
第九节 大动脉炎 ……………… 196
第十节 白塞病 ………………… 198
第十一节 IgG4 相关性特发性腹膜后
纤维化 ……………… 200
第十二节 自身免疫性胰腺炎 … 202

第十章 肿 瘤 ………………… 204
第一节 颅内肿瘤 ……………… 204

一、脑胶质瘤及其与脑脓肿的鉴别
诊断 ……………… 204
二、垂体瘤 …………………… 206
第二节 颈部肿瘤 ……………… 209
一、喉癌 ……………………… 209
二、甲状腺癌 ………………… 210
第三节 肺部肿瘤 ……………… 213
一、肺黏液腺癌 ……………… 213
二、肺上皮样血管内皮细胞瘤 … 214
第四节 胸腺瘤 ………………… 217
一、胸腺瘤-A 型 …………… 217
二、胸腺瘤-B₁ 型 …………… 217
第五节 肝肿瘤 ………………… 219
一、肝细胞癌 ………………… 219
二、肝内胆管细胞癌 ………… 221
第六节 胰腺实性假乳头状瘤 … 223
第七节 肾肿瘤 ………………… 224
一、肾透明细胞癌 …………… 224
二、肾嫌色细胞癌 …………… 226
三、肾盂输尿管上皮癌 ……… 227
第八节 妇科肿瘤 ……………… 229
一、宫颈癌 …………………… 229
二、卵巢癌 …………………… 233
三、子宫内膜癌 ……………… 236
四、库肯勃瘤 ………………… 237
第九节 外周神经鞘瘤 ………… 239
第十节 神经内分泌肿瘤 ……… 242
一、嗜铬细胞瘤伴棕色脂肪显影 … 242
二、肺神经内分泌肿瘤 ……… 244
三、胰腺神经内分泌肿瘤 …… 245
四、消化道神经内分泌肿瘤 … 248
第十一节 血液系统肿瘤 ……… 251
一、POEMS 综合征 ………… 251
二、朗格汉斯组织细胞增生症 … 252
三、Erdheim-Chester 病 …… 254
四、淋巴瘤 …………………… 254

索引 …………………………… 282

第一章　骨骼系统

第一节　骨转移瘤

一、"闪烁"现象

【简要病史】　女，42岁，左侧乳腺癌术后2年。

【影像表现】　2014-08-11全身骨显像（图1-1-1 a1）示胸骨放射性分布减低区；同期CT（图1-1-1 b1）示胸骨溶骨病变伴软组织影。患者经化疗与胸骨局部放疗，2015-09-01复查全身骨显像（图1-1-1 a2）示原胸骨放射性分布减低区消失，代之以放射性浓聚区；同期CT（图1-1-1 b2）示原溶骨病变伴软组织影基本消失，代之以局部成骨性修复。

【临床诊断】　左乳腺癌术后骨转移，放化疗有效；骨显像表现为放化疗后骨转移瘤好转的"闪烁（flare）"现象。

【讨论】　"闪烁"现象是指骨转移瘤经过有效的治疗后，在全身骨显像上表现为暂时性的"恶化"（病灶增多、范围扩大、代谢活性增高），随后逐渐好转，又称"假进展"（pseudo-progression），是治疗有效的表现。"闪烁"现象是骨转移瘤得到有效治疗后的一种成骨性修复反应[1]，常见于乳腺癌、肺癌和前列腺癌。"闪烁"现象可以持续长达8个月以上，但多数持续时间在3个月内[2-3]。全身骨显像的定期随访或多种影像学检查手段的应用，有助于"闪烁"现象与骨转移瘤进展的鉴别。

（付占立　洪理伟）

二、""伪改善

【简要病史】　男，75岁，2007-07前列腺穿刺活检确诊前列腺癌，行内分泌治疗，2008-08行去势治疗。

【相关检查】　2009年初，前列腺特异性抗原（PSA）开始持续缓慢升高；2010-06总前列腺特异性抗原（TPSA）13.9ng/ml（参考值＜4ng/ml，以下同）；2011-01 TPSA 132ng/ml；2011-05 TPSA 427ng/ml；2012-07 TPSA 1289ng/ml。

【影像表现】　2010-06-29全身骨显像（图1-1-2a）示左侧骶髂关节异常放射性浓聚影（转移）；2011-01-30复查骨显像（图1-1-2b）示全身骨多发异常放射性浓聚影（多发骨转移，病情进展）；2011-05-10复查骨显像（图1-1-2c）示原多发异常放射性浓聚影"消失"，而同期腰椎及骨盆CT（图1-1-2d）示弥漫性骨硬化；2012-07-19再次复查骨显像（图1-1-2e）示全身骨影进一步增浓，膀胱内放射性明显减少，呈"超级骨显像"（super scan）。

【讨论】　前列腺癌内分泌治疗失败后，PSA会持续性、进行性增高，骨转移瘤也会持续进展，骨显像表现为病灶增多、范围扩大、代谢活性增高[4]。但当骨转移瘤引起继发性骨髓纤维化时（详见本章第十六节"骨髓纤维化"），全身骨代谢会弥漫性增高，而"湮没"了原来骨转移的高代谢病灶，受核医学图像显示方式的限制，骨显像表现为骨转移瘤"好转"（伪改善）。紧密结合临床和（或）其他影像学检查有助于真、假改善的识别。

（付占立）

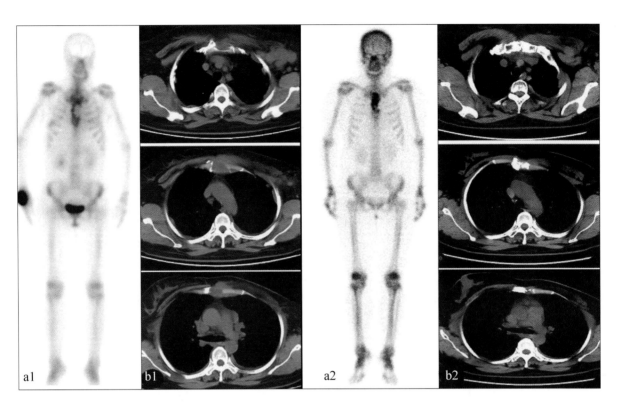

图 1-1-1 全身骨显像（**a1**）示胸骨放射性分布减低区；同期 CT（**b1**）示胸骨溶骨病变伴软组织影。放化疗后一年余骨显像（**a2**）示原胸骨放射性分布减低区消失，代之以放射性浓聚区；同期 CT（**b2**）示原溶骨病变伴软组织影基本消失，代之以局部成骨性修复

三、比较影像学

【简要病史】 男，62 岁，背部疼痛 2 周。

【相关检查】 查体：左下腹可及包块；纤维结肠镜下活检病理提示"乙状结肠中分化腺癌"。

【影像表现】 全身骨显像（图 1-1-3a）未见明显异常。颈椎磁共振成像（MRI）（图 1-1-3b）示 T3 椎体及棘突信号异常。^{18}F-氟代脱氧葡萄糖（FDG）PET（图 1-1-3c）示 T3 椎体及附件葡萄糖代谢增高。

【临床诊断】 乙状结肠癌伴 T3 椎体及附件转移。

【讨论】 骨是许多肿瘤远处转移的好发部位之一。骨转移是血行转移，最早始于骨髓，然后累及骨质，造成局部溶骨和反应性成骨。X 线（平片、CT）、全身骨显像、MRI 与 ^{18}F-FDG PET 分别针对骨转移瘤引起的不同病理改变对其做出诊断。X 线主要是通过局部的溶骨或成骨改变对转移瘤进行诊断，发现病灶相对较晚。全身骨显像主要根据骨转移瘤引起的反应性成骨所造成的局部骨盐代谢增高来对其进行诊断，理论上发现病灶较 X 线要早；全身骨显像另外一个优势就是全身扫描。然而，受到 SPECT 分辨率限制，骨显像对于以溶骨病变为主而反应性成骨较弱的骨转移的检出率较低，SPECT/CT 显像可以对此进行部分补充（图 1-1-4）。此外，骨显像还不能发现那些仅在骨髓内而尚未引起骨盐代谢改变的骨转移瘤（图 1-1-3）。MRI 是根据骨转移瘤所造成的骨髓信号异常来对其进行诊断的，而 ^{18}F-FDG PET 则是根据骨转移瘤所致的骨葡萄糖代谢增高来进行判断，故二者对于那些还仅局限于骨髓内，而尚未引起骨盐代谢和骨质密度改变的病灶也能做出诊断，对骨转移的诊断均较 X 线和骨显像要早。MRI 较 ^{18}F-FDG PET 有空间分辨率优势，而 ^{18}F-FDG PET 有全身扫描优势。对于那些以成骨病变为主，局部骨组织内肿瘤细胞较

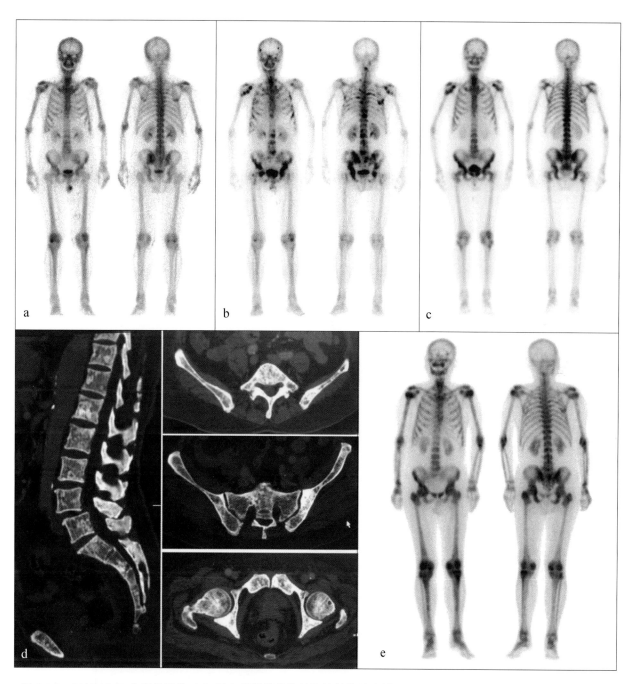

图 1-1-2 2010-06-29 全身骨显像（**a**）示左侧骶髂关节异常放射性浓聚影；2011-01-30 骨显像（**b**）示全身骨多发异常放射性浓聚影；2011-05-10 骨显像（**c**）示原多发异常放射性浓聚影"消失"，而同期腰椎及骨盆 CT（**d**）示弥漫性骨硬化；2012-07-19 骨显像（**e**）示全身骨影进一步增浓，膀胱内放射性明显减少

少或葡萄糖代谢较低的骨转移瘤，[18]F-FDG PET 检出率反而不及骨显像、MRI 或 X 线（图 1-1-5），PET/CT 显像中的 CT 扫描可以对此进行部分弥补。由于上述各种影像手段都是根据骨骼的继发改变来对骨转移瘤做出诊断，故诊断特异性均受到各自方法学的限制；多种影像技术手段的合理联合应用，会提高骨转移瘤诊断的准确性[5]（本病例部分图像发表在《中华核医学杂志》，见参考文献 [5]）。

（付占立　胡玉敬）

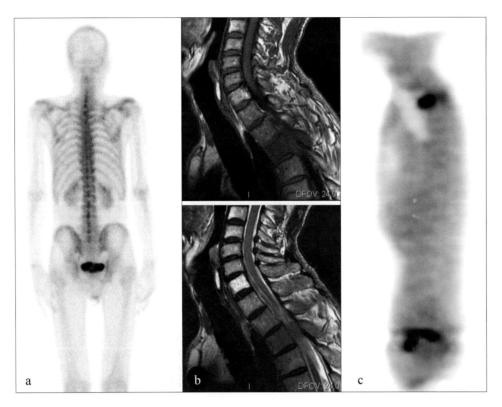

图 1-1-3 （乙状结肠癌）T3 椎体及附件转移。全身骨显像（**a**）脊柱未见明显异常。颈椎 MRI（**b**）示 T3 椎体及棘突信号异常。^{18}F-FDG PET（**c**）示 T3 椎体及棘突葡萄糖代谢增高

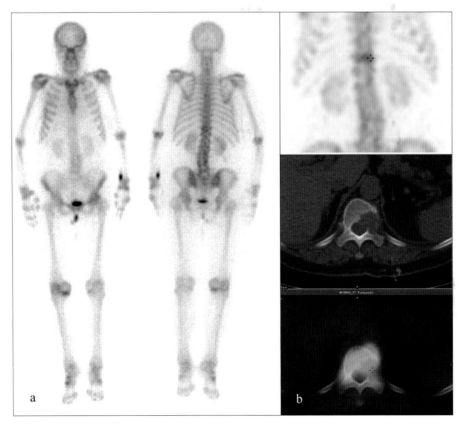

图 1-1-4 （乳腺癌）T11 椎体转移。全身骨显像（**a**）示 T11 椎体轻度放射性浓聚；SPECT/CT 显像（**b**）示 T11 椎体及左侧椎弓根溶骨性破坏

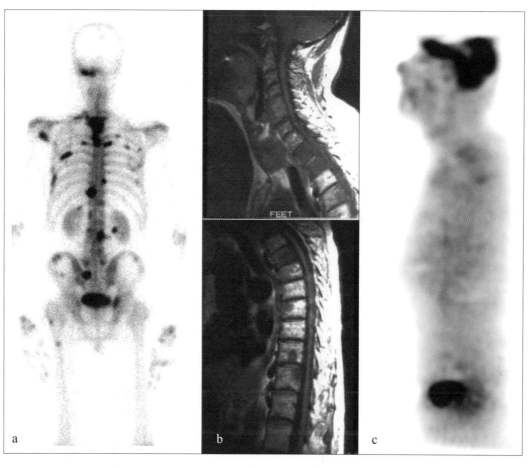

图 1-1-5 前列腺癌多发骨转移。全身骨显像（**a**）示多发骨转移；颈、胸椎 MRI（**b**，T1）示多发椎体信号异常；[18]F-FDG PET（**c**，矢状位）仅见上段胸椎轻度葡萄糖代谢增高

参考文献

［1］Galasko CS. Mechanism of uptake of bone imaging isotopes by skeletal metastases. Clin Nucl Med，1980，5：565-568.

［2］Pollen JJ，Witztum KF，Ashburn WL. The flare phenomenon on radionuclide bone scan in metastatic prostate cancer. AJR Am J Roentgenol，1984，142：773-776.

［3］Fossa SD，Heilo A，Lindegaard M，et al. Clinical significance of routine follow-up examinations in patients with metastatic cancer of the prostate under hormone treatment. Eur Urol，1983，9：262-266.

［4］Galasko CS. Mechanism of uptake of bone imaging isotopes by skeletal metastases. Clin Nucl Med，1980，5：565-568.

［5］付占立，林景辉，范岩，等. ^{18}F-FDG 符合线路显像诊断骨转移瘤的价值及与[99]Tc[m]-MDP 骨显像的比较. 中华核医学杂志，2003，23：268-271.

第二节　骨肉瘤

一、骨外骨肉瘤

【简要病史】　男，37 岁，间断咳嗽 2 个月。

【影像表现】　胸部 CT（图 1-2-1）示双肺多发占位伴钙化。全身骨显像（图 1-2-2a）示多发骨外异常放射性浓聚灶；SPECT/CT（图 1-2-

2b，c）示双肺、右髋周围多发骨外占位伴钙化及显像剂异常浓聚。

【病理结果及临床诊断】 右髋及肺部肿物穿刺活检示"骨肉瘤"；临床诊断为右髋骨外骨肉瘤伴右侧盆腔淋巴结及双肺转移。

二、骨肉瘤术后肺转移

【简要病史】 女，46岁，左股骨下段骨肉瘤术后11年；近期胸片提示左肺占位。

【影像表现】 胸部CT（图1-2-3a）示左肺

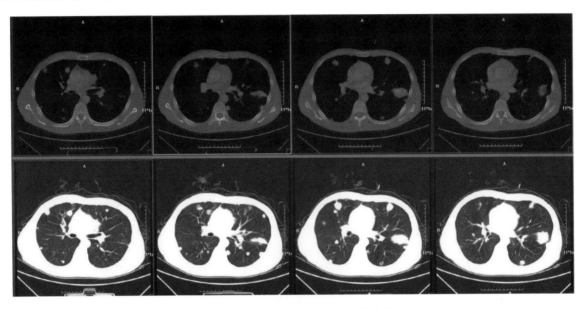

图1-2-1 CT图像示双肺多发占位伴钙化

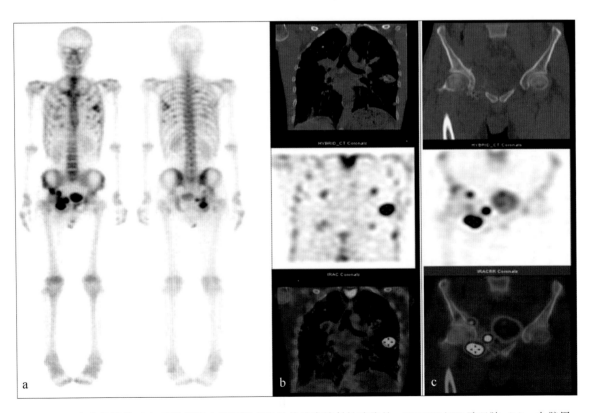

图1-2-2 全身骨显像（**a**）示胸部及右髋周围多发骨外异常放射性浓聚灶；SPECT/CT示双肺（**b**）、右髋周围（**c**）多发骨外占位病变伴钙化及显像剂异常浓聚

多发占位伴钙化。全身骨显像（图 1-2-3b）示左胸部多发放射性异常浓聚灶。

【病理结果】 左肺肿物术后病理：骨肉瘤肺转移。

【讨论】 骨肉瘤起源于间叶细胞，属于成骨性肿瘤，形态上表现出多方向分化的潜能，组织学上可见到肿瘤性类骨和（或）骨组织形成。极

少数骨肉瘤可以起源于骨外软组织称为骨外骨肉瘤（见"一、骨外骨肉瘤"）。由于骨肉瘤自身有较强的成骨活性，无论是原发灶还是转移灶，也无论原发灶或转移灶是位于骨内还是骨外，均能摄取骨显像剂，因此，骨显像对骨肉瘤诊断有着较高的灵敏度[1]。

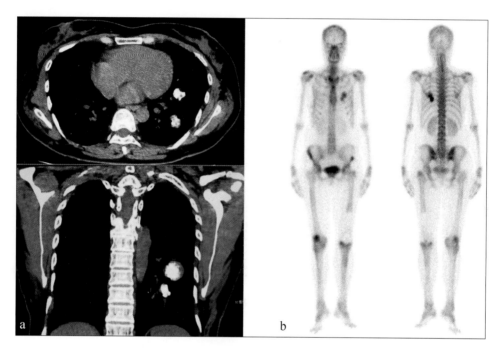

图 1-2-3 CT 图像（a）左肺可见两个类圆形占位，病变内有不规则钙化；全身骨显像（b）示左股骨下段骨肉瘤术后＋假体植入术后＋左髂骨翼取骨术后改变，左肺内可见两个异常放射性浓聚灶

（付占立 李 眉 王 爽）

参考文献

［1］Hu B，Liu Y，Cheng L，et al. SPECT/CT imaging of retroperitoneal extraskeletal osteosarcoma. Clin Nucl Med，2014，39：200-202.

第三节 多发性骨髓瘤

一、溶骨病变型

【简要病史】 女，43 岁，纳差、乏力 1 年余，发现蛋白尿 8 个月。

【相关检查】 贫血，红细胞沉降率增快；尿蛋白＋＋＋；血肌酐、尿素升高；免疫蛋白电泳可见单克隆轻链 κ。

【影像表现】 骨盆、股骨及肱骨 X 线平片

（图 1-3-1a 至 c）示全身多发骨破坏。腰椎 MRI （图 1-3-1d）示腰椎椎体及附件异常信号。全身骨显像（图 1-3-1e）示 X 线及腰椎 MRI 所见病变处未见明显骨代谢异常。

【病理结果】　右髂骨活检示浆细胞骨髓瘤，混合浸润型。

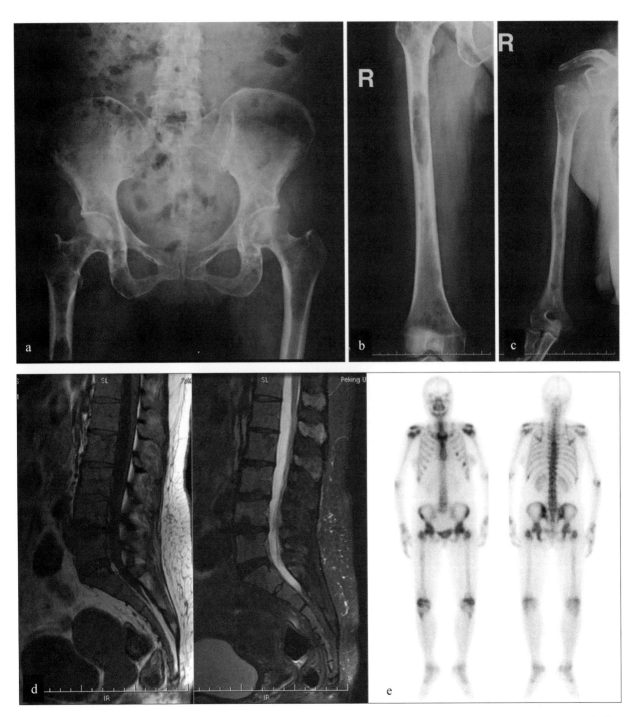

图 1-3-1　骨盆（**a**）、右股骨（**b**）及右肱骨（**c**）X 线平片示上述诸骨多发溶骨性骨破坏。腰椎 MRI（**d**）示腰椎椎体及附件弥漫性信号异常。全身骨显像（**e**）示 X 线及腰椎 MRI 所见病变处未见明显骨代谢异常

二、局灶硬化型

【简要病史】 男，60岁，双下肢麻木、乏力、皮肤色素沉着、变硬2年，右小腿肿痛半年。既往30年前因肝硬化伴消化道出血行肝门静脉分流术及脾切除。

【相关检查】 双下肢膝关节以下感觉迟钝，膝腱反射减弱；双侧小腿皮肤色深，弹性减低，体毛增多。血、尿常规，血肌酐、钙、磷基本正常；免疫蛋白电泳可见单克隆免疫球蛋白区带IgAλ。

【影像表现】 双小腿X线平片（图1-3-2a）示多发成骨与溶骨性骨破坏。全身骨显像（图1-3-2b）示全身骨多发异常放射性浓聚影。

【病理结果及临床诊断】 右胫骨活检示浆细

胞瘤；临床诊断多发性骨髓瘤伴POEMS综合征。

三、弥漫硬化型

【简要病史】 女，67岁，间断腰痛、多关节痛18年，口眼干4年，加重伴乏力1月余。

【相关检查】 贫血、红细胞沉降率快；免疫蛋白电泳可见单克隆免疫球蛋白区带IgGκ；骨密度检查示左髋骨密度增高。

【影像表现】 骨盆X线平片（图1-3-3a）示片中诸骨密度增高；全身骨显像（图1-3-3b）呈"超级骨影像"。

【骨穿刺及临床诊断】 骨髓穿刺涂片示多发骨髓瘤；临床诊断：多发性骨髓瘤、结缔组织病。

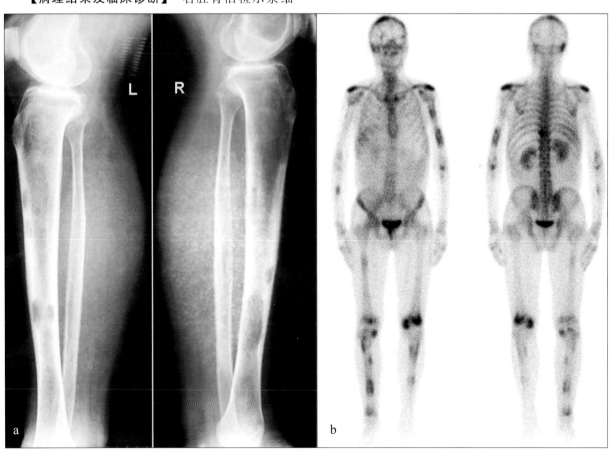

图 1-3-2 双小腿X线平片（a）示双侧胫骨多发骨质硬化与溶骨性骨破坏。全身骨显像（b）示颅骨及四肢长骨多发异常放射性浓聚影

【讨论】 多发性骨髓瘤（multiple myeloma，MM）是最常见的原发性骨肿瘤，通常表现为溶骨性病变，骨显像多表现为"冷"区（图 1-3-4），但受到仪器分辨率的限制，许多溶骨病变（特

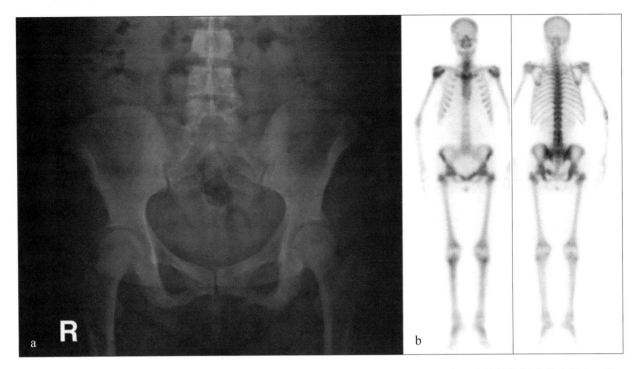

图 1-3-3 骨盆 X 线平片（**a**）示片中诸骨密度弥漫性增高；全身骨显像（**b**）示全身骨骼放射性摄取普遍增高，呈"超级骨影像"

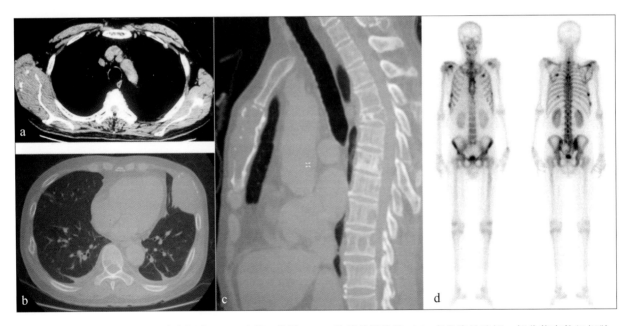

图 1-3-4 MM。胸部 CT 示右肩胛骨（**a**）、左第 6 前肋（**b**）、胸骨体及胸椎（**c**）多发溶骨破坏，部分伴有软组织肿物，右第 6 侧肋（**b**）可见骨折。全身骨显像（**d**）示右肩胛骨、左第 6 前肋、胸骨体及骶骨右侧呈"冷"区，而右第 6 侧肋骨折处呈放射性浓聚

别是较小的溶骨病变），骨显像多不能检出（见"一、溶骨病变型"病例），因此全身骨显像对判断骨骼受累的价值有限。MM 在骨显像上所表现的浓聚区，很多情况下是由于骨质疏松或溶骨病变所造成的微骨折或病理性骨折所致（图 1-3-4）；此外，继发于 MM 的范科尼（Fanconi）综合征可引起骨软化症，在骨显像上会有功能不全性骨折的表现（图 1-3-5a）；MM 引起的高钙血症可以在骨显像上表现为迁徙性钙化（见本章第二十一节"迁徙性钙化"部分）；MM 相关的淀粉样变可以导致受累组织器官的骨显像剂摄取和（或）骨的不显影（图 1-3-5b）[1-2]。

硬化性骨髓瘤（osteosclerotic myeloma）是较为少见的骨髓瘤类型，临床又分为局灶硬化型和弥漫硬化型。局灶性硬化性骨髓瘤约占 MM 的

3%，仅见于 IgGλ、IgAλ 或 κ 轻链型，约有一半的患者合并有 POEMS 综合征，即多发性周围神经病（polyneuropathy）、脏器肿大（organomegaly）、内分泌障碍（endocrinopathy）、M 蛋白（monoclonal protein）血症、皮肤病变（skin changes）。局灶硬化型 MM 预后好于普通 MM，多死于神经病变；骨病变以成骨为主，可以伴有溶骨，骨显像表现为多发放射性异常浓聚灶，临床需要与骨转移瘤相鉴别[3]。弥漫硬化性骨髓瘤，十分罕见，以弥漫硬化为主，也可以伴有溶骨；临床表现更像普通 MM，患者多死于骨髓衰竭。弥漫硬化型 MM 骨显像表现为全身骨骼的弥漫性放射性摄取增高或"超级骨影像"，临床需要除外其他原发或继发性骨硬化性疾病[4]。

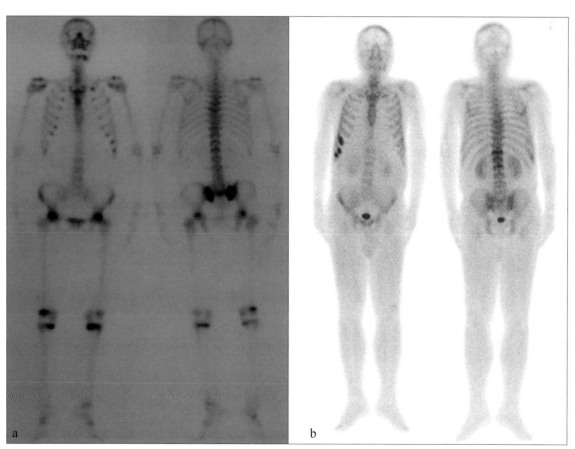

图 1-3-5 MM。**a.** 伴有继发性范科尼综合征引起的骨软化症，骨显像表现为骨骼多发功能不全性骨折；**b.** 伴有淀粉样变，四肢骨骼不显影

（付占立）

参考文献

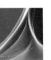

[1] Jones DN, Lew W, Wycherley AG. Hepatic uptake of a bone scan agent (99mTc-MDP) in a patient with amyloidosis associated with plasma cell dyscrasia. Australas Radiol, 1994, 38: 61-63.

[2] Sasaki T, Okizaki A, Takahashi K, et al. Absent skeletal uptake of (99m) Tc-hydroxymethylene diphosphonate in the presence of AL-type amyloidosis associated with multiple myeloma. Jpn J Radiol, 2011, 29: 595-597.

[3] Schey S. Osteosclerotic myeloma and'POEMS'syndrome. Blood Rev, 1996, 10: 75-80.

[4] Lacy MQ, Gertz MA, Hanson CA, et al. Multiple myeloma associated with diffuse osteosclerotic bone lesions: a clinical entity distinct from osteosclerotic myeloma (POEMS syndrome). Am J Hematol, 1997, 56: 288-293.

第四节　脊索瘤

【简要病史】　女，51岁，骶后疼痛、便秘6年，加重伴会阴部麻木、排尿困难3个月；既往有类风湿关节炎病史10年。

【影像表现】　全身骨显像（图1-4-1a）示双侧肘、膝关节异常放射性浓聚。骨X线平片（图1-4-1b）示盆腔占位。盆腔CT（图1-4-1c）示

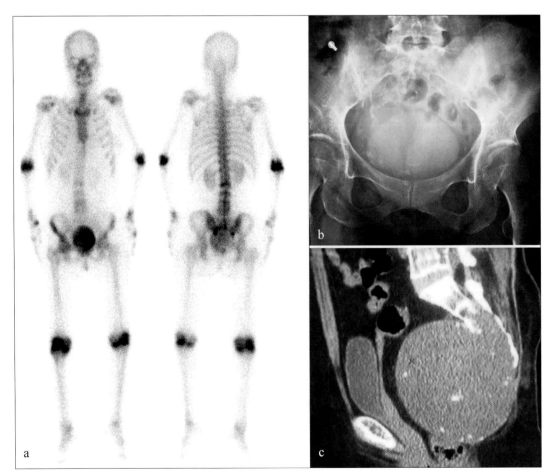

图1-4-1　全身骨显像（**a**）示双侧肘、膝关节放射性异常浓聚，骶尾部"未见明显异常"；骨盆X线平片（**b**）示盆腔占位，肿物周边可见散在钙化；盆腔CT（**c**）示骶前巨大占位，肿物内可见散在钙化（死骨），骶尾骨溶骨性骨破坏

骶前巨大肿物。

【手术及病理结果】 手术切除骶骨巨大结节样肿物（约 13cm×9cm×6cm），病理示脊索瘤。

【讨论】 脊索瘤来源于胚胎期残留的脊索组织，是一种先天性肿瘤。在胚胎期间，脊索上端分布于颅底的蝶骨和枕骨，下端分布于骶尾部的中央及附近区域；因此脊索瘤可发生于沿途的任何部位，尤以颅底蝶枕部和骶尾部最为多见。脊索瘤生长缓慢，具有局部侵袭性，很少发生远处转移[1]。本例患者骶尾骨以溶骨破坏为主，骨显像理论上应该表现为"冷"区，但受肿物前方膀胱内放射性的影响，病变被掩盖，骨显像上骶尾部似乎"未见明显异常"。通常情况下，视膀胱内充盈放射性的多少，后位骨显像时膀胱影像可与骶尾骨重叠显影，而表现为局部放射性分布"增高"（图 1-4-2）。本例骨显像患者前位膀胱较为充盈，而后位骨显像骶尾部却未见局部放射性"增高"（由于盆腔肿物对膀胱的向前推移以及对膀胱内放射性的衰减所致），实际是一种异常表现。临床工作中应注意骨显像的间接异常影像表现。

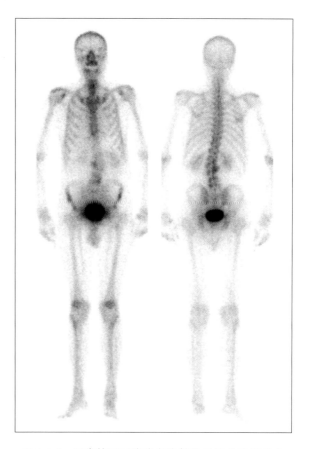

图 1-4-2 正常情况下膀胱内放射性对骶骨放射性分布的影响

（付占立）

参考文献

[1] Williams BJ，Raper DM，Godbout E，et al. Diagnosis and treatment of chordoma. J Natl Compr Canc Netw，2013，11：726-731.

第五节　骨髓炎与蜂窝织炎

一、骨髓炎

【简要病史】 男，32 岁，左前臂疼痛 3 周。

【相关检查】 查体：左前臂近端肿胀、触痛，左肘关节活动受限。化验检查：白细胞升高；红细胞沉降率增快；碱性磷酸酶（ALP）轻度升高。

【影像表现】 骨三相显像（图 1-5-1a 至 c）示左前臂近端在血流相、血池相及延迟相均可见异常放射性浓聚。X 线平片（图 1-5-1d）示左侧桡骨近中段骨膜增厚。

【临床诊断及治疗转归】 临床诊断"左侧桡骨近中段骨髓炎";经抗生素治疗好转。

二、蜂窝织炎

【简要病史】 女,1岁,右膝关节肿痛1周。

【相关检查】 查体:右膝关节肿胀、触痛、活动受限,局部皮温升高。化验检查:白细胞升高;红细胞沉降率增快;碱性磷酸酶正常。

【影像表现】 骨三相显像(图1-5-2a至c)示右膝关节血流相、血池相可见异常放射性浓聚影,延迟相未见明显异常。X线平片(图1-5-2d,e)示右膝关节骨质未见明显异常。

【临床诊断】 临床诊断"右膝关节蜂窝织炎"。

【讨论】 骨显像,特别是多时相骨显像,是早期诊断骨髓炎的敏感方法,通常在出现症状后24～48h即可检出。骨髓炎在骨三相的典型表现是受累骨的血流相、血池相及延迟相放射性异常浓聚(见"一、骨髓炎"病例);蜂窝织炎在血流相、血池相放射性分布增高,而延迟相放射性分布正常(见"二、蜂窝织炎"病例);因此骨三相检查可以很好地对二者进行鉴别诊断。骨显像对早期骨髓炎比常规X线及CT检查有更高的灵敏度[1];由于儿童的骨髓多为红骨髓,使MRI对骨髓炎的早期诊断较为困难,此时多时相骨显像较MRI亦有优势[2-3]。

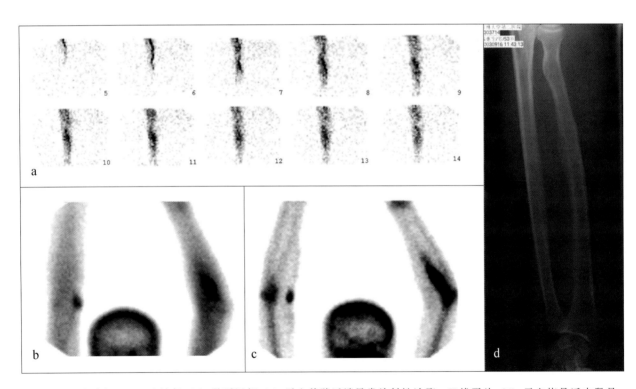

图1-5-1 血流相(**a**)、血池相(**b**)及延迟相(**c**)示左前臂近端异常放射性浓聚;X线平片(**d**)示左桡骨近中段骨膜增厚

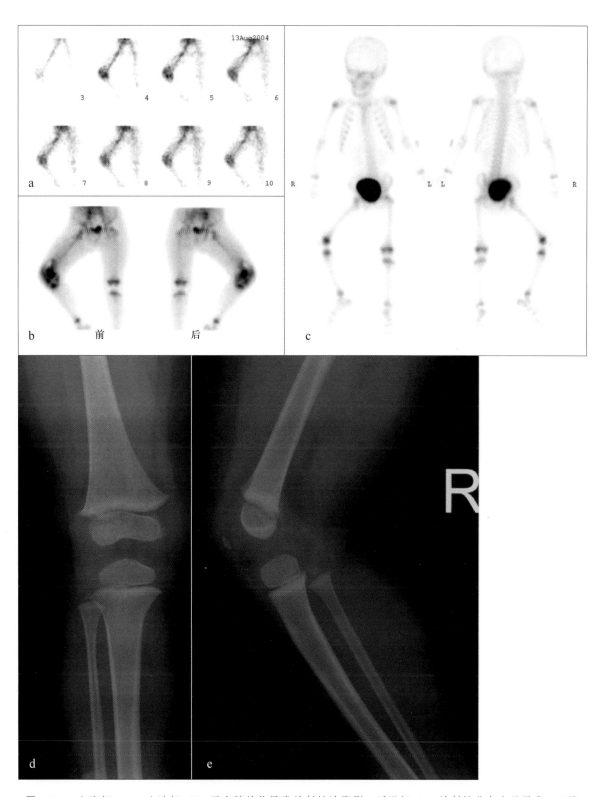

图 1-5-2　血流相（**a**）、血池相（**b**）示右膝关节异常放射性浓聚影，延迟相（**c**）放射性分布未见异常；X 线平片（**d** 和 **e**）示右膝关节局部软组织肿胀，骨质未见明显异常

（付占立）

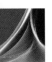
核医学病例图谱

参考文献

[1] Tehranzadeh J, Wong E, Wang F, et al. Imaging of osteomyelitis in the mature skeleton. Radiol Clin North Am, 2001, 39: 223-250.

[2] Klein JD, Leach KA. Pediatric pelvic osteomyelitis.

Clin Pediatr (Phila), 2007, 46: 787-790.

[3] Mpalaris V, Arsos G, Iakovou I, et al. Discordance between MRI and bone scan findings in a child with acute complicated osteomyelitis: scintigraphic features that contribute to the early diagnosis. Rev Esp Med Nucl Imagen Mol, 2014, 33: 106-108.

第六节　人工关节置换术后假体周围感染

一、人工髋关节置换术后假体周围感染

【简要病史】　女，66岁，右髋关节置换术后1年，局部肿痛3个月。

【相关检查】　查体：右大腿局部肿胀，活动受限。血常规阴性，红细胞沉降率（ESR）35mm/h（参考值 0～20mm/h），C 反应蛋白（CRP）29.41mg/L（参考值<7.9mg/L）。X线平片阴性。

【影像表现】　双髋关节骨三相显像（图 1-6-1）示：血流相、血池相右髋及周围软组织区域放射性浓聚影，延迟相（骨显像）髋臼及转子区见沿骨皮质走行的放射性浓聚影。

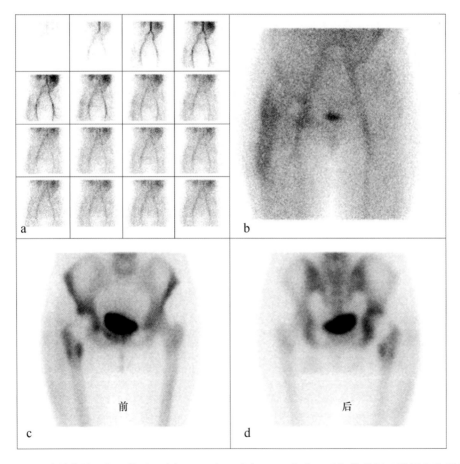

图 1-6-1　双髋关节骨三相显像示血流相（**a**）与血池相（**b**）右髋臼及假体外侧区域异常放射性浓聚；延迟相（**c**、**d**）于右髋臼及股骨转子区域假体嵌入段见沿骨皮质走行的异常放射性浓聚

【治疗转归】　1 周后患者出现局部皮肤破溃，术中见假体周围脓肿形成，行旷置术。

二、人工膝关节置换术后假体周围感染

【简要病史】　女，67 岁，类风湿关节炎 30 年，双膝关节置换术后 10 年，右膝关节肿痛 1 年；予口服抗生素治疗无效。

【相关检查】　查体：右膝肿胀，局部皮温增高。血常规阴性，ESR 50mm/h（参考值 0～20mm/h），CRP 20.10mg/L（参考值＜7.9mg/L）。X 线平片阴性。

【影像表现】　双膝关节骨三相显像（图 1-6-2）示血流相、血池相右膝假体周围可见环形异常放射性浓聚影，延迟相（骨显像）右股骨远端及胫骨近端可见片状异常放射性浓聚影。

【治疗转归】　术中见假体周围肉芽组织形成，冰冻切片病理见大量中性粒细胞浸润，组织培养提示"山羊葡萄球菌感染"。

【讨论】　疼痛是人工关节置换术后常见的并发症，最常见的原因是假体磨损所致无菌性松动。感染是人工关节置换术最严重的并发症，亦可引起局部疼痛和假体松动，临床表现不典型时与无菌性松动不易鉴别。无菌性松动者可行一期人工关节翻修术，而存在假体周围感染者应先行旷置术，控制感染后进行二期翻修术，故假体周围感染存在与否对于后续临床治疗决策至关重要[1]。实验室检查中 C 反应蛋白和红细胞沉降率的增高对于假体周围感染有提示作用，但其灵敏度及特异度均较差，尤其当患者合并系统性炎性

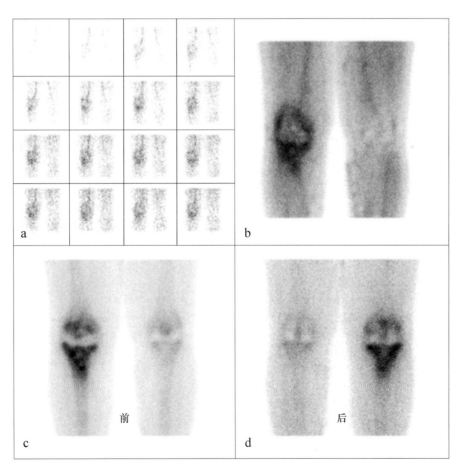

图 1-6-2　双膝关节骨三相显像示血流相（a）与血池相（b）右膝假体周围软组织区域环形异常放射性浓聚；延迟相（c，d）见右股骨远端及胫骨近端假体嵌入端周围异常骨质放射性浓聚

疾病（如类风湿关节炎）时，则完全失去诊断意义。X线检查可评价有无假体松动，但不能明确松动的原因；MRI检查受金属假体伪影影响应用受限。骨三相显像通过采集1min之内的局部血流影像与5min之内的血池影像及3～4h延迟影像，可同时观察假体周围软组织及骨骼的血流灌注及代谢情况，从而简便有效地鉴别假体周围感染与单纯松动。典型的假体周围感染者，因病变累及假体周围软组织形成蜂窝织炎，在血流相与

血池相出现假体周围异常放射性浓聚，延迟显像呈现假体周围骨皮质的异常放射性浓聚[2]。无菌性松动无软组织受累，故血流相与血池相阴性；延迟影像中应力集中区域出现点状放射性浓聚，松动较严重者亦可表现为条、片状浓聚灶（图1-6-3）。单纯骨显像诊断假体周围感染的灵敏度和特异度均不理想，因此血流相与血池相的异常放射性浓聚是二者鉴别诊断的主要依据[3]。

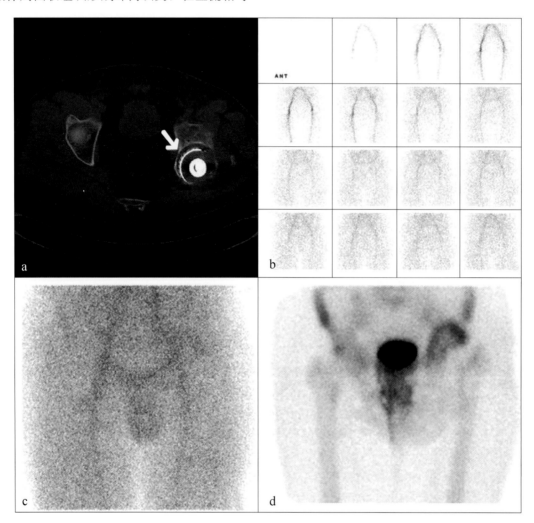

图1-6-3 左髋人工关节置换术后。CT（**a**）示左侧髋臼假体松动；骨三相显像中血流相（**b**）与血池相（**c**）阴性，延迟相（**d**）于左侧髋臼可见放射性异常浓聚。手术亦证实存在局部松动，行一期翻修，组织病理学检查及临床随访证实无感染存在

（李　原）

参考文献

[1] Trampuz A，Zimmerli W. Prosthetic joint infections：update in diagnosis and treatment. Swiss Med Wkly，2005，135：243-251.

[2] Nagoya S，Kaya M，Sasaki M，et al. Diagnosis of peri-prosthetic infection at the hip using triple-phase bone scintigraphy. J Bone Joint Surg Br，2008，90：140-144.

[3] 李原，王茜，岳明纲. ^{99}Tc^m-MDP 显像用于人工髋关节置换术后关节感染的鉴别诊断. 中华核医学与分子影像杂志，2013，33：267-270.

第七节　应力性骨折

一、疲劳性骨折

【简要病史】　女，43 岁，左足疼痛 1 周；1 周前有徒步旅行史。

【相关检查】　血钙、磷及碱性磷酸酶（一）；X 线：左足诸骨未见明显异常。

【影像表现】　骨三相显像示血流相、血池相（图 1-7-1a）及延迟相（图 1-7-1b）左足类圆形放射性分布浓聚区。SPECT/CT（图 1-7-1c）示病变位于左足第 2 跖骨远端，相应部位 CT 未见明显异常。

【临床诊断及治疗转归】　临床诊断为疲劳性骨折，经对症治疗及左足制动休息 1 月余，左足疼痛好转。

二、功能不全性骨折

【简要病史】　男，76 岁，确诊前列腺癌 2 年，腰骶部疼痛 2 个月。两年前穿刺活检诊断前列腺癌（T3），行内分泌治疗及放疗。

【相关检查】　近期 TPSA<0.003ng/ml（参考值<4.0ng/ml）；血钙、磷均正常，ALP 轻度减低。

【影像表现】　2 年前（确诊前列腺癌时）全身骨显像（图 1-7-2a）未见明显异常；1 年前骨显像（图 1-7-2b）可见骶骨放射性轻度减低（放疗后改变）。此次骨显像（图 1-7-2c）示双侧骶髂关节区及骶骨"H"形放射性异常浓聚影，伴右 4 侧肋点状放射性摄取增高；同期 MRI（图 1-7-

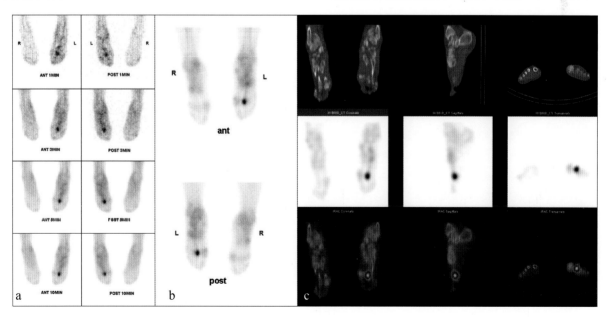

图 1-7-1　血流相、血池相（**a**）与延迟相（**b**）显像示左足类圆形放射性分布浓聚区；SPECT/CT（**c**）示病变位于左侧第 2 跖骨远端，相应部位 CT 示局部骨质未见明显异常

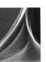
2d）示骶 1～3 椎体信号异常；同期胸部 CT（图 1-7-2e）示右 4 侧肋骨折。（本病例部分图像发表在《中华核医学与分子影像杂志》，将于 2016 年刊出。）

【临床诊断及治疗转归】 临床诊断右 4 侧肋及骶骨功能不全性骨折；经对症及抗骨质疏松治疗，患者腰骶部疼痛好转，1 年后复查骨显像（图 1-7-2f）原病灶骨盐代谢明显减低。

【讨论】 应力性骨折（stress fracture）是一种慢性积累性损伤，它是由于反复的机械应力或肌肉牵拉所造成的骨皮质或骨小梁细微骨结构断裂[1]。根据损伤骨的骨矿含量及弹性抵抗力正常与否，应力性骨折又分为疲劳性骨折（fatigue fracture）与功能不全性骨折（insufficiency fracture）。疲劳性骨折多发生在青壮年，受累骨的骨矿含量和骨的弹性抵抗力均正常，骨折是由于过

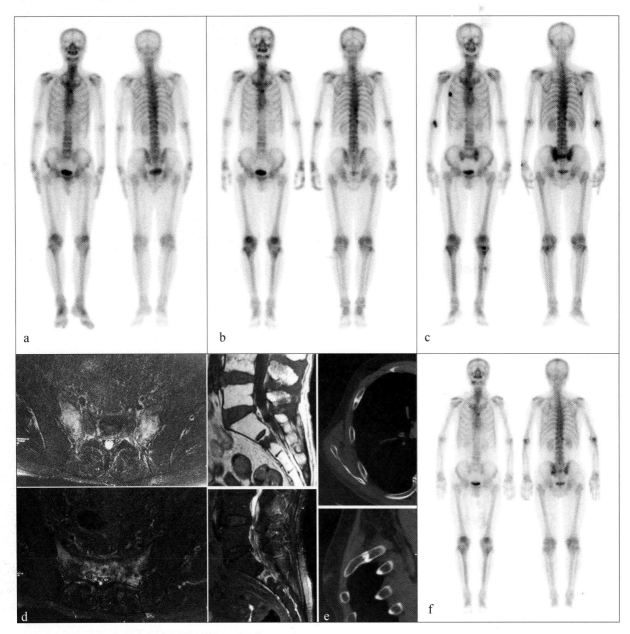

图 1-7-2 2 年前全身骨显像（**a**）未见明显异常；1 年前骨显像（**b**）可见骶骨放射性分布轻度减低（放疗后改变）。本次骨显像（**c**）示双侧骶髂关节区及骶骨 "H" 形放射性异常浓聚影，伴右 4 侧肋点状放射性摄取增高；同期 MRI（**d**）示骶 1～3 椎体信号异常；同期胸部 CT（**e**）示右 4 侧肋骨折。1 年后复查骨显像（**f**）原病灶骨盐代谢明显减低

度外力作用所致（如，行军骨折）[1-3]，好发于下肢，以胫骨、跖骨多见（见"一、疲劳性骨折"病例）。功能不全性骨折通常发生在老年人，由于骨质疏松，骨矿含量减低，弹性抵抗力减弱，维持正常生理活动的肌肉牵拉即可造成骨皮质或骨小梁的断裂，又称自发性骨折、假性骨折[1-3]。骨显像对应力性骨折的诊断敏感性较高，一般在损伤后6～72h便可见到放射性浓聚区。

骶骨功能不全性骨折的危险因素除了骨质疏松，还包括类风湿关节炎、Paget病、骨纤维异常增生症、成骨不全、骨硬化病、骶管囊肿、长期服用激素、盆腔放疗、髋关节置换术后、代谢性骨病等[2,4]。"二、功能不全性骨折"病例患者因前列腺癌曾行盆腔放疗与雄激素阻断治疗所导致的骨质疏松，是诱发骶骨功能不全性骨折的重要危险因素。骶骨功能不全性骨折典型的骨显像表现为"H"形或"蝶"形的放射性浓聚区（图1-7-2c），由双侧骶骨翼浓聚区形成的两条垂直带与骶骨体浓聚区形成的水平带连接组成，又称"Honda"征；不典型表现包括双侧骶骨翼浓聚区及部分水平带、双侧骶骨翼浓聚区、单侧骶骨翼浓聚区及水平带、单侧骶骨翼浓聚区、水平带[4]。由于骶骨也是某些肿瘤（如前列腺癌）骨转移的好发部位，因此骶骨功能不全性骨折有时需与骨转移瘤鉴别（图1-7-3）。

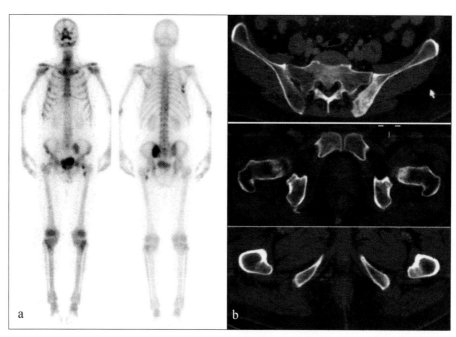

图1-7-3 前列腺癌多发骨转移。全身骨显像（a）示肋骨、左骶髂关节区域、右侧耻骨、股骨颈及股骨近端多发放射性异常浓聚区；同期CT（b）示左侧髂骨、右侧耻骨、左侧股骨近端成骨性骨破坏

（付占立 王 爽）

参考文献

[1] 王林森，王植，王淑丽，等. 应力性骨折影像诊断. 中华创伤骨科杂志，2002，04：297-300.

[2] 徐文坚，徐爱德，S. Lange. 骶骨衰竭骨折MRI研究. 实用放射学杂志，2005，11：1172-1175.

[3] 刘磊，孙钢. 隐性骨折的分类及影像学诊断评价. 医学影像学杂志，2005，01：63-65.

[4] Peh WC, Khong PL, Yin Y, et al. Imaging of pelvic insufficiency fractures. Radiographics，1996，16：335-348.

第八节　副舟骨痛综合征

【简要病史】　女，43岁，左足内侧疼痛7年，行走及劳累后加重。

【相关检查】　患者左足平足，足弓塌陷，足内侧舟骨结节处稍膨隆，为骨性突起，舟骨结节膨隆处压痛（＋）。

【影像表现】　骨三相（图1-8-1）示血流相、血池相左足内侧异常放射性分布浓聚区；全身骨显像示左足骨内侧类圆形放射性分布浓聚区。SPECT/CT骨断层显像（图1-8-2）示左足骨内侧类圆形放射性分布浓聚区位于左足舟骨与副舟骨连接处，相应部位CT示局部关节面毛糙，关节间隙变窄。

【临床诊断与治疗经过】　临床诊断"副舟骨痛综合征"，行副舟骨与舟骨融合术；术后3个月患足可完全负重，疼痛消失。

【讨论】　足副舟骨是一种解剖变异，是由于舟骨之外的骨化中心成骨后未能与舟骨相融合而形成的。副舟骨大部分呈双侧对称，多数患者无临床症状，只有少部分患者可出现以疼痛为主的症状，称为副舟骨痛综合征。临床表现为足内侧舟骨结节处疼痛、隆起及软组织肿胀，导致行走不便。引起副舟骨痛综合征的原因较多，如胫后肌腱止点改变导致的胫后肌腱功能紊乱或损伤，因舟骨结节、副舟骨摩擦而引起的局部骨炎、滑

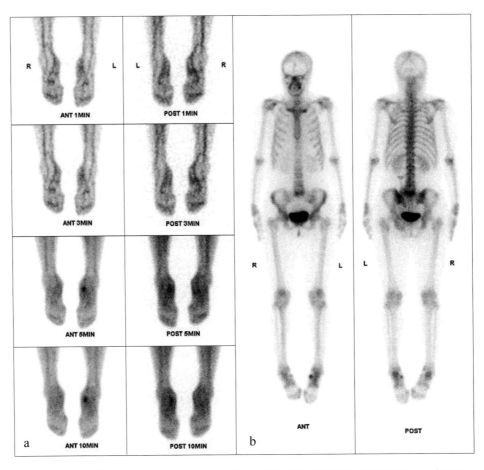

图 1-8-1　骨显像。血流相、血池相（a）示左足部内侧片状放射性异常浓聚；全身骨显像（b）示左足骨内侧异常放射性浓聚影

膜炎、腱鞘炎等。

SPECT/CT 骨断层显像能够同时进行骨显像与 CT 扫描，提供功能与解剖的双重信息[1-3]。若 CT 显示存在副舟骨，骨显像局部可见异常放射性浓聚，则提示有骨病变；若骨显像局部病变区域内无异常放射性浓聚（无骨代谢增高），则应考虑病变在软组织；从而实现针对不同发病机制的个性化治疗，获得更好的临床疗效[4]。

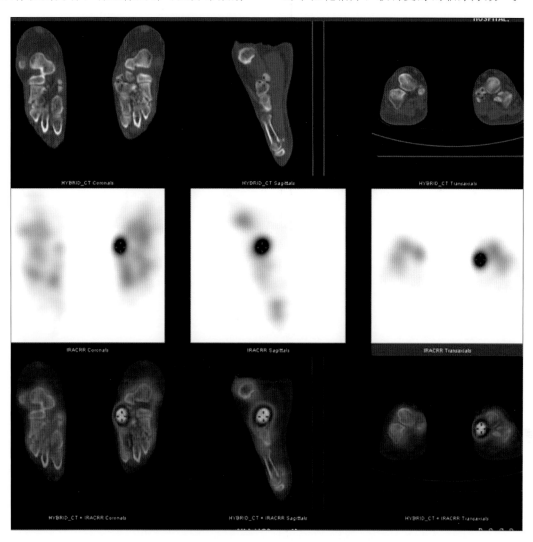

图 1-8-2 足部 SPECT/CT 显像，左足内侧类圆形放射性分布浓聚区位于左足舟骨与副舟骨连接处，相应部位 CT 示局部关节面毛糙，关节间隙变窄

（王 爽 李 眉）

参考文献

[1] Hirschmann MT，Iranpour F，Davda K，et al. Combined single-photon emission computerized tomography and conventional computerized tomography （SPECT/CT）：clinical value for the knee surgeons? Knee Surg Sports Traumatol Arthrosc，2010，18：341-345.

[2] Hirschmann MT，Iranpour F，Konala P，et al. A novel standardized algorithm for evaluating patients with painful total knee arthroplasty using combined single photon emission tomography and conventional computerized tomography （SPECT/CT）. Knee Surg Sports Traumatol Arthrosc，2010，18：939-944.

［3］ Bybel B，Brunken RC，DiFilippo FP，et al.
SPECT/CT imaging：clinical utility of an emerging
technology. Radiographics，2008，28：1097-1113.

［4］ 王书亮，李淑媛，张建中，等. 应用 SPECT-CT 指
导痛性Ⅱ型副舟骨的手术治疗. 中国骨与关节外科，
2014，07：343.

第九节　复杂性区域疼痛综合征

【简要病史】　女，42 岁，右侧上肢疼痛 1 年余。既往"右肺广泛病变"病史 10 余年。

【相关检查】　右腕关节轻度肿胀、触痛、活动受限；右前臂皮肤菲薄、多汗，右手握力下降；右手甲板粗糙、卷曲。右手 X 线示骨质疏松及骨膜下小囊性变。

【影像表现】　全身骨显像（图 1-9-1）示右肩、右肘、右腕关节及右手诸关节异常放射性浓聚。

【临床诊断】　复杂性区域疼痛综合征（complex regional pain syndrome，CRPS）Ⅰ型。

【讨论】　CRPS 指继发于意外损伤、医源性损伤或全身性疾病之后出现的以严重顽固性、多变性疼痛，营养不良和功能障碍为特征的临床综合征。它包含了两种类型：Ⅰ型即反射性交感神经营养障碍（reflex sympathetic dystrophy，RSD），又称 Sudeck 萎缩（Sudeck's atrophy），Ⅱ型即灼性神经痛（causalgia）；Ⅰ型与Ⅱ型 CRPS 的临床表现相似，但Ⅱ型 CRPS 有明确的神经损伤史[1]。CRPS 好发于四肢，临床分为 3 期：急性期、营养不良期和萎缩期，但急性期与营养不良期的持续时间可能由于病因不同及个体差异而有较大差别[2]。骨三相显像对 CPRS 的诊断及临床分期有着重要价值：一般急性期受累肢体的血流相、血池相与延迟相放射性摄取均增高，尤以关节周围摄取增高为著；在营养不良期，血流相与血池相一般恢复正常，而延迟相仍然增高；在萎缩期，患肢的血流相与血池相放射性分布减低，而延迟相恢复正常或减低[3]。

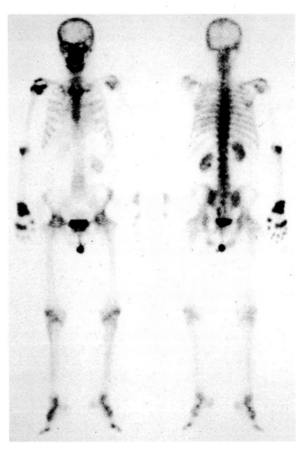

图 1-9-1　全身骨显像示右上肢骨普遍性放射性浓聚，尤以右肩、右肘、右腕关节及右手诸关节为著

（付占立）

参考文献

［1］ Birklein F，O'Neill D，Schlereth T. Complex regional pain syndrome：An optimistic perspective. Neurology，2015，84：89-96.

［2］ Kwon HW，Paeng JC，Nahm FS，et al. Diagnostic performance of three-phase bone scan for complex regional pain syndrome type 1 with optimally modified image criteria. Nucl Med Mol Imaging，2011，45：261-267.

［3］Park SA，Yang CY，Kim CG，et al. Patterns of three-phase bone scintigraphy according to the time course of complex regional pain syndrome type I after a stroke or traumatic brain injury. Clin Nucl Med，2009，34：773-776.

第十节　髋关节一过性骨质疏松症

【简要病史】　男，45 岁，无明显诱因左髋部疼痛 1 个月，加重伴跛行 1 周。

【相关检查】　查体：左腹股沟区压痛，局部无红肿。红细胞沉降率、类风湿因子及肿瘤标志物均阴性。左髋关节 X 线片示左股骨头轻度骨质疏松。MRI 示左股骨头、颈部弥漫性低 T_1、高 T_2 信号，信号强度均匀，边界不清，提示骨髓水肿。

【影像表现】　全身骨显像（图 1-10-1）示左髋异常放射性浓聚。

【治疗经过与临床诊断】　左髋骨活检无特异性发现；经休息、制动及对症治疗，患者左髋疼痛逐渐减轻，6 个月后症状完全消失；临床诊断髋关节一过性骨质疏松症。

【讨论】　髋关节一过性骨质疏松症（transient osteoporosis of the hip，TOH），又被称为骨髓水肿综合征，是一种发病率很低的自限性疾病，6～12 个月内完全好转为其诊断标准，以无外伤史的疼痛为其临床特征[1]。TOH 多发于中年男性或早期孕妇（怀孕 3 个月左右）；一般只累及一个关节（图 1-10-2），同时影响到双侧髋关节者极少见，且仅限于孕妇；约 46％的患者存在同一关节，或对侧关节，或其他部位的复发，称为游走性骨质疏松症（migratory transient osteoporosis）。该病病因不明，骨显像可以表现为患侧股骨头、颈的骨代谢增高，随症状的缓解骨显像可以恢复正常[2]。

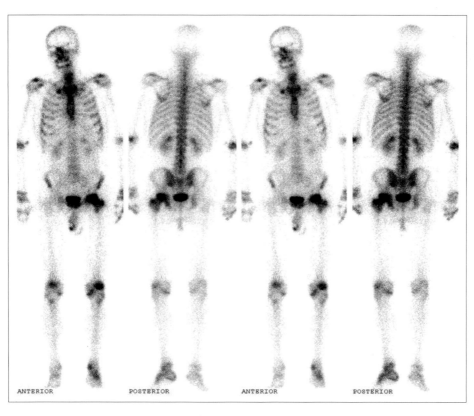

图 1-10-1　骨显像示左股骨头、颈及大转子异常放射性浓聚

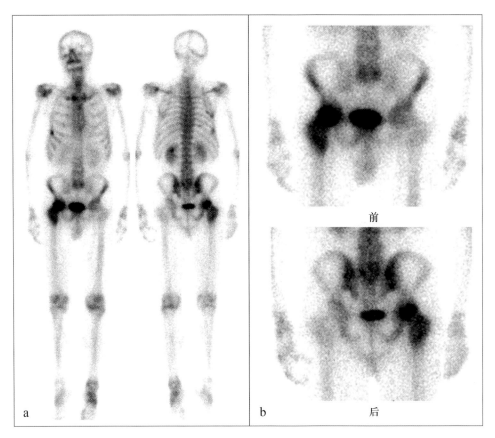

图 1-10-2　右侧 TOH。全身（a）及局部（b）骨显像示股骨头、颈及大转子的骨代谢增高

（付占立　柴　鹏　霍红旗）

参考文献

[1] Cano-Marquina A，Tarin JJ，Garcia-Perez MA，et al. Transient regional osteoporosis. Maturitas，2014，77：324-329.

[2] Garcia GJR. Consecutive bone scintigraphy in bilateral hip migratory transient osteoporosis. Clin Nucl Med，2005，30：677-679.

第十一节　SAPHO 综合征

【简要病史】　女，57岁，前胸壁及腰部疼痛7年，双手、足掌脓疱疹5年。

【相关检查】　双侧胸锁关节区及胸骨角压痛；双侧手掌脓疱疹（图 1-11-1）。

【影像表现】　CT（图 1-11-2a 至 e）示右侧锁骨、双侧胸锁关节、双侧第1肋、左侧耻骨、腰椎增生、硬化、破坏；全身骨显像（f）示上述病变部位骨代谢增高，其中前胸壁病变呈现"牛头"征。

【病理结果】　右侧锁骨活检病理：骨质硬化，少许浆细胞浸润。

【临床诊断】　SAPHO 综合征。

【讨论】　SAPHO（synovitis，acne，pustulosis，hyperostosis，osteitis）综合征，即滑膜炎、痤疮、脓疱病、骨肥厚、骨炎综合征，是一组以骨、关节病变和皮肤损害为特点的疾病[1]。

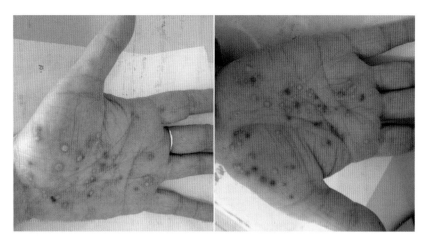

图 1-11-1 双手掌脓疱疹

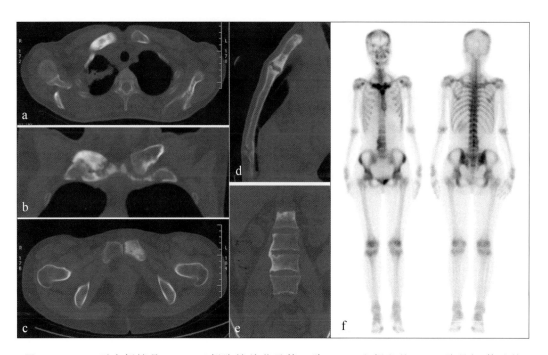

图 1-11-2 CT 示右侧锁骨（**a**），双侧胸锁关节及第 1 肋（**b**），左侧耻骨（**c**），胸骨柄-体连接（**d**），腰椎（**e**）增生、硬化、破坏；全身骨显像（**f**）示上述病变部位放射性异常浓聚，其中前胸壁病变呈现"牛头"征

SAPHO 综合征的基本病变为骨炎，可以伴或不伴皮肤损害，而病变骨组织细菌培养多为阴性。皮肤损害主要表现为掌跖脓疱病（图 1-11-1）、严重型痤疮和银屑病。SAPHO 综合征的骨、关节病变主要表现为滑膜炎、骨肥厚/硬化和骨炎；成人最常累及部位为前胸壁，其次为脊柱、骶髂关节，外周长骨、扁骨。部分患者因为同时有胸骨柄-体连接与双侧胸锁关节和（或）第 1 肋胸连接的受累，骨显像呈现"牛头"征（"bull's

head" sign）：病变的双侧近端锁骨、胸锁关节和（或）第 1 肋胸连接相当于牛角，胸骨柄相当于牛颅骨的上半部（图 1-11-2f）。"牛头"征对SAPHO 综合征的诊断具有较高的特异性，但灵敏度较差[2]。99 Tc^m-MDP 全身骨显像可以发现SAPHO 综合征患者的临床隐匿性病灶，评价全身骨骼受累情况，评估病变代谢活性与病情进展（图 1-11-3）。

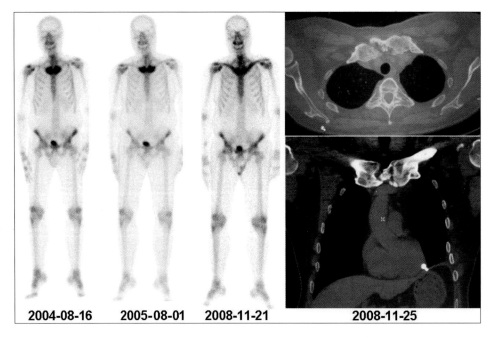

2004-08-16　2005-08-01　2008-11-21　　　2008-11-25

图 1-11-3　男，43 岁，SAPHO 综合征。骨显像示胸锁关节区病变进展情况

（付占立）

参考文献

[1] Chamot AM，Benhamou CL，Kahn MF，et al. Acne-pustulosis-hyperostosis-osteitis syndrome. Results of a national survey. 85 cases. Rev Rhum Mal Osteoartic，1987，54：187-196.

[2] 付占立，范岩，张建华，等. SAPHO 综合征 25 例 99Tcm-MDP 全身骨显像分析. 中华核医学杂志，2011，31：324-327.

第十二节　畸形性骨炎

【简要病史】　男，72 岁，右肩不适、隐痛 8 年余，加重半年。

【相关检查】　查体：右肱骨内弯畸形；碱性磷酸酶 1050U/L（参考值 40～150U/L）。

【影像表现】　右肩关节及肱骨 X 线平片（图 1-12-1a）示右肱骨弯曲畸形，右侧肩胛骨、肱骨硬化、肥厚、囊性变；骨盆 X 线平片（图 1-12-1b）示骨盆多发不均匀骨硬化。全身骨显像（图 1-12-1c）示右肱骨畸形，骨骼多发异常放射性聚集，可见典型的"领带征"（胸骨）和"鼠面征"（第 1 腰椎椎体）。

【临床诊断及治疗转归】　临床诊断为 Paget 病，未予特殊治疗；1 年后，右上肢轻微负重时突发剧痛，右肩关节及肱骨 X 线平片（图 1-12-1d）及 CT（图 1-12-1e）示右肱骨上段病理性骨折伴周围钙化；手术病理证实为 Paget 病继发骨肉瘤。

【讨论】　畸形性骨炎（osteitis deformans）又称 Paget 病，是一种以局部骨组织破骨与成骨、骨质疏松与钙化、骨吸收与重建并存为病理特征的慢性进行性骨骼病变。该病病因不明，部分有家族史，可累及单骨或多骨[1]。临床表现为骨骼畸形、骨痛、病理性骨折及脑、脊髓压迫症状等，部分患者可无任何临床症状[2]，部分患者

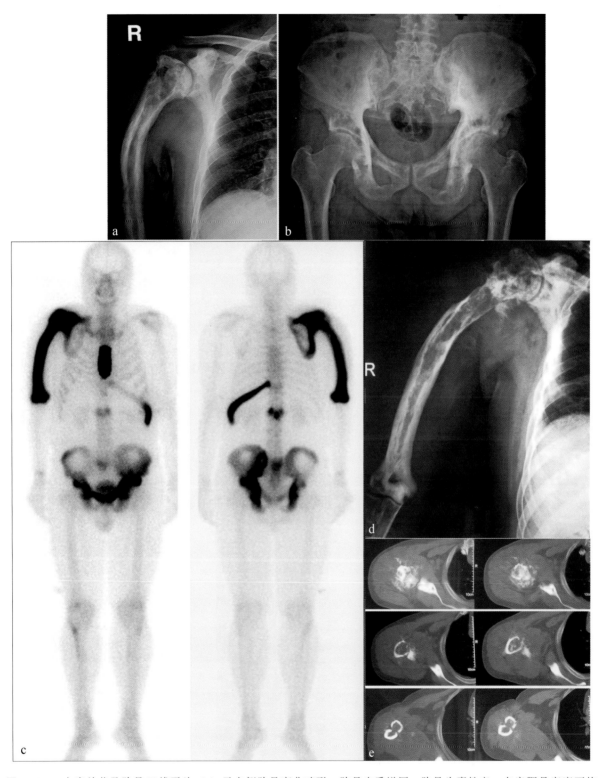

图 1-12-1 右肩关节及肱骨 X 线平片（**a**）示右侧肱骨弯曲畸形，肱骨皮质增厚，肱骨头囊性变，右肩胛骨密度不均匀增高。骨盆 X 线平片（**b**）示左侧髂骨、髋臼及双侧耻骨、坐骨骨质密度不均匀增高。全身骨显像（**c**）示右侧肱骨、右侧肩胛骨、左侧第 10 肋骨、胸骨体呈与之解剖形态一致的异常放射性浓聚，伴右侧肱骨弯曲变形，胸骨呈典型的"领带征"；第 1 腰椎椎体、骶骨、左侧髂骨及髋臼、双侧耻骨及坐骨不均匀异常放射性浓聚，其中第 1 腰椎椎体可见"鼠面征"。1 年后，右肩关节及肱骨 X 线平片（**d**）及 CT（**e**）示右肱骨上段病理性骨折、骨破坏，伴周围瘤骨生成

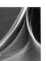
可以恶变为骨肉瘤、纤维肉瘤、网状细胞瘤等[3]。畸形性骨炎病变在骨显像上的表现具有一定特征性，受累骨骼表现为广泛的弥漫性异常放射性浓聚，放射性分布相对均匀，与正常骨界限清晰，因此呈现与受累骨骼解剖形态相一致的异常放射性浓聚，可同时伴有患骨的增大、变形。全身骨显像可以观察全身骨骼受累情况，较早地发现病变，评价病灶代谢活性，为该病的临床诊疗提供参考依据。

（李　飞）

参考文献

[1] 章振林，孟迅吾，邢小平. 畸形性骨炎研究进展. 国外医学·内分泌学分册，2000，20：8-10.

[2] Haddaway MJ，Davie MW，McCall IW，et al. Effect of age and gender on the number and distribution of sites in paget's disease of bone. Br J Radiol，2007，80：532-536.

[3] 徐万鹏，冯传汉. 骨科肿瘤学. 北京：人民军医出版社，2001：346-347.

第十三节　骨纤维异常增殖症

一、单骨型

【简要病史】　男，27岁，右膝关节隐痛半年余。

【影像表现】　右侧胫骨正侧位片（图1-13-1a）示胫骨干骺端囊性病灶。右侧膝关节MRI（图1-13-1b）示胫骨上段异常信号。全身骨显像（图1-13-1c）示右侧胫骨上段异常放射性浓聚灶。

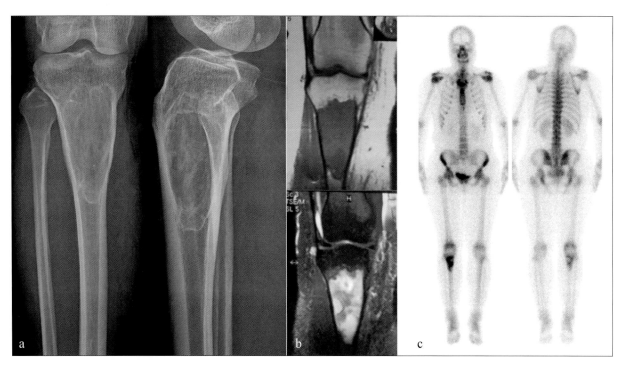

图1-13-1　右胫骨正侧位片（**a**）示胫骨近端囊性病灶，边界清晰，边缘硬化，其内密度欠均匀。右膝关节MRI（**b**）示病变呈囊性不均匀长T_1、长T_2信号。全身骨显像（**c**）示右侧胫骨上段"环形"异常放射性浓聚灶

【病理结果】 手术病理示骨纤维异常增殖症。

二、多骨型

【简要病史】 男，25 岁，右侧胸痛半个月，活动时加重。

【影像表现】 胸部 X 线片（图 1-13-2a）及 CT（图 1-13-2b）示肋骨多发膨胀性骨破坏。全身骨显像（图 1-13-2c）示骨骼多发异常放射性浓聚。

【病理结果】 肋骨穿刺活检病理示骨纤维异常增殖症。

三、Albright 综合征

【简要病史】 女，49 岁，右上臂肿痛，活动受限逐渐加重 1 个月。患者自幼较同龄儿童生长迅速，头颅、全身骨骼发育畸形，13 岁停止生长；自 14 岁开始患者曾有多次轻微外伤即发生骨折。

【相关检查】 患者左髋关节、左上臂、头颅、脊柱、胸廓多发畸形。躯干及双下肢可见多处皮肤色素沉着。

【影像表现】 右肱骨 X 线片（图 1-13-3a）示右肱骨皮质连续性中断伴多发囊变区。颈部 CT（图 1-13-3b）示颈椎体及下颌骨多发囊性变。全身骨显像（图 1-13-3c）示多发骨骼畸形及异常放射性浓聚灶。

【病理结果及临床诊断】 右侧肱骨术后病理示骨纤维异常增殖症；临床诊断为 Albright 综合征。

【讨论】 骨纤维异样增殖症（osteofibrous dysplasia），又称骨纤维结构不良，是一种病因不明、进展缓慢的自限性良性骨纤维组织疾病。病变部位的正常骨组织被吸收，而代之以均质梭形细胞的纤维组织和发育不良的网状骨骨小梁，可能系未成熟的网状骨发育停滞或构成骨的间质分化不良所致。骨纤维异常增殖症本质虽非真正肿瘤，但具有良性肿瘤的某些特征，一般分为 3 型：单骨型、多骨型和 Albright 综合征[1]。Albright 综合征又称多发性骨纤维发育不良伴性早熟综合征，以皮肤咖啡斑、性早熟、多骨型骨纤维异样增殖症为特点。

全身骨显像一次检查可显示全身骨骼病变分布情况，对骨纤维异常增殖症病变的检出具有较高的灵敏度，对于临床了解病变分布、选择活检部位以及确定手术范围均有帮助[2]。

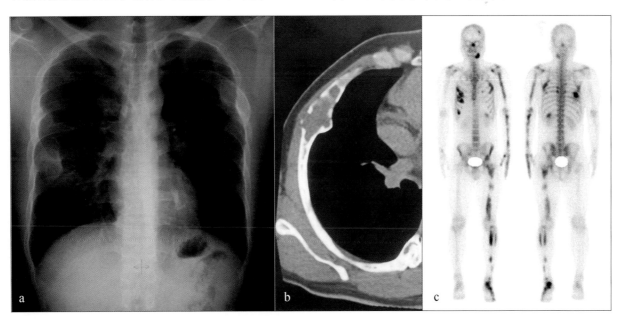

图 1-13-2 胸部 X 线片（**a**）示左侧第 4、5 及右侧第 4、5、7 肋骨呈膨胀性骨质破坏。胸部 CT（**b**）示右侧肋骨膨胀性骨破坏，骨皮质变薄、不连续，病变呈软组织密度。全身骨显像（**c**）示颅骨，肋骨，左上、下肢骨骼多发异常放射性浓聚灶

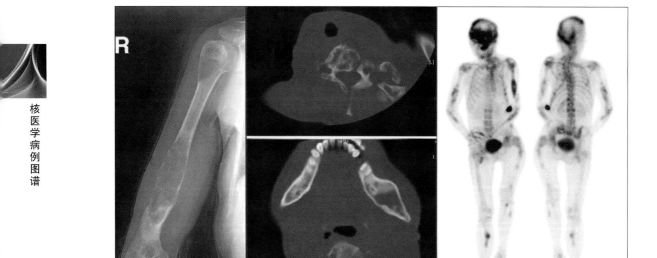

图 1-13-3 右肱骨 X 线片（**a**）示肱骨中段骨皮质连续性中断伴多发低密度囊变区。颈部 CT（**b**）示椎体及附件、下颌骨多发囊性变。全身骨显像（**c**）示双上肢被动体位，胸廓、左侧股骨畸形；颅骨、下颌骨、脊柱、骨盆、四肢骨多发异常放射性浓聚灶

（李　飞　魏玲格）

参考文献

［1］徐德永. 实用体质骨病学. 北京：人民卫生出版社，1998：321-322.

［2］Bousson V，Rey-Jouvin C，Laredo JD，et al. Fibrous dysplasia and McCune-Albright syndrome：imaging for positive and differential diagnoses，prognosis，and follow-up guidelines. Eur J Radiol，2014，83：1828-1842.

第十四节　肺性肥大性骨关节病

【简要病史】　男，61 岁，痰中带血丝 2 周。

【相关检查】　查体可见杵状指、趾（图 1-14-1）。

【影像表现】　X 线胸片及 CT 示左上肺肿物（图 1-14-2）；双手 X 线平片（图 1-14-3）及双足 X 线平片（图 1-14-4）示指、趾末端周围软组织肿胀，趾骨末节远端粗隆膨大伴骨质增生。全身骨显像（图 1-14-5）示四肢长骨骨干放射性分布不均匀增高；双手局部骨显像（图 1-14-6）示双手指骨骨代谢增高（远端为著）。

【病理结果及临床诊断】　左上肺肿物穿刺活检为"鳞状细胞癌"。临床诊断为"肺癌，肺性骨病"。

【讨论】　肥大性骨关节病（hypertrophic osteoarthropathy，HPO）是一种由于骨周围软组织增厚，广泛性骨膜新骨形成而导致的综合征。临床以杵状指（趾）、广泛性骨膜新骨形成和关节疼痛、积液为主要表现。本病分为原发性和继发性两类，原发性肥大性骨关节病也称为家族性肥大性骨关节病、厚皮骨膜病（pachydermoperiostosis）。继发性肥大性骨关节病中，多见于肺

内炎性与肿瘤性病变，又称为肺性肥大性骨关节病（pulmonary HPO），简称肺性骨病；少数可继发于肝病与炎性肠病。肺癌是导致 HPO 的最常见原因（约占 HPO 的 80%），其确切机制尚不十分清楚，可能与迷走神经刺激及肿瘤所产生的内分泌物质（雌激素、促肾上腺皮质激素、生长激素、扩血管物质）等有关[1]。

肺性骨病主要累及四肢长骨，尤以远端长骨（胫、腓骨，尺、桡骨）为著，表现为骨膜成骨的增强；在全身骨显像上表现为上述部位长骨皮质边缘的线性代谢增高，呈"双条"（double stripe）或"平行轨"（parallel tract）征，对于累及关节或指（趾）端的病变也会有相应部位的放射性异常浓聚[2-4]（如本例患者）；少数情况下病变可累及肩胛骨、颧骨（图 1-14-7）；此外，部分患者的病变可以不对称、不均匀或不规则（图 1-14-5，图 1-14-7a）。在肺部原发病变得到有效控制后，肺性骨病可以好转（图 1-14-8）。

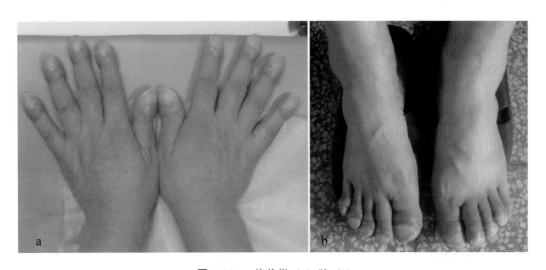

图 1-14-1　杵状指（a）趾（b）

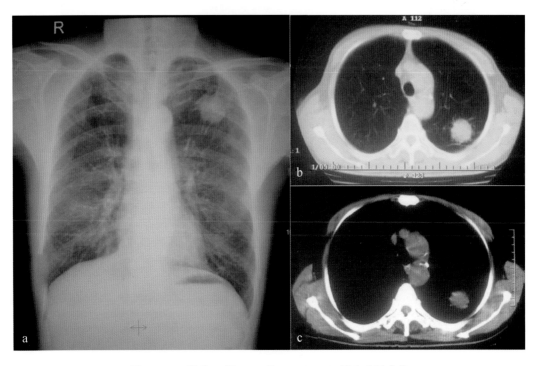

图 1-14-2　胸片 X 线（a）及 CT（b，c）示左上肺占位

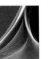

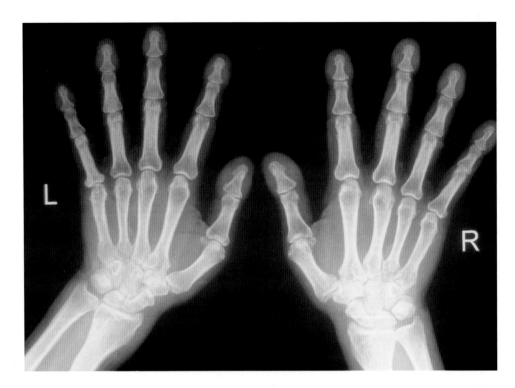

图 1-14-3 双手 X 线平片示指端末节周围软组织肿胀

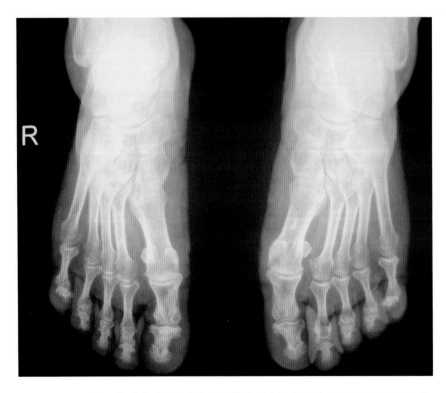

图 1-14-4 双足 X 线平片示趾骨末节远端粗隆膨大伴骨质增生及周围软组织肿胀

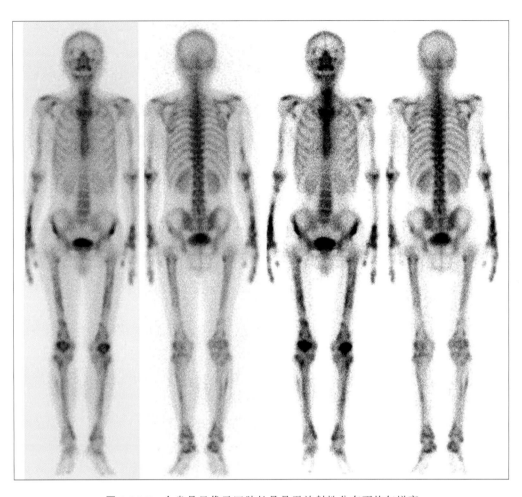

图 1-14-5 全身骨显像示四肢长骨骨干放射性分布不均匀增高

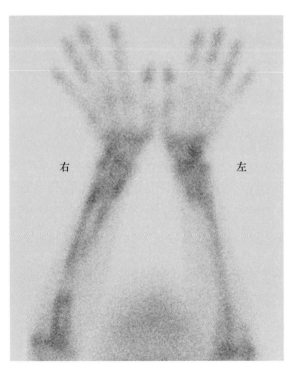

右　　　　左

图 1-14-6 双手及前臂局部骨显像示双手指骨、腕骨及尺、桡骨代谢增高

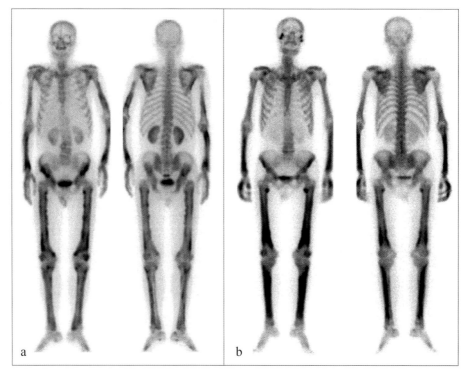

图 1-14-7 （肺癌）肺性骨病。**a.** 四肢长骨及双侧肩胛骨受累，双侧股骨皮质显像剂分布不均匀；**b.** 四肢长骨、双侧肩胛骨及双侧颧骨受累

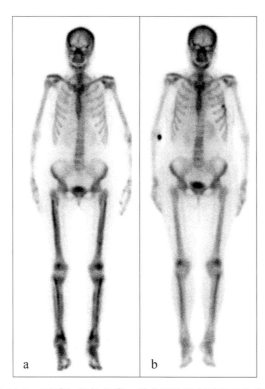

图 1-14-8 （肺癌）肺性骨病，手术切除肿瘤后肺性骨病好转

（a. 术前；b. 术后 6 个月）

（付占立 李 飞）

参考文献

[1] Uchisako H, Suga K, Tanaka N, et al. Bone scintigraphy in growth hormone-secreting pulmonary cancer and hypertrophic osteoarthropathy. J Nucl Med, 1995, 36: 822-825.

[2] Hod N, Pinkas L, Ben-Ezra Z, et al. Scintigraphic evidence of clubbing on a bone scan. Clin Nucl Med, 2001, 26: 860.

[3] Mohan HK, Groves AM, Clarke SE. Detection of finger clubbing and primary lung tumor on Tc-99 MDP bone scintigraphy in a patient with a scaphoid fracture. Clin Nucl Med, 2004, 29: 450-451.

[4] Narla VV, Rajagopalan MS, Kanderi T, et al. Atypical presentation of hypertrophic pulmonary osteoarthropathy on Tc-99m MDP bone scintigraphy. Clin Nucl Med, 2008, 33: 702-704.

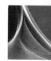

第十五节　代谢性骨病

一、甲状旁腺功能亢进症

【简要病史】　女，65岁，左侧乳腺癌术后12年，右侧乳腺癌术后7个月，右季肋部疼痛1周。

【影像表现】　2004-04-17全身骨显像（图1-15-1a）示右6、10后肋异常放射性浓聚影；2007-07-23骨显像（图1-15-1b）示右后肋病灶增多；2007-11-02骨显像（图1-15-1c）示颅骨、肋骨、双侧骶髂关节代谢普遍增高，右侧肋骨病变增多；2008-02-26再次复查骨显像（图1-15-1d）示上述病变进展。

【临床诊疗经过及病理结果】　患者血液生化检查示高钙、低磷，碱性磷酸酶、甲状旁腺激素（PTH）升高。2008-03-04甲状旁腺显像（图1-15-1e）示甲状腺左叶下极甲状旁腺瘤；2008-03-20术后病理示"具有恶性潜能的甲状旁腺肿瘤"。术后患者骨痛逐渐好转、消失；2010-12-02复查骨显像（图1-15-1f）示骨病变明显改善。

【讨论】　甲状旁腺功能亢进症（简称"甲旁亢"）所导致的代谢性骨病属于高转换型骨病（high-turnover disorder）：骨形成与骨吸收均增加，但骨吸收大于骨形成，骨质的矿物相/有机相比值基本正常。由于骨形成增加，故全身骨骼摄取骨显像剂普遍增多，经尿液排出的放射性减少（可表现为肾、膀胱显影淡或不显影），可以表现为"超级影像"（superscan）（图1-15-2）；骨吸收大于骨形成造成的骨质疏松可以引起骨折或假骨折（功能不全性骨折）；由甲旁亢引起的局部棕色瘤形成还可以导致病理性骨折（图1-15-3）；此外，甲旁亢导致的高钙血症，可以造成迁徙性钙化[1]（见本章第二十一节"迁徙性钙化"）。本例患者在病情发展过程中，"超级影像"不典型，而突出表现为多发性功能不全性骨折，特别是当患者有恶性肿瘤病史时，容易误诊为骨转移瘤。

（付占立）

二、骨软化症

【简要病史】　女，79岁，全身骨痛半年余。

【相关检查】　血钙2.05mmol/L（参考值2.12～2.75mmol/L），血磷0.91mmol/L（参考值0.96～1.62mmol/L）；24h尿钙0.32mmol/24h（2.5～7.5mmol/24h），24h尿磷6.2mmol/24h（9.7～42mmol/24h）；PTH 545pg/ml（参考值15～65pg/ml），ALP 193IU/L（参考值40～116IU/L）。

【影像表现】　腰椎正位X线片（图1-15-4a）发现多发肋骨骨折；^{99}Tc^m-甲氧基异丁基异腈（MIBI）甲状旁腺显像（图1-15-4b）未见甲状旁腺瘤；全身骨显像（图1-15-4c）示全身骨骼放射

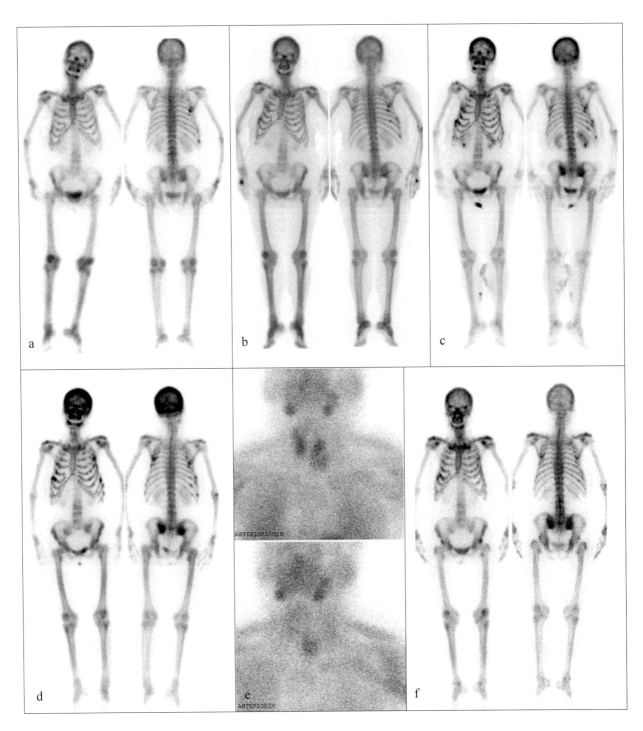

图 1-15-1 2004-04-17 全身骨显像（**a**）示右 6、10 后肋异常放射性浓聚影；2007-07-23 骨显像（**b**）示右后肋病灶增多；2007-11-02 骨显像（**c**）示颅骨、肋骨、双侧骶髂关节普遍代谢性增高，右侧肋骨病变增多；2008-02-26 骨显像（**d**）示上述病变进展。2008-03-04 甲状旁腺显像（**e**）示甲状腺左叶下极甲状旁腺瘤；2010-12-02 术后复查骨显像（**f**）示骨病变明显改善

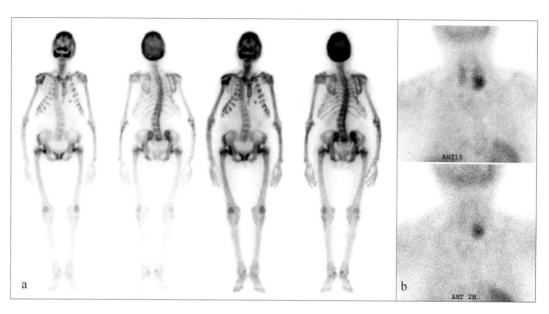

图 1-15-2　全身骨显像（**a**）示"超级影像"；$^{99}Tc^{m}$-MIBI甲状旁腺显像（**b**）示甲状腺左叶下极甲状旁腺瘤

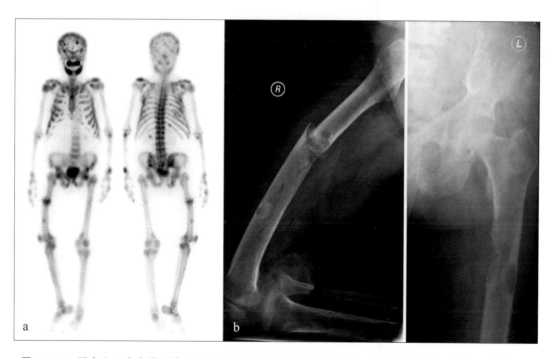

图 1-15-3　甲旁亢。全身骨显像（**a**）示全身骨影普遍增浓（尤以上、下颌骨为著），颅骨、肋骨、双侧股骨可见多发放射性浓聚影（病理性骨折与假骨折）；X线片（**b，c**）示严重骨质疏松，双侧股骨多发溶骨病变（棕色瘤）伴右股骨病理性骨折

性摄取普遍增高，肾影淡，肋骨多发点状放射性浓聚灶（多发骨折或假骨折）。

【病理结果及临床诊疗经过】　髂骨骨活检未见肿瘤证据；患者低血钙、低血磷，符合骨软化

症的表现；患者24h尿钙、磷的排出减低，提示低血钙、低血磷为原发性（并非由肾排泄增加所致）；患者PTH增高是由于低钙引起的继发性甲旁亢所致。临床给予补充钙剂及活性维生素D

（D$_3$）后，临床生化指标及症状均有所改善。

【讨论】 骨软化症是新形成的骨基质（类骨质或骨样组织）不能以正常的方式进行矿化的一类代谢性骨病。导致骨软化症的病因众多，任何能引起血钙、血磷乘积下降的疾病均会导致本病。该病患者的矿物相/有机相比值降低，骨吸收程度则根据是否伴有继发性甲旁亢以及甲旁亢的程度不同而异。骨的矿化不良，会造成大量类骨组织的堆积，使骨质量（指骨的密度、强度，而非重量）下降，而导致功能不全性骨折（假骨折）。假骨折是指由于骨质量下降或矿化障碍，使在外力作用下形成的许多微小的骨损伤得不到及时修复，经过长期、慢性的累积后形成的骨折；这种"假骨折"与常见骨折的最大区别就是骨折线附近没有明显的成骨反应（骨痂形成），有时还会在骨折线的两侧形成硬化边（图 1-15-5）；"假骨折"不仅出现在软化症，在骨质疏松等其他疾病中也可见到[2]。骨软化症在骨显像上的突出表现就是全身多处骨骼的"假骨折"，其中肋骨是最容易累及的部位；是否伴有全身骨骼放射性摄取的增加则取决于是否伴有甲旁亢；引起骨软化症的病因解除后，骨折可以很快愈合（图 1-15-6）。

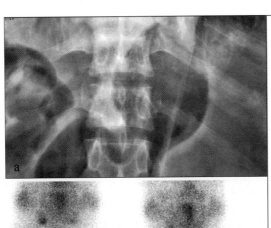

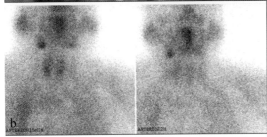

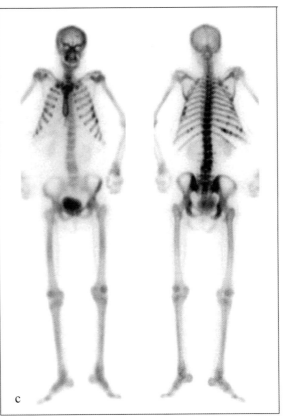

图 1-15-4 腰椎正位 X 线片（a）示多发肋骨骨折；甲状旁腺显像（b）未见甲状旁腺瘤；全身骨显像（c）示全身骨骼放射性摄取普遍增高，肾影淡，肋骨多发点状放射性浓聚灶

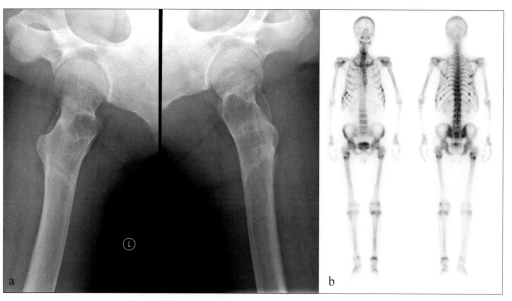

图 1-15-5 男，52 岁，Ⅰ 型肾小管酸中毒所致骨软化症，PTH 正常。双髋 X 线片（**a**）示双侧
股骨上段假骨折；全身骨显像（**b**）示骨骼多发放射性异常浓聚灶（假骨折）

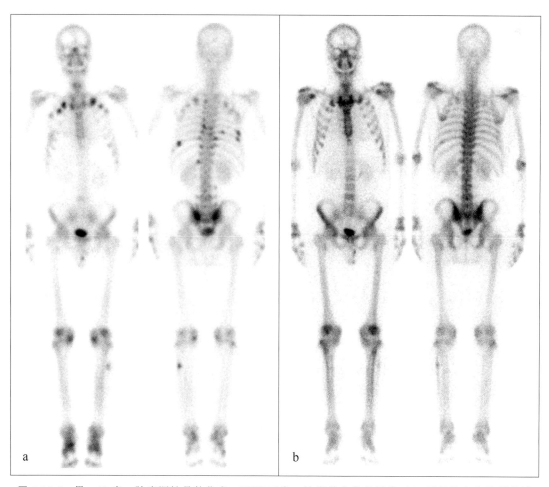

图 1-15-6 男，41 岁，肿瘤源性骨软化症，PTH 正常。治疗前全身骨显像（**a**）示骨骼多发放射性异
常浓聚灶（假骨折）；肿瘤切除后 1 年骨显像（**b**）示骨骼病变好转

（付占立）

三、碳酸酐酶 II 缺乏症

【简要病史】 女，50岁，头晕、乏力、食欲差 4 年。

【相关检查】 血液检查示贫血、血小板减少；肌酐、ALP 升高；氯离子升高、碳酸氢根离子下降；钙、磷减低，PTH 升高。24h 尿钙、磷轻度减低；尿液酸化障碍。头颅 CT 示脑组织多发钙化。

【影像表现】 X 线胸片（图 1-15-7a）及胸部 CT（图 1-15-7b）示弥漫性骨硬化。全身骨显像（图 1-15-7c）呈"超级骨影像"表现。

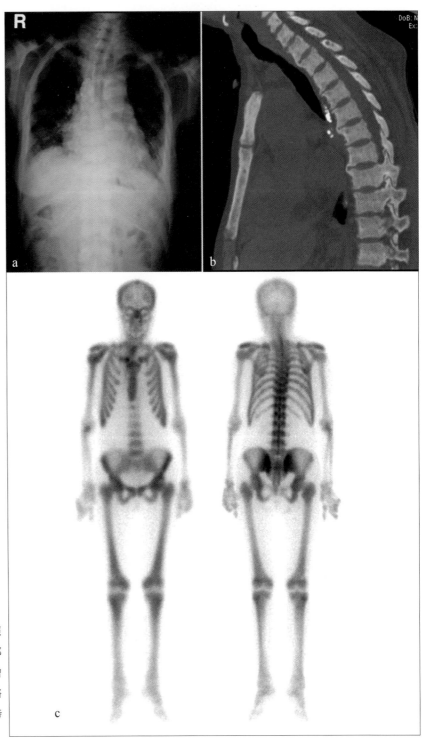

图 1-15-7 X 线胸片（a）示投照视野内骨骼密度普遍增高；胸部 CT（b）示胸部骨骼密度普遍增高。全身骨显像（c）示全身骨骼放射性摄取普遍增高，肾影淡，膀胱未见显像，呈"超级影像"

【临床诊断】 结合患者骨硬化伴Ⅰ型肾小管酸中毒及颅内钙化，怀疑碳酸酐酶Ⅱ缺乏症；检测红细胞碳酸酐酶Ⅱ活性，提示明显减低，支持碳酸酐酶Ⅱ缺乏症诊断。

【讨论】 碳酸酐酶Ⅱ（carbonic anhydrase Ⅱ，CAⅡ）广泛存在于骨、肾、红细胞和脑胶质细胞。CAⅡ缺乏症是一种常染色体隐性遗传病，可以引起骨硬化、肾小管酸中毒和脑组织钙化。由于破骨细胞内CAⅡ缺乏，造成骨组织的吸收与重塑异常而导致骨硬化[3-4]。肾小管酸中毒、颅内钙化以及部分患者的骨硬化在病程中可以出现缓解是该病区别于其他原发性骨硬化性疾病的重要特征[1]。CAⅡ缺乏症患者骨显像呈"超级影像"提示有成骨活性增高，这可能与患者的弥漫性骨硬化以及继发性甲旁亢有关。

（付占立）

参考文献

[1] Hwang GJ，Lee JD，Park CY，et al. Reversible extraskeletal uptake of bone scanning in primary hyperparathyroidism. J Nucl Med，1996，37：469-471.

[2] Orwoll ES，McClung MR. Pseudofractures in patients with low-turnover osteoporosis. West J Med，1985，143：239-242.

[3] Whyte MP. Carbonic anhydrase Ⅱ deficiency. Clin Orthop Relat Res，1993，（294）：52-63.

[4] Cotter M，Connell T，Colhoun E，et al. Carbonic anhydrase Ⅱ deficiency：a rare autosomal recessive disorder of osteopetrosis，renal tubular acidosis，and cerebral calcification. J Pediatr Hematol Oncol，2005，27：115-117.

第十六节 骨髓纤维化

一、原发性骨髓纤维化

【简要病史】 男，61岁，间断乏力30年，胸闷憋气2周。

【相关检查】 血常规：贫血，白细胞减少，血小板轻度增高，外周血可见各阶段未成熟白细胞。骨髓穿刺：干抽明显，可见蜡滴样红细胞及明显骨髓纤维化。B超：肝、脾肿大，胸腔积液、腹水。

【影像表现】 胸、腹部CT（图1-16-1a）示弥漫性骨硬化；全身骨显像（图1-16-1b）呈"超级影像"。

【临床诊断】 原发性骨髓纤维化。

二、继发性骨髓纤维化

【简要病史】 女，49岁，头晕、乏力、食欲下降2个月。

【相关检查】 血常规：全血细胞减少；B超：脾大；左乳肿物。

【影像表现】 胸、腹、盆腔CT（图1-16-2a至d）示弥漫性骨硬化；全身骨显像（图1-16-2e）呈"超级骨影像"。

【病理结果】 左乳肿物活检示"浸润性导管癌"；（髂后）骨活检提示"乳腺癌骨转移伴继发性骨髓纤维化"。

【讨论】 骨髓纤维化（myelofibrosis，MF）是一种由于骨髓造血组织中胶原增生而严重影响造血功能所致的一种骨髓增生性疾病。MF主要病理改变为骨髓纤维化及脾、肝以及淋巴结的髓外造血。骨髓纤维化的发生由中心逐渐向外周发展，先从脊柱、肋骨、骨盆及股骨、肱骨的近端骨骺开始，以后逐步蔓延至四肢骨骼远端。MF分为原发性与继发性。原发性MF又称"骨髓硬化症、原因不明的髓样化生"。继发性MF的病

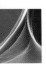

因有化学溶剂、电离辐射、感染、肿瘤、自身免疫性疾病等，病因消除后 MF 会改善。由 MF 引起的弥漫性骨硬化会导致骨骼成骨代谢的普遍增高，骨显像时表现为不均匀性的全身骨骼放射性摄取增高或"超级骨影像"[1-3]。骨转移瘤是导致继发性 MF 的常见原因，笔者认为骨显像所观察到的骨转移瘤所引起的"超级影像"，不一定都是骨转移瘤自身所造成的骨代谢增高，绝大部分可能是由转移瘤所导致的继发性 MF 所致（图 1-16-3，图 1-16-4）。

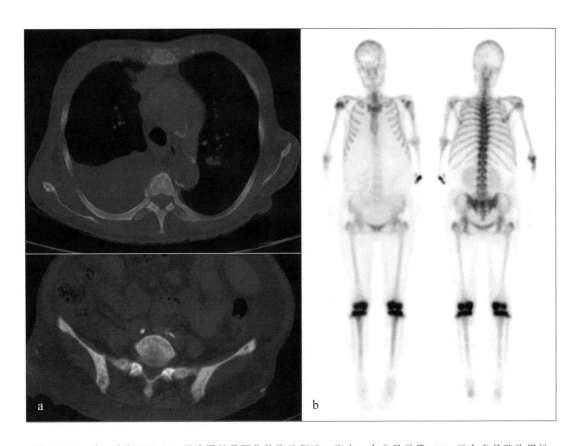

图 1-16-1 胸、腹部 CT（a）示弥漫性骨硬化伴胸腔积液、腹水；全身骨显像（b）示全身骨骼弥漫性代谢增高，尤以双侧股骨远端及胫骨近端为著，呈"超级骨影像"

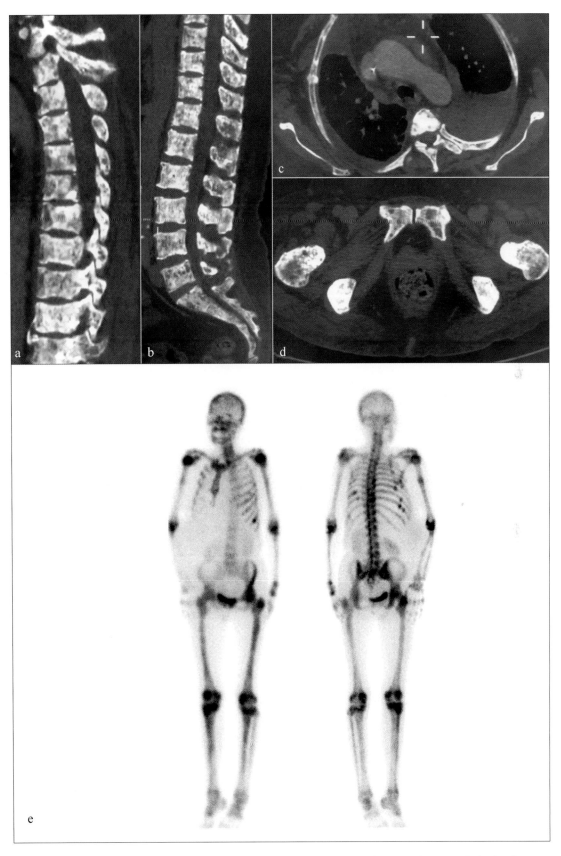

图 1-16-2 胸、腹、盆腔 CT（**a** 至 **d**）示弥漫性骨硬化，伴肋骨多发病理性骨折（**c**）；全身骨显像（**e**）示骨骼弥漫性代谢增高，尤以肩、肘、膝关节为著，伴肋骨多发异常放射性浓聚影

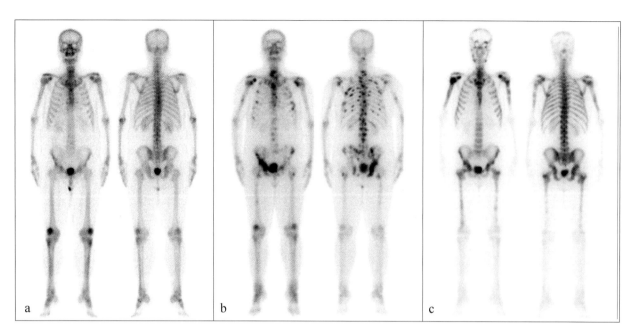

图 1-16-3 前列腺癌。2009-05-20 全身骨显像（**a**）未见明显异常；2010-06-18 骨显像（**b**）示全身多发骨转移；2011-05-04 骨显像（**c**）示"超级骨影像"

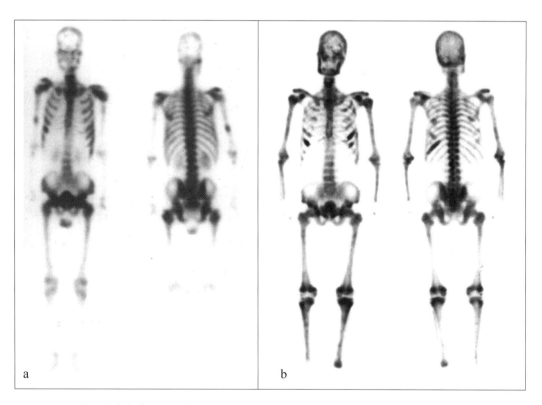

图 1-16-4 前列腺癌内分泌治疗失败。1998-01-07 全身骨显像（**a**）仅见肱骨及右前肋代谢增高灶；1999-01-05 全身骨显像（**b**）示全身代谢普遍增高，尤以四肢骨为著，肋骨病变增多、扩大

（付占立　李　眉）

参考文献

[1] Oyen WJ, Raemaekers JM, Corstens FH. Acute myelo-fibrosis mimicking multiple bone metastases on Tc-99m MDP bone imaging. Clin Nucl Med, 1998, 23: 1-2.

[2] Ishimura J, Fukuchi M. Scintigraphic evaluation of secondary myelofibrosis associated with prostatic cancer before and after hormone therapy. Clin Nucl Med, 1990, 15: 330-333.

[3] Chen M, Liu C, Yang J. Intense splenic ^{99m}Tc-MDP uptake in a patient with myelofibrosis. Clin Nucl Med, 2013, 38: 1022-1024.

第十七节 Erdheim-Chester 病

【简要病史】 男，50 岁，右下肢扭伤伴畸形 4 天。

【影像表现】 双膝关节 X 线平片（图 1-17-1）示双侧股骨下段、胫骨上段骨质硬化伴右股骨骨折；头颅 X 线平片（图 1-17-2）示颅底及下颌骨骨质硬化。全身骨显像（图 1-17-3）示四肢长骨、下颌骨弥漫性、对称性骨代谢增高，伴右股骨骨折。

【手术及病理结果】 行右股骨下端内固定术，术中见右膝关节内黏膜处及股骨远端骨膜组织被类"干酪样"物质替代侵蚀，胫骨近段骨破坏表现。（右股骨骨折段骨膜、关节内病变）病理（图 1-17-4）示，镜下大片坏死及大量泡沫样组织细胞、多核巨细胞、嗜酸性粒细胞浸润；免疫组化：CD 68 与溶菌酶阳性，S-100 阴性；符合 Erdheim-Chester 病诊断。

【讨 论】 Erdheim-Chester 病（Erdheim-Chester disease，ECD）基本病理改变为非朗格汉斯组织细胞在全身多器官与系统的浸润。病理特点为大量 CD68 强阳性的泡沫样组织细胞浸润，而 S100 及 CD1a 绝大多数为阴性。ECD 临床表现差异较大，可以从无症状偶然发现到多器官系统受累衰竭[1-2]。骨骼受累最常见，50% 左右的患者有骨痛表现，主要累及四肢长骨的骨干和干骺端，而不累及骨骺，表现为对称性弥漫或斑片状骨皮质增厚、密度增加、骨小梁增粗、骨髓腔硬化，有 1/3 的患者可以在骨质硬化的基础上合并溶骨病变[3]；少数病例可以累及下颌骨（如本例患者）、锁骨或肩胛骨（图 1-17-5）；中轴骨也可受累但发生率很低；股骨远端与胫骨近端（膝关节周围）受累发生率最高，而且部分患者可以

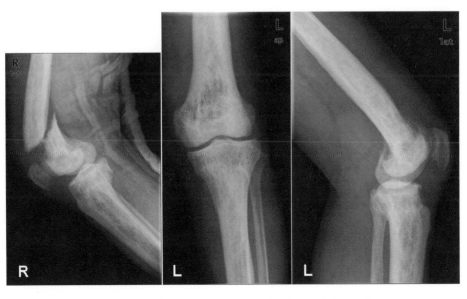

图 1-17-1 双膝关节 X 线片示双侧股骨下段、胫骨上段骨质硬化伴右股骨骨折

只有该部位的受累（图 1-17-6a）。长骨硬化导致骨质量的下降，容易诱发病理性骨折（如本例患者）。全身骨显像有利于 ECD 全身骨骼受累情况的评估，而其特征性的骨显像表现则有助于该病的诊断。此外，骨显像还可用于 ECD 疗效的观察（图 1-17-6）。

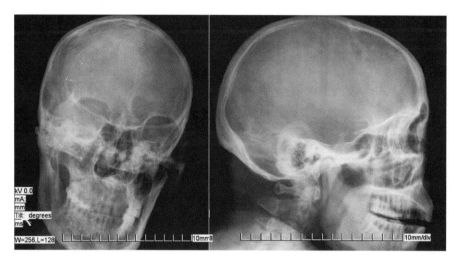

图 1-17-2 头颅 X 线平片示右侧颅底及左下颌支骨质硬化

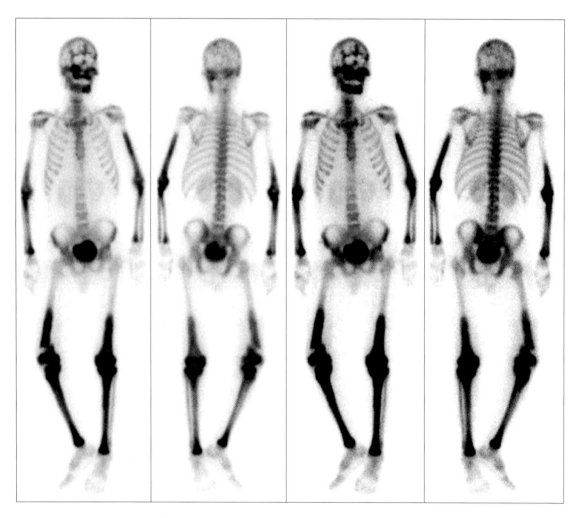

图 1-17-3 全身骨显像示四肢长骨、下颌骨弥漫性骨代谢增高，伴右股骨骨折

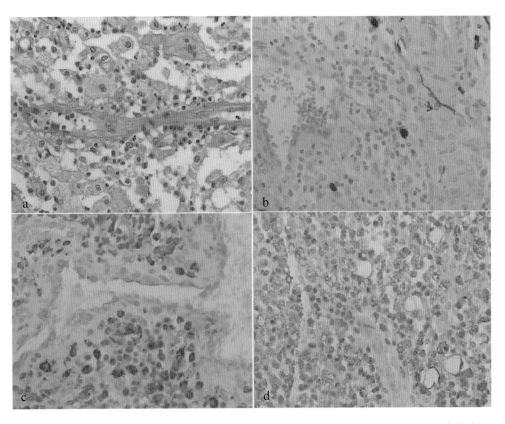

图 1-17-4 病理图片。**a.** 大量泡沫样组织细胞浸润；**b.** S-100（－）；**c.** CD 68（＋）；**d.** 溶菌酶（＋）

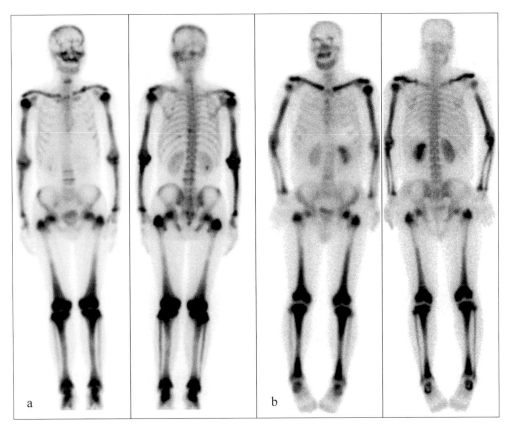

图 1-17-5 ECD 全身骨显像，四肢长骨广泛受累。**a.** 伴有双侧锁骨受累；**b.** 伴双侧锁骨及肩胛冈受累

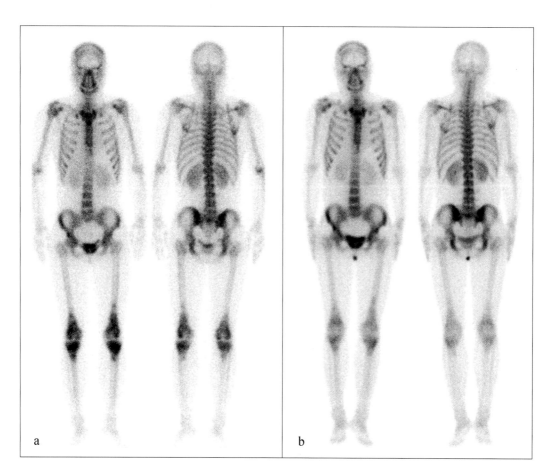

图 1-17-6 ECD 全身骨显像，仅有股骨远段及胫骨近段受累表现。**a.** 治疗前；**b.** 泼尼松与环孢素 A 治疗后 2 月余，受累骨的代谢活性减低

（付占立　李智勇　李　艳　焦　建）

参考文献

[1] Mazor RD，Manevich-Mazor M，Shoenfeld Y．Erdheim-Chester Disease：a comprehensive review of the literature．Orphanet J Rare Dis，2013，8：137-150．

[2] Haroche J，Arnaud L，Amoura Z．Erdheim-Chester disease．Curr Opin Rheumatol，2012，24：53-59．

[3] Dion E，Graef C，Miquel A，et al．Bone involvement in Erdheim-Chester disease：imaging findings including periostitis and partial epiphyseal involvement．Radiology，2006，238：632-639．

第十八节　进行性骨干发育不良

【简要病史】　女，21 岁，进行性肢体酸痛 4 年。

【影像表现】　X 线片（图 1-18-1）示双侧股骨、胫骨，右侧尺、桡骨骨皮质增厚。全身骨显

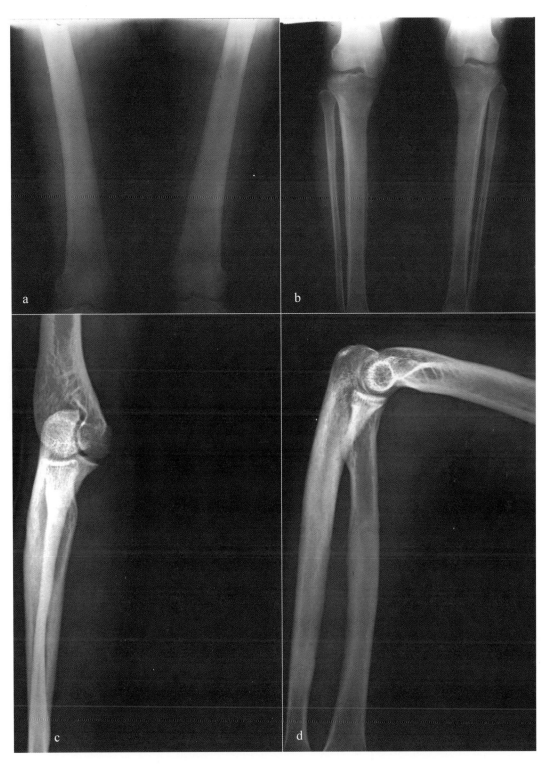

图 1-18-1 X 线片示双侧股骨（a）、胫骨（b），右侧尺、桡骨（c，d）骨皮质增厚

像示四肢长骨对称性、弥漫性、不均匀性骨代谢增高，同时伴有颅底骨受累（图 1-18-2）。

【临床随访】 6 年后，患者 X 线（图 1-18-3）示颅骨皮质增厚、骨质硬化；四肢骨病变较前进

51

展。全身骨显像（图 1-18-4）示骨病变较前进展。

【临床诊断】　进行性骨干发育不良。

【讨论】　进行性骨干发育不良（progressive diaphyseal dysplasia，PDD），又称 Camurati-Engelmann 病（Camurati-Engelmann disease，CED），是一种常染色体显性遗传病[1]。通常儿童时起病，以腿痛、跛行、肢体乏力为主要表现，少数颅骨受累的患者还可以出现脑神经麻痹的症状。CED 临床表现差异较大，即使在同一发病家系，患者的发病年龄、骨受累程度及病情进展速度也不尽相同。尽管影像学表现有进行性加重趋势，但部分 ECD 患者在进入成年后，症状会有所缓解。该病主要累及四肢长骨，部分患者还可累及颅骨和骨盆。X 线表现为骨干骨皮质的增厚（由骨外膜和骨内膜成骨增强所致）；随病程延长，病变逐渐由骨干向干骺端发展。全身骨显像突出表现为弥漫性、对称性四肢长骨的骨代谢增高[2]；由于骨代谢异常往往早于 X 线异常，因此，骨显像可以用于 CED 的早期诊断[1]；此外，全身骨显像还可用于全身骨受累情况的全面评估。

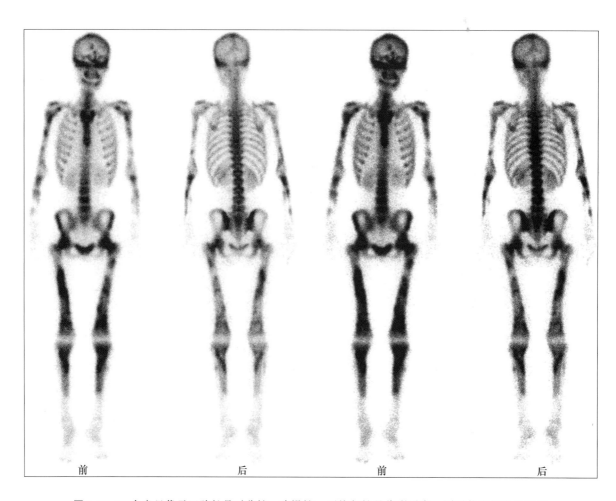

前　　　　　后　　　　　前　　　　　后

图 1-18-2　全身显像示四肢长骨对称性、弥漫性、不均匀性骨代谢增高，同时伴有颅底骨受累

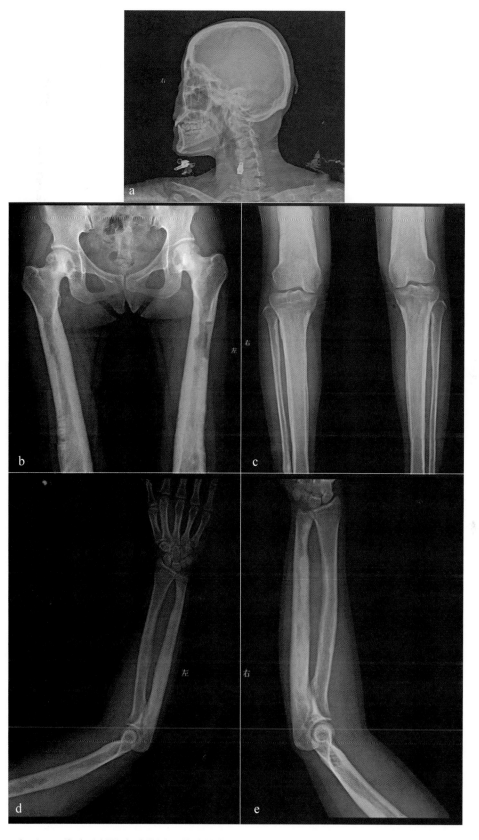

图 1-18-3 （6 年后）X 线片示颅骨皮质增厚、骨质硬化（**a**），尤以颅底及额骨为著；四肢骨病变较前进展（**b** 至 **e**）

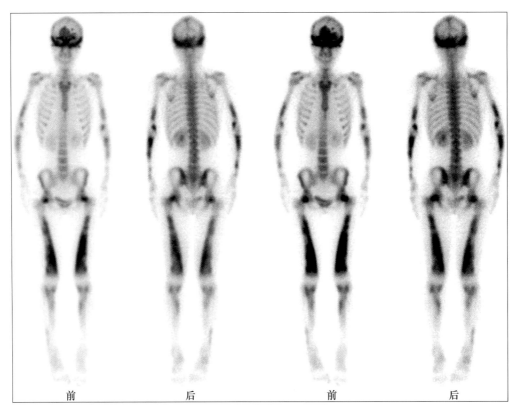

前　　　　　后　　　　　前　　　　　后

图 1-18-4　全身骨显像示骨病变较前进展

（付占立　杨　芳）

参考文献

[1] Janssens K, Vanhoenacker F, Bonduelle M, et al. Camurati-Engelmann disease: review of the clinical, radiological, and molecular data of 24 families and implications for diagnosis and treatment. J Med Gen-et, 2006, 43: 1-11.

[2] Momose M, Yoshida K, Yanagisawa S, et al. Camurati-Engelmann disease on a ^{99m}Tc-HMDP bone scan. Eur J Nucl Med Mol Imaging, 2008, 35: 2143.

第十九节　异位骨化

一、创伤性异位骨化

【简要病史】　女，14 岁，无明显诱因右大腿根内侧疼痛 20 天。

【相关检查】　右下肢屈髋屈膝强迫体位，于右大腿根内侧向下查体可及条索状质硬肿物，边界清，压痛明显。

【影像表现】　髋部 CT（图 1-19-1a）示右大腿粗隆旁肿物伴钙化；右髋关节 X 线（图 1-19-1b）示右股骨小转子旁钙化肿物。右下肢肿物动脉造影（图 1-19-1c）示右大腿近股骨颈内侧类椭圆形血供较丰富、边界较清晰染色区域。全身骨显像（图 1-19-1d）示右髋关节内侧软组织内异常放射性浓聚影。

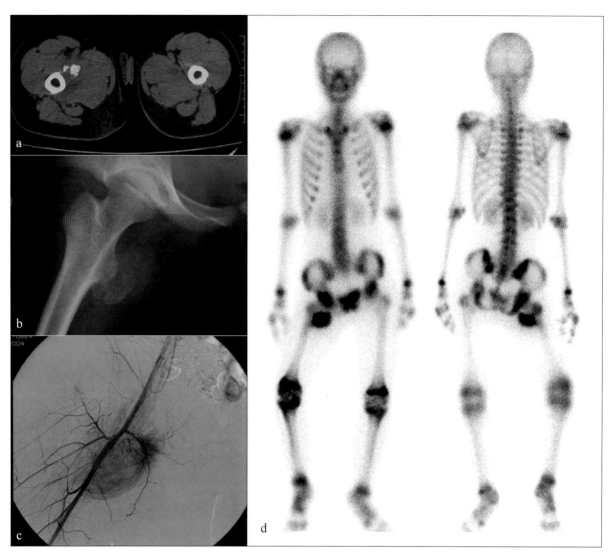

图 1-19-1　髋部 CT（a）示右大腿粗隆旁肿物伴钙化。右髋关节 X 线（b）示右股骨小转子旁"蛋壳"样钙化肿物。右下肢肿物动脉造影（c）示右大腿近股骨颈内侧类椭圆形血供较丰富、边界较清晰染色区域，主要供血动脉为旋髂内动脉。全身骨显像（d）示右下肢强迫体位，右髋关节内侧软组织内异常放射性浓聚影

【病理结果】　肿物手术切除术后病理：软组织内可见骨化结节，病变呈明显分带状，中心有出血囊性变，并可见大量炎性细胞浸润，过渡区可见围绕骨母细胞的编织状新生骨样基质，外围为成熟骨小梁及少许软骨，结合临床肿物生长快并伴周围骨化，考虑为外伤性骨化性肌炎（又称"创伤性异位骨化"）（本病例已在《中华核医学杂志》发表，详见参考文献［5］）。

二、神经源性异位骨化

【简要病史】　女，53 岁，左侧颞顶叶脑出血

4 个月，右髋关节痛伴右大腿肿胀 3 周；无明确外伤史。

【相关检查】　查体：右侧肢体肌力弱；右大腿明显增粗、外翻，右侧髋关节周围可触及硬质肿块。彩超提示右下肢深静脉血栓形成；CT 肺动脉造影（CTPA）提示右下肺动脉栓塞。

【影像表现】　右侧髋关节 X 线片（图 1-19-2a）提示右髋关节周围软组织肿胀伴多发、散在钙化。骨盆 CT 3D 重建（图 1-19-2b）示右髋关节周围广泛骨质密度影。^{99}Tc^m-MDP 全身骨显像（图 1-19-3a）示右髋关节周围弥漫性异常放射性

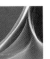

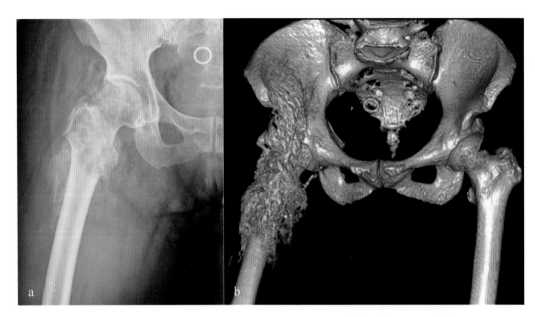

图 1-19-2 右髋关节 X 线（**a**）示右侧髋关节周围软组织肿胀伴大量片、絮状高密度影。骨盆 CT 3D 重建（**b**）示右侧髂骨盆、髋关节及右股骨上段周围大量片状骨质密度影

浓聚影；局部 SPECT/CT 断层显像（图 1-19-3 b，c）示右髋关节软组织广泛钙化伴异常放射性浓聚。

【临床诊断】 神经源性异位骨化（neurogenic heterotopic ossification）。

【讨论】 异位骨化（heterotopic ossification，HO）是指含成熟骨小梁结构的骨形成于骨外软组织的一种现象[1]。HO 在宏观上可分为获得性与遗传（先天）性两大类[2]。遗传性 HO 通常是指进行性骨化性肌炎（myositis ossificans progressiva），又称进行性骨化性纤维组织结构不良（fibrodysplasia ossificans progressiva），是一种十分罕见的常染色体显性遗传病。获得性 HO 又分为创伤性 HO 和神经源性 HO。创伤性 HO 见于骨折、骨科矫形术后或直接肌肉创伤；神经源性 HO 主要见于脊髓或中枢神经系统的损伤。

外伤性骨化性肌炎（traumatic myositis ossificans）属于创伤性 HO 的一种。临床多见于青、壮年，少见于儿童，个案为新生儿。大多有外伤史。成熟的病变在一个病灶内，由中心向外细胞分化程度由低到高，可大致分为中心、中间及外周 3 层（带）：外层为致密板样骨；中间为大量骨样组织和丰富的成骨细胞，其中有许多纤细的松质骨；中央为透 X 线的软组织，有未分化间叶细胞，细胞呈梭形，染色质丰富，有多形性细胞核，有时可见有丝分裂。X 线及 CT：早期为软组织影；软组织钙化最早于伤后 10 天或迟至 6 周，早期呈点状、片状，逐渐扩大并变化为絮状，是钙化的类骨组织、骨组织和未钙化的纤维组织混杂的表现；6～8 周可见清楚的骨化周边（图 1-19-1b）。早、中期病变血供较丰富，CT 可见明显强化，动脉造影可见肿物清晰染色（图 1-19-1d）。创伤性 HO 还可见于腹壁的手术切口（图 1-19-4）、伤口、肾、子宫、阴茎海绵体、胃肠道等[2]。

神经源性 HO 的诱因是神经系统的损伤，而非直接的肌肉软组织创伤；主要见于脊髓损伤与闭合性脑损伤患者，也见于脑卒中和脑瘤患者[3]。神经源性 HO 的发病机制不清楚，病理过程与外伤性骨化性肌炎相似，其最常见累及部位是髋关节。神经源性 HO 与下肢深静脉血栓可以互为因果：一方面由于 HO 压迫下肢静脉，可以引起下肢深静脉血栓；另一方面，下肢深静脉血栓也可以诱发 HO 的形成[2-3]。

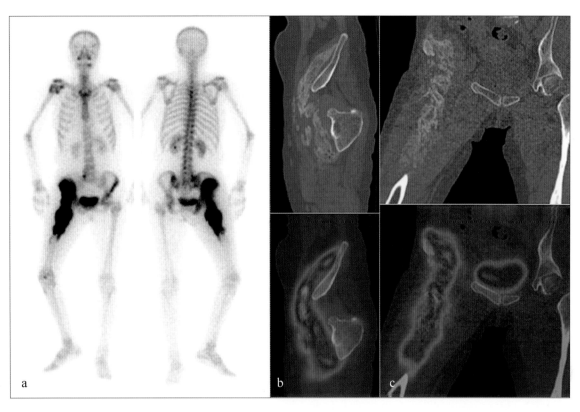

图 1-19-3 全身骨显像（a）示右侧髂骨、髋关节及右侧股骨中上段广泛异常放射性浓聚影；局部 SPECT/CT 断层显像（b，c）示右侧髂腰肌至右股骨中段肌肉及软组织广泛肿胀，其内可见不均匀片絮状高密度钙化影，伴明显放射性异常浓聚

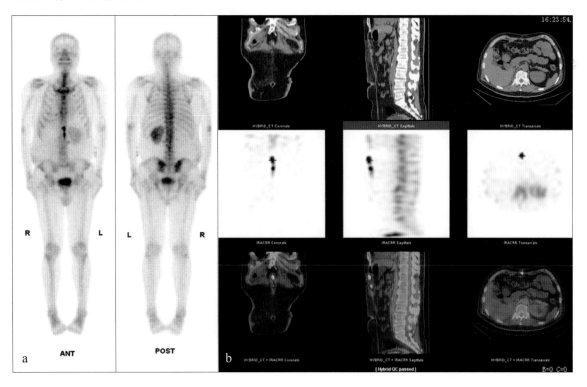

图 1-19-4 男，41 岁，右肾癌术后 20 天。全身骨显像（a）示上腹正中（手术切口部位）可见长条状异常放射性浓聚影；局部 SPECT/CT（b）示腹壁伤口钙化伴异常放射性浓聚

由于 HO 病灶中有大量成骨细胞和未成熟的胶原成分，因此具有较强成骨活性，故在骨显像时病灶可以大量摄取骨显像剂而显影[4-5]。

（付占立　陆涤宇　李　眉）

三、肺神经内分泌肿瘤伴异位骨化

【简要病史】　女，50 岁，胸闷、气短、咳嗽、咳痰 1 个月，加重 1 周。

【相关检查】　胸部 CT 示左肺门占位伴多发"钙化"，左侧支气管狭窄；左肺阻塞性肺炎；左侧少量胸腔积液伴胸膜增厚。

【影像表现】　全身骨显像（图 1-19-5a）示左上胸部异常放射性浓聚影；胸部 SPECT/CT（图 1-19-5b）示左肺门肿物异常放射性浓聚。

【手术病理】　左全肺切除术后病理：（左主支气管）类癌伴钙化及异位骨化（HO）。

【讨论】　HO 最常出现在组织器官的退变或再生过程中，亦可见于上皮及间叶组织来源的肿瘤组织中。肺神经内分泌肿瘤（neuroendocrine carcinoma，NEC）在组织学上可以分为：类癌、非典型类癌、大细胞 NEC 和小细胞肺癌。肺 NEC 在影像学上钙化或 HO 发生率较高，其发生率分别为类癌 30%、非典型类癌 30%、大细胞 NEC 9% 和小细胞肺癌 23%[6]。肿瘤 HO 是一种少见的病理现象，即便是在 HO 发生率较高的肺类癌中，也仅占 10%。本例患者为肺类癌伴有 HO，因此肿瘤组织有较强的成骨活性，在 $^{99}Tc^{m}$-MDP 骨显像时有明显的骨显像剂浓聚。肿瘤的钙化与 HO 在 CT 影像上没有明确的影像学差异，因而 CT 很难对二者进行区分[7]，但由于后者有较强的骨显像剂摄取性，故可以被 $^{99}Tc^{m}$-MDP 骨显像所鉴别。由于肺 NEC 的 HO 发生率相对较高，故对于 CT 上有"钙化"而骨显像有明显放射性浓聚的肺部原发肿瘤，首先要考虑到 NEC 的可能。

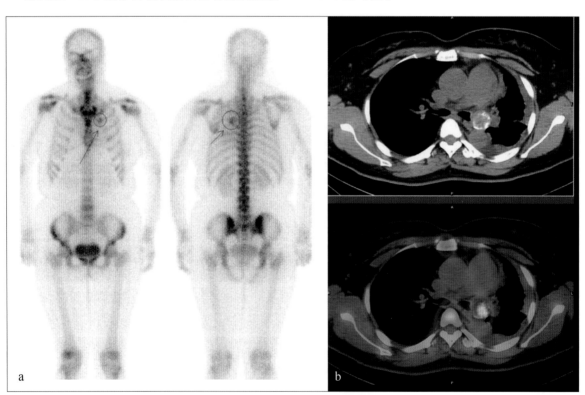

图 1-19-5　全身骨显像（**a**）示左上胸部异常放射性浓聚影；SPECT/CT（**b**）示左肺门钙化肿物异常放射性浓聚

（付占立　边艳珠）

参考文献

[1] Liu K, Tripp S, Layfield LJ. Heterotopic ossification: review of histologic findings and tissue distribution in a 10-year experience Pathol Res Pract, 2007, 203: 633-640.

[2] Shehab D, Elgazzar AH, Collier BD. Heterotopic ossification. J Nucl Med, 2002, 43: 346-353.

[3] Mavrogenis AF, Guerra G, Staals EL, et al. A classification method for neurogenic heterotopic ossification of the hip. J Orthop Traumatol, 2012, 13: 69-78.

[4] Tyler JL, Derbekyan V, Lisbona R, et al. Early diagnosis of myositis ossificans with Tc-99m diphosphonate imaging. Clin Nucl Med, 1984, 9: 256-258.

[5] 付占立, 张旭初, 范岩, 等. $^{99}Tc^m$-MDP 全身骨显像诊断外伤性骨化性肌炎一例. 中华核医学杂志, 2007, 27: 252.

[6] Chong S, Lee KS, Chung MJ, et al. Neuroendocrine tumors of the lung: clinical, pathologic, and imaging findings. Radiographics, 2006, 26: 41-58.

[7] Gielis J F, Luijks M, Nagels J, et al. Pulmonary ossifications seen centrally in a lung tumor. Ann Thorac Surg, 2012, 93: e153-154.

第二十节　肿瘤样钙化

病例 1

【简要病史】　女, 51 岁, 发现右肩部肿块并逐步增大 2 年; 既往有慢性肾功能不全 (尿毒症期) 病史 5 年, 腹膜透析治疗中。

【相关检查】　右肩关节明显肿大, 右肩可及包块, 大小约 15cm×12cm×9cm, 质硬, 分界不清楚, 推之不可活动, 局部皮温不高, 无静脉曲张, 局部轻度压痛。肌酐 1172.0μmol/L (参考值 53~115μmol/L), 血清钙 2.39mmol/L (参考值 2.25~2.75mmol/L), 血清磷 2.69mmol/L (参考值 0.86~1.78mmol/L), 碱性磷酸酶 341 IU/L (参考值 30~125IU/L), 甲状旁腺素 2021pg/ml (参考值 16~65pg/ml)。

【影像表现】　右肩 X 线平片 (图 1-20-1a)、CT (图 1-20-1b) 及 MRI (图 1-20-1c) 示右肩关节周围软组织内钙化肿物。全身骨显像 (图 1-20-1d) 示右肩周围软组织异常放射性浓聚影。

【病理及治疗转归】　行右肩肿物穿刺活检, 沿针道可见乳白色 "石灰水" 样液体流出。组织病理: 于深筋膜内见多发钙化灶, 伴上皮样组织

细胞及泡沫细胞增生, 多核巨细胞反应, 肉芽肿形成, 结合临床病史考虑为肿瘤样钙化。患者经低磷饮食及规律腹膜透析后右肩肿物逐渐缩小。

病例 2

【简要病史】　男, 65 岁, 左肘部肿胀伴活动不适 6 个月; 既往糖尿病史 30 余年, 糖尿病肾病及腹膜透析 2 年。

【相关检查】　左上肢肿胀, 左肘关节屈侧长条状质硬肿物, 肿物活动度差, 无明显触痛, 左肘活动受限。肌酐 1066μmol/L (参考值 44~115μmol/L), 血清钙 2.3mmol/L (参考值 2.03~2.67mmol/L), 血清磷 1.69mmol/L (参考值 0.8~1.5mmol/L), 碱性磷酸酶 68IU/L (参考值 45~125IU/L)。

【影像表现】　左肘 CT (图 1-20-2a, b) 示左肘窝软组织内钙化肿物。全身骨显像 (图 1-20-2c) 示左上肢肿胀, 左肘部及右髋关节外侧软组织内异常放射性浓聚影; SPECT/CT (图 1-20-2d, e) 示左髋外侧软组织内钙化灶伴异常放射性浓聚。

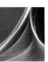
【临床诊断及治疗转归】 结合临床，左肘及右髋外侧软组织内病变考虑为肿瘤样钙化。患者经低磷饮食及规律透析后，肿物缩小。

【讨论】 肿瘤样钙化（tumoral calcinosis，TC）是一种以关节周围软组织内钙质沉着为特点的少见临床和组织病理学综合征；表现为关节周围无痛性肿块，当肿块较大时可以影响关节功能；最常累及上肢（肩、肘）关节和髋关节[1]。

TC分为原发性与继发性两大类[2]。原发性

TC又可分为正常血磷和高血磷两种亚型。原发性TC有家族性，可能与遗传有关，特别是高血磷型TC，已经明确了多个基因位点的隐性突变所致的FGF 23失活，造成尿磷的排泄异常而导致高血磷。继发性TC主要见于慢性肾衰竭。钙磷乘积的增高以及局部反复的微损伤可能是造成关节周围软组织内钙质沉积的主要原因[3]。继发于磷代谢异常的TC又属于迁徙性钙化的一种类型[4]（详见本章第二十一节"迁徙性钙化"）。

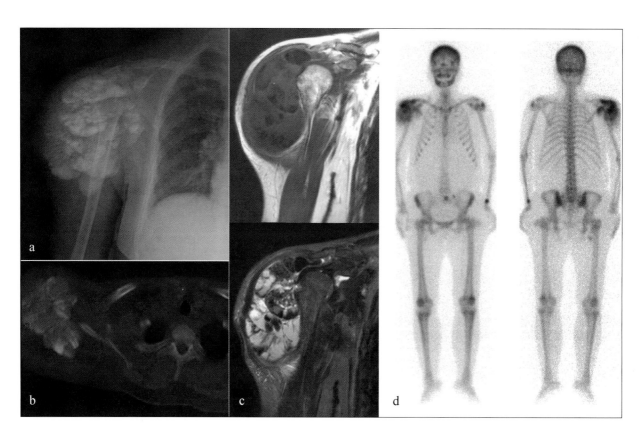

图1-20-1 右肩X线平片（**a**）、CT（**b**）及MRI（**c**）示右肩关节周围软组织内"桑葚"样钙化肿物。全身骨显像（**d**）示右肩周围软组织异常放射性浓聚灶

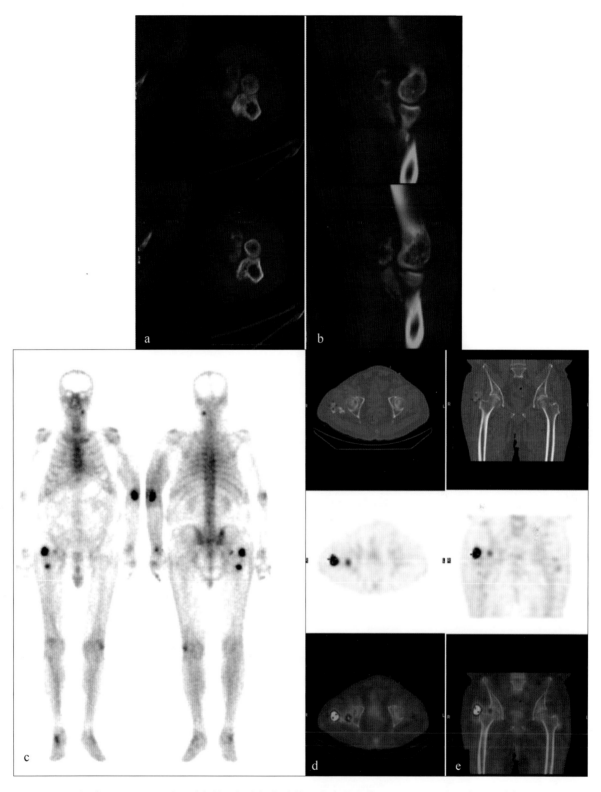

图 1-20-2 左肘 CT（a，b）示左肘窝软组织内钙化肿物。全身骨显像（c）示左上肢肿胀，左肘部及右髋关节外侧软组织内异常放射性浓聚影；SPECT/CT（d，e）示右髋外侧软组织内钙化灶伴异常放射性浓聚

（付占立 廖曼甜 戴皓洁）

核医学病例图谱

参考文献

[1] Fathi I, Sakr M. Review of tumoral calcinosis: A rare clinico-pathological entity. World J Clin Cases, 2014, 02: 409-414.

[2] Smack D, Norton SA, Fitzpatrick JE. Proposal for a pathogenesis-based classification of tumoral calcinosis. Int J Dermatol, 1996, 35: 265-271.

[3] Slavin RE, Wen J, Barmada A. Tumoral calcinosis-a pathogenetic overview: a histological and ultrastructural study with a report of two new cases, one in infancy. Int J Surg Pathol, 2012, 20: 462-473.

[4] Alfrey AC. The role of abnormal phosphorus metabolism in the progression of chronic kidney disease and metastatic calcification. Kidney Int Suppl, 2004, S13-17.

第二十一节　迁徙性钙化

【简要病史】　女，61岁，烦渴、多尿，伴言语不清，下颌咀嚼无力及双下肢无力半月余。

【相关检查】　血钙4.04mmol/L（参考值2.08～2.60mmol/L），磷1.76mmol/L（参考值0.87～1.60mmol/L）；肌酐161μmol/L（参考值53～132μmol/L），PTH1.69pmol/L（参考值1.6～6.9pmol/L）。

【影像表现】　全身骨显像（图1-21-1a）示双侧前肋、双肺及胃部异常放射性浓聚；SPECT/CT（图1-21-1b，c）示肺、肋骨、胃异常放射性摄取。

【临床治疗及转归】　经降钙、补液等对症治疗，患者血钙、磷恢复正常，临床症状好转。左髂前上棘骨髓活检不支持骨髓瘤，患者未能进一步明确高血钙的病因。结合临床，患者骨显像符合迁徙性钙化表现。

【讨论】　磷酸钙盐在组织内的沉积形式主要有两种[1-3]：①羟基磷灰石（hydroxyapatite）晶

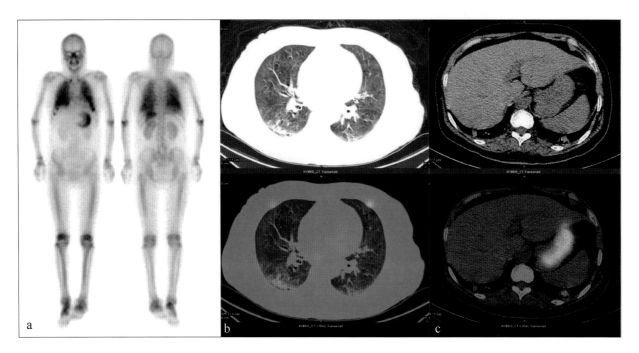

图1-21-1　全身骨显像（**a**）示双肺、胃及双侧肋与肋软骨交界处异常放射性浓聚；SPECT/CT示肺、双侧肋与肋软骨交界处（**b**）及胃部（**c**）异常放射性摄取

体，类似于骨组织内的钙盐结构，钙磷的摩尔比较高（1.64），表面积相对较小，对骨显像剂的吸附作用较弱；②无定形钙磷化合物，热化学性质类似于白磷钙石（whitlockite），钙磷的摩尔比较低（1.48），表面积相对较大，对骨显像剂的吸附作用较强。根据钙盐在组织内沉积机制的不同，钙化大致可以分为两种类型：营养不良性钙化（dystrophic calcification）与迁徙性钙化（metastatic calcification）[1,4]。营养不良性钙化是指发生在病变或损伤组织内的磷酸钙沉积。患者血浆钙磷水平正常，主要以羟基磷灰石的形式沉积在病变组织，对骨显像剂的摄取一般相对较弱，如发生在动脉壁以及良、恶性肿瘤内的钙化（图 1-21-2）。迁徙性钙化是由于血浆中钙和（或）磷浓度升高（钙磷乘积大于 58～60mg^2/dl^2）而导致磷酸钙沉积在正常组织内；这种沉积

早期以无定形钙磷化合物为主，随后可以转化为羟基磷灰石[3]，因此病变早期对骨显像剂摄取较强，晚期减弱。

迁徙性钙化可见于任何导致钙磷急性或慢性升高的疾病，如慢性肾衰竭、溶骨性的原发与继发性骨肿瘤、甲状旁腺功能亢进[4]（图 1-21-3）、Vit D 中毒等，也有结节病、非霍奇金淋巴瘤[3]的报道。继发于慢性肾衰竭的迁徙性钙化可以表现为肿瘤样钙化（tumoral calcinosis，TC）、关节与关节囊周围的钙化、结膜钙化、内脏钙化[1]。迁徙性钙化最容易受累的器官是肺泡壁、胃黏膜和肾，可能与这些器官的细胞外液环境偏碱性（pH值较高），从而有利于钙磷沉积有关[2-3]，严重时还可以累及心、肝、脾、胰腺、甲状腺、膈、骨骼肌等[3-4]。骨显像对迁徙性钙化的敏感性较高，对许多 X 线或 CT 未能显示的病灶也能显影[4]。

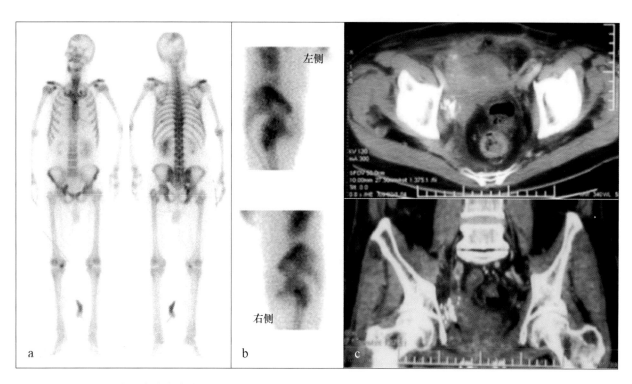

图 1-21-2　男，77 岁，膀胱癌膀胱全切术后 2 年，脑转移瘤术后 1 月余。全身骨显像（a）示右顶骨放射性浓聚影（术后改变），右侧髋臼内上方异常放射性浓聚影（部分突出骨外）；局部左、右侧位显像（b）排除体表放射性污染伪影；盆腔 CT（c，横断面、冠状面）示右侧盆腔软组织肿物伴钙化；术后病理证实膀胱癌复发伴营养不良性钙化

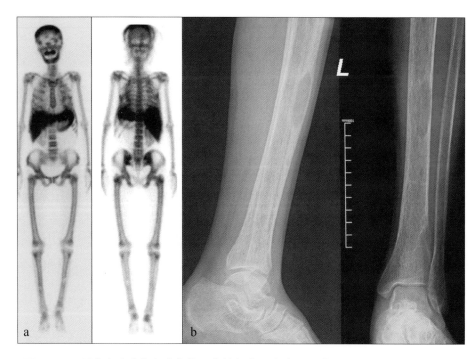

图 1-21-3 甲状旁腺功能亢进症伴迁徙性钙化。全身骨显像（**a**）示"超级骨影像"，肺、肝、脾、胃异常放射性浓聚，左侧胫骨中段局灶性"冷"区；左下肢正侧位 X 线片（**b**）示左侧胫骨中段溶骨病变（棕色瘤）

（付占立　边艳珠　李　飞）

参考文献

［1］ Alfrey AC. The role of abnormal phosphorus metabolism in the progression of chronic kidney disease and metastatic calcification. Kidney Int Suppl，2004，S13-17.

［2］ Peller PJ，Ho VB，Kransdorf MJ. Extraosseous Tc-99m MDP uptake：a pathophysiologic approach. Radiographics，1993，13：715-734.

［3］ Lorberboym M，Bergman D，Kim CK. Metastatic calcification of multiple visceral organs in non-Hodgkin's lymphoma. J Nucl Med，1995，36：820-821.

［4］ Amico S，Lucas P，Diebold MD，et al. Metastatic calcification in the thyroid gland demonstrated on bone scan in a patient with primary hyperparathyroidism. J Nucl Med，1986，27：373-376.

第二十二节　骨外 $^{99}Tc^m$-亚甲基二膦酸盐（MDP）摄取的其他原因

一、肌肉损伤

多种因素（物理、化学、生物、免疫等）引起的肌肉损伤，可以使受损及坏死骨骼肌细胞内钙离子浓度升高与沉积，从而造成肌肉的骨显像剂摄取[1-2]（图 1-22-1）。

二、复发性多软骨炎

复发性多软骨炎（relapsing polychondritis，RPC）是一种反复发作和缓解的进展性炎性破坏性自身免疫性疾病，主要累及软骨和其他全身结缔组织，包括耳、鼻、眼、关节、呼吸道和心血管系统等。受累的软骨可以有骨显像剂摄取[3-4]（图 1-22-2）。

三、放射性肾炎

放疗所致的放射性肾炎，可以造成肾皮质的异常骨显像剂浓聚[5-6]（图 1-22-3），发生机制不详。

四、术后及病理性改变

移植肾（图 1-22-4a）、回肠代膀胱（图 1-22-4b）、膀胱-结肠瘘（图 1-22-4c）均会出现相应的骨外放射性浓聚影，可通过追问病史或参考其他影像学检查得到确认。

五、Gd-DTPA 增强 MRI

同一天行 Gd-DTPA 增强 MRI 及 ^{99}Tc^m-MDP 全身骨显像可以引起肝、脾骨显像剂摄取（图 1-22-5）；若患者肾功能较差，数天前的 Gd-DTPA 增强 MRI 检查，也可能会导致肝、脾的骨显像剂摄取。此类情况的发生主要是与静脉注射 Gd-DTPA 有关，但具体机制不详[7-8]。

六、显像剂注射渗漏

注射部位显像剂渗漏不仅可以导致注射点周围局部的异常放射性浓聚，还可以造成局部淋巴引流区域内的淋巴结（图 1-22-6a）或淋巴管显影（图 1-22-6b）。

七、放射性污染

由尿液放射性污染衣物或皮肤所致伪影，常规前、后位显像可能会与骨骼影像重叠，可通过以下方法与骨骼病变相鉴别：①加做局部侧位显像（图 1-22-7a1，1-22-7a2）；②加做局部断层（图 1-22-7b1，1-22-7b2）显像；③去除污染衣物或清洗污染皮肤后行局部显像（图 1-22-7c1，1-22-7c2）。

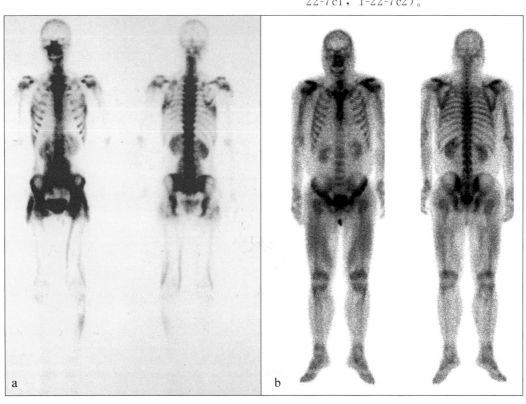

图 1-22-1　肌肉损伤。**a.**（脑肿瘤）继发性癫痫大发作后骨显像，可见髂腰肌、臀部及下肢肌肉的显影（注：癫痫大发作所致的骨骼肌的过度收缩可以造成肌肉损伤）；**b.** 多发性肌炎所致全身多发肌肉的骨显像摄取

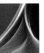

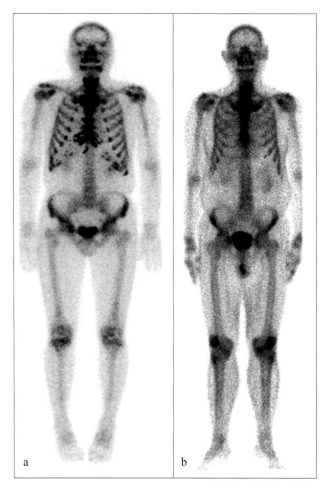

图 1-22-2 RPC。**a.** 累及甲状软骨及双侧肋软骨；**b.** 累及双侧耳郭软骨

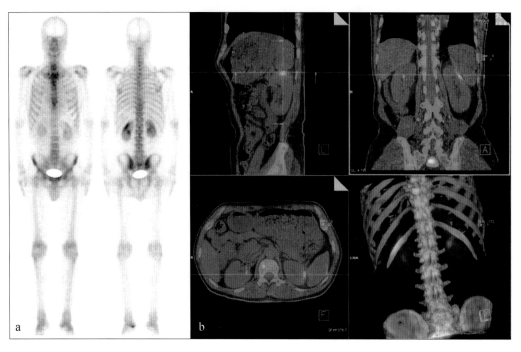

图 1-22-3 男，59 岁，乙状结肠癌术后 5 年，脾门淋巴结转移放疗后 1 年余。全身骨显像（**a**）示左肾外上方（左后第 11 肋水平）长条状放射性异常浓聚影；SPECT/CT（**b**）示左肾外上方肾皮质异常放射性浓聚

八、显像剂残留

对于某些在体内滞留时间相对较长的显像

剂，前一天的检查，可能对后续其他的显像检查造成影响（图 1-22-8）。

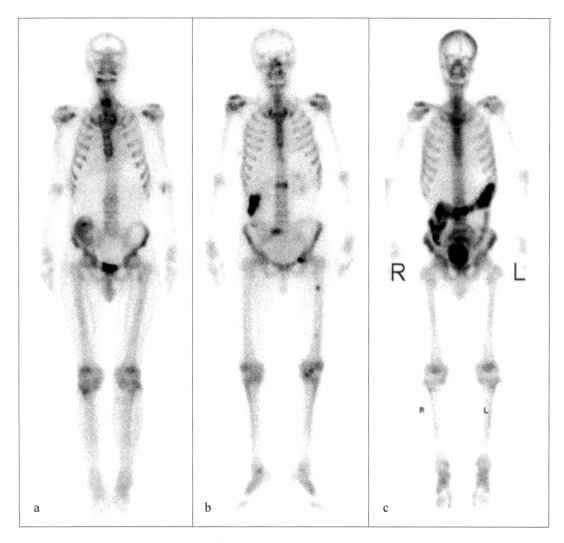

图 1-22-4　术后及病理性改变。**a.** 右髂窝移植肾；**b.**（膀胱癌）膀胱全切术后，回肠代膀胱；**c.**（膀胱癌）膀胱-结肠瘘

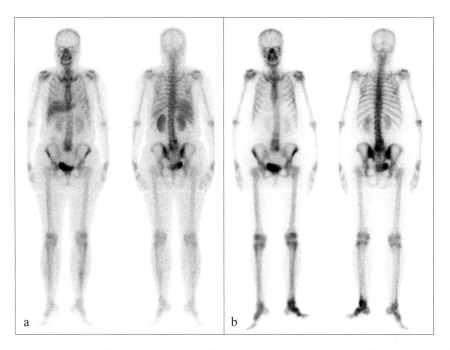

图 1-22-5 Gd-DTPA 增强 MRI 同一天的骨显像。女，48 岁，左侧乳腺癌；Gd-DTPA 增强乳腺 MRI 同一天行骨显像（**a**）示肝、脾显影；1 年后复查骨显像（**b**）示肝、脾显影消失

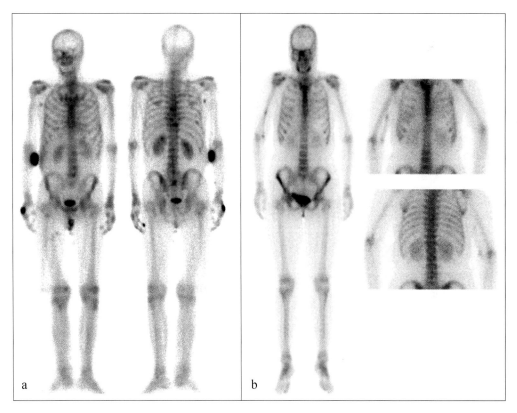

图 1-22-6 显像剂注射渗漏。**a.** 右手背及右肘为显像剂局部渗漏伪影，同时可见右腋窝淋巴结显影；**b.** 右肘注射部位显像剂渗漏所致皮肤淋巴引流显影

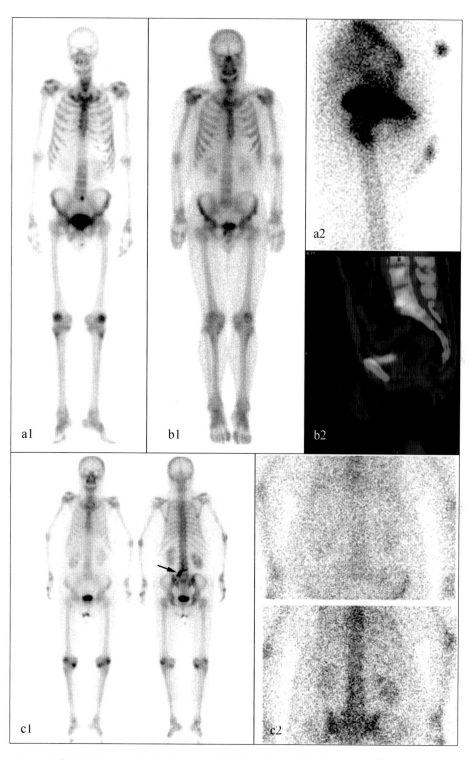

图 1-22-7 放射性污染。全身骨显像（**a1**）示骶骨上缘点状异常放射性浓聚影，加做右侧位局部显像（**a2**）示浓聚影位于骨外；全身骨显像（**b1**）示右侧耻骨联合下方异常浓聚影，经局部断层显像（**b2**）证实为体表放射性污染伪影。全身骨显像（**c1**）示骶骨右上方异常浓聚影（箭头），经去除受污染衣物后局部显像（**c2**，前、后位）原异常浓聚影消失

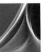
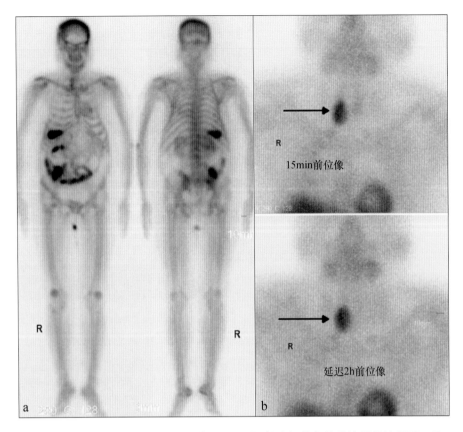

图 1-22-8 显像剂残留。全身骨显像（**a**）示胆囊及肠道内异常放射性浓聚影，追问病史患者前一天曾行^{99}Tc^{m}-MIBI 甲状旁腺显像（**b**）

（付占立　胡玉敬　赵修义　彭　东　张　伟　林保和）

参考文献

［1］ Hod N，Fishman S，Horne T. Detection of rhabdomyolysis associated with compartment syndrome by bone scintigraphy. Clin Nucl Med，2002，27：885-886.

［2］ Oza UD，Oates E. Rhabdomyolysis of bilateral teres major muscles. Clin Nucl Med，2003，28：126-127.

［3］ Shi XH，Zhang FC，Chen LB，et al. The value of ^{99m}Tc methylene diphosphonate bone scintigraphy in diagnosing relapsing polychondritis. Chin Med J（Engl），2006，119：1129-1132.

［4］ Zhang W，Zhu Z. Airway involvement of relapsing polychondritis revealed by 18F-fluoride PET/CT. Clin Nucl Med，2015，40：352-354.

［5］ Bohdiewicz PJ，Ball D，Chen P. Pseudoadrenal uptake of bone imaging agent secondary to focal acute radiation nephritis. Clin Nucl Med，1998，23：387-388.

［6］ Degirmenci B，Uysal K，Bekis R，et al. Tc-99m MDP，thallium-201 chloride and Tc-99m MAG3 renal uptake in subacute and chronic radiation nephritis compared. Ann Nucl Med，2001，15：447-449.

［7］ Shi X，Jing H，Zhuang H，et al. Diffuse hepatic and splenic uptake of Tc-99m methylene diphosphonate on bone scintigraphy after intravenous administration of gadolinium-containing MRI contrast. Clin Nucl Med，2011，36：178-182.

［8］ Zhang W，Zhang Y，Li X，et al. Increased liver and spleen accumulation of Tc-99m methylene diphosphonate associated with intravenous injection of MRI contrast gadolinium-diethylenetriaminepentaacetic acid. Clin Nucl Med，2011，36：183-185.

第二章 神经系统

第一节 脑梗死

【简要病史】 女，63岁。晨起6时突发左侧肢体无力，不能起床，同时出现言语不清，恶心呕吐一次。

【相关检查】 查体：血压160/80mmHg，神清，语言含糊，左侧肢体上肢肌力0级，下肢肌力3级，左侧鼻唇沟浅，左侧病理征（＋）。

【影像表现】 CT（图2-1-1a）示右侧额、颞及岛叶可见轻度密度减低改变，相邻脑沟变浅，右侧脑室前角变小，不除外脑梗死急性期。发病

24h氨水（^{13}N-NH$_3$）PET脑显像（图2-1-1b）示右额、颞及岛叶见放射性减低区，中间部分皮质呈现异常放射性增高，考虑为过度灌注；同期^{18}F-FDG PET脑显像（图2-1-1c）示相应部位呈放射性减低区。发病后1个月^{13}N-NH$_3$PET脑显像（图2-1-1d）示右额、颞及岛叶放射性减低区较前范围增大，原过度灌注区域血流灌注减低；同期^{18}F-FDG PET脑显像（图2-1-1e）示右额、颞及岛叶放射性减低区较前无明显变化。

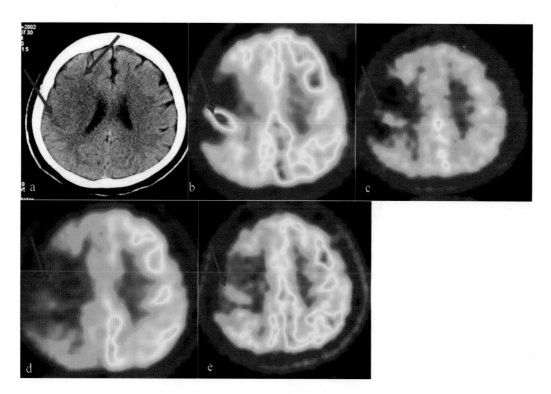

图2-1-1 **a.** 脑CT。**b.** 发病24h ^{13}N-NH$_3$ PET脑显像。**c.** 发病24h ^{18}F-FDG PET脑显像。**d.** 发病1个月^{13}N-NH$_3$ PET脑显像。**e.** 发病1个月^{18}F-FDG PET脑显像

【临床诊断及随访】 临床诊断为脑梗死。3个月复查，语言含糊，左侧肢体上肢肌力2级，下肢肌力4级，左侧鼻唇沟浅，左侧病理征（＋）。

【讨论】 $^{13}N-NH_3$ 与 $^{18}F-FDG$ PET 脑显像能观察脑梗死后脑组织的病理生理改变[1]，如缺血半暗带、过度灌注、缺血区中心及周围葡萄糖的代谢，为判断预后提供依据。在脑梗死的亚急性期，$^{18}F-FDG$ PET 脑显像显示的低代谢区大于CT和（或）MRI所示的范围，这些超出梗死灶范围的低代谢区即为缺血半暗带。过度灌注指相对于脑组织中的氧消耗减少而血流灌注正常或异常增多的现象，是局部脑氧代谢和脑血流灌注不相匹配的表现[1]。过度灌注区脑组织一般预后良好[2]。

（程 欣）

参考文献

[1] Kuhl DE, Phelps ME, Kowell AP, et al. Effects of stroke on local cerebral metabolism and perfusion: mapping by emission computed tomography of ^{18}FDG and $^{13}NH3$. Annals of Neurology, 1980, 8: 47-59.

[2] Marchal G, Serrati C, Rioux P, et al. PET imaging of cerebral perfusion and oxygen consumption in acute ischaemic stroke: Relation to outcome. Lancet, 1993, 341: 925-927.

第二节 烟雾病

【简要病史】 男，42岁，头痛1个月，颈部疼痛伴言语不清14天。

【影像表现】 $^{99}Tc^m-ECD$ 局部脑血流（rCBF）显像（图 2-2-1a）示左顶叶血流灌注减低。颈内动脉造影（图 2-2-1b）示左侧大脑中动脉闭塞，右侧大脑中动脉狭窄。

【临床诊断及治疗转归】 临床诊断为"烟雾病"（moyamoya disease，MMD）。行左侧脑-硬膜-动脉帖合术，3个月后行颈外动脉造影（图 2-2-2a）示颅内血管网形成；患者临床症状无明显缓解，8个月后复查 rCBF 显像（图 2-2-2b）示左顶叶血流灌注无明显改善；再行左额多处颅骨钻孔术，1年后患者临床症状改善，再次复查 rCBF 显像（图 2-2-3a）示左顶叶血流灌注基本恢复正常；与首次 rCBF 显像对比（图 2-2-3 b）左顶叶血流灌注明显改善。

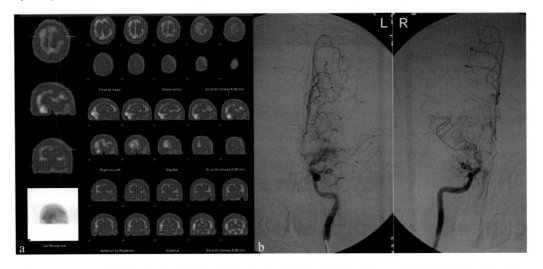

图 2-2-1 rCBF 显像（**a**）示左顶叶血流灌注减低；颈内动脉造影（**b**）示左侧大脑中动脉闭塞，右侧大脑中动脉狭窄

【讨论】 MMD 是一种原因不明的慢性进行性脑血管闭塞性疾病，主要表现为颈内动脉远端、大脑中动脉和大脑前动脉近端狭窄或闭塞，伴脑底部和软脑膜烟雾状、细小血管形成[1]。外科手术是治疗 MMD 的主要方法，目的是改善缺血脑组织的血供、减轻神经功能缺失症状。外科手术的方式主要分为直接血管重建术、间接血管重建术和联合血管重建术，但由于缺少前瞻性随机对照临床研究，目前尚没有一种手术方式成为治疗 MMD 的标准术式[2]。本病例先后采用多种手术治疗方法，最终取得较好疗效。虽然脑血管造影是诊断 MMD 的"金标准"，但在疗效评价方面，尚有一定缺陷。rCBF 显像对 MMD 疗效的客观评价以及指导治疗方面具有一定优势。

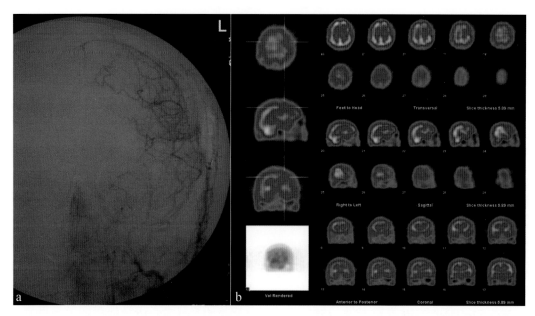

图 2-2-2 左侧脑-硬膜-动脉帖合术后 3 个月行左颈外动脉造影（a）示颅内脑血管网形成；8 个月后复查 rCBF 显像（b）示左顶叶血流灌注无明显改善

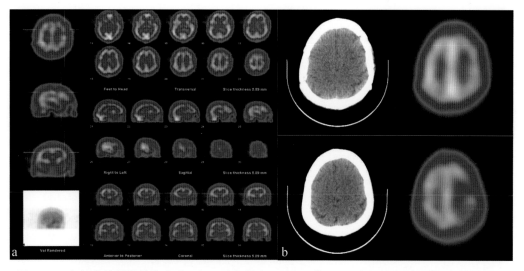

图 2-2-3 左额多处颅骨钻孔术后 1 年，再次复查 rCBF 显像（a）示左顶叶血流灌注基本恢复正常；对比首次 rCBF 显像（b），左顶叶血流灌注明显改善

（付占立 张金赫）

参考文献

［1］陈净，周良辅. 烟雾病的研究进展. 国外医学（脑血管疾病分册），2004，12：761-764.

［2］Pandey P，Steinberg GK. Neurosurgical advances in the treatment of moyamoya disease. Stroke，2011，42：3304-3310.

第三节　癫　痫

病例 1

【简要病史】　女，36 岁，发作性意识丧失伴四肢抽搐 30 年，抗癫痫药物治疗效果不佳。

【相关检查】　患者停抗癫痫药后行长程视频脑电图监测，证实数次发作时均为右侧颞叶起源，但发作间期，右侧顶叶出现比较频繁的痫样背景波发放。

【影像表现】　MRI（图 2-3-1a）示右颞叶内侧 T2 及液体衰减反转回复（FLAIR）相呈高信号，右颞角扩大，考虑右侧海马硬化。在无临床发作的情况下行 ^{18}F-FDG PET 脑显像（图 2-3-1b），见除右侧颞叶内侧海马区域呈现低代谢外，右侧顶叶、右侧丘脑及左侧小脑呈现高代谢；随后立即进行脑电图监测，证实右侧顶叶有亚临床频繁发放的痫样波。次日，在静脉推注 5mg 地西泮（安定），在顶叶的癫痫波发放被抑制的情况下再行 ^{18}F-FDG PET 脑显像；整个过程除 PET 显像的 10min 外，均有脑电监测证实无皮质异常放电；此次 PET 图像（图 2-3-1c）示原右侧顶叶、右侧丘脑及左侧小脑高代谢区消失，右侧顶叶放射性分布较对侧部位轻度减低。

【临床诊断及治疗转归】　两次 PET 显像对比，结合脑电监测结果，考虑初次 ^{18}F-FDG PET 检查所见右顶叶高代谢区为除右侧海马区外的第二个致痫灶亚临床放电所致，左侧小脑局灶高代谢反映了皮质小脑间神经网络功能联系。考虑到单纯颞叶切除很可能效果不好，故取消原定的右前颞叶切除术计划。

病例 2

【简要病史】　患者女，16 岁，发热伴淡漠、嗜睡 1 周，发作性意识丧失及四肢抽搐 3 天。

【相关检查】　腰椎穿刺脑脊液压力升高；脑脊液检查示蛋白减低，细胞总数及白细胞数正常。视频脑电图监测提示发作间期右半球频繁痫样背景波发放。MRI 未见明显异常。

【影像表现】　首次 ^{18}F-FDG PET 显像（图 2-3-2a）可见额叶皮质、右尾状核头、丘脑前部和左侧小脑多处高代谢灶；同期脑电监测提示皮质亚临床频繁放电。次日地西泮抑制皮质异常放电后再次显像（图 2-3-2b），见皮质高代谢范围减少，由异常放电引起的继发功能改变区域（包括皮质及皮质下高代谢区）代谢恢复正常。

【临床诊断及治疗转归】　^{18}F-FDG PET 显像后 5 天复查头颅 MRI（图 2-3-2c），在第二次 PET 所示相应皮质高代谢区域出现明显的肿胀和信号改变。临床诊断"病毒性脑炎"，抗病毒及抗感染，脱水降颅压，丙种球蛋白治疗及抗癫痫治疗后，意识及精神症状好转。

病例 3

【简要病史】　女，34 岁，发作性意识不清伴抽搐 8 年；近期发作渐频繁，抗癫痫药物控制不佳。

【相关检查】　MRI 示右侧海马略小，余未见异常。皮质视频脑电监测无法明确癫痫起源部位。

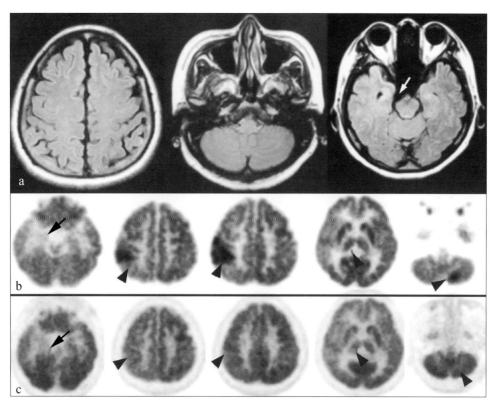

图 2-3-1 MRI（**a**）示右顶叶及小脑无异常信号，右侧海马硬化。无临床发作情况下，[18]F-FDG PET 脑显像（**b**）示右顶叶、右侧丘脑及左侧小脑局灶高代谢（三角箭头），右侧海马区域代谢减低（箭号），随后脑电监测示有频繁右顶叶异常放电。地西泮抑制异常放电后，复查[18]F-FDG PET 显像（**c**）示右顶叶及左侧小脑局灶高代谢消失，右顶叶相应区域及右侧丘脑呈现轻度代谢减低（三角箭头），右侧海马区仍为低代谢区（箭号）

【影像表现】 在皮质视频监测及深部电极植入脑电监测排除了亚临床功能放电后，两次[18]F-FDG PET 脑显像（图 2-3-3）均提示左颞叶内侧高代谢灶，考虑为致痫灶所在（存在炎症或肿瘤等器质性病变）。

【临床诊断及治疗转归】 根据[18]F-FDG PET/CT 检查结果，手术切除左侧海马，证实为肿瘤病变。术后随访 2 年无癫痫发作。

【讨论】

^{18}F-FDG PET 脑显像对于难治性癫痫皮质致痫灶的定位价值已被临床广泛证实[1-2]。经验表明，皮质致痫灶在癫痫发作间期葡萄糖代谢减低，在[18]F-FDG PET 脑显像中呈现放射性减低区，同一部位在发作期异常放电时代谢增高，呈放射性浓聚。癫痫的发作时间通常比较短，受[18]F-FDG 在血液内存留时间（30min 左右）的限制，发作期的图像很难获得。一般认为，仅在注射显像剂后短时间内有多次或持续的癫痫发作才可能产生高代谢图像，故实际工作中多采用发作间期的低代谢图像进行致痫灶的判断。由于[18]F-FDG 脑摄取增高的非特异性，多种原因，如功能性亚临床皮质异常放电（病例 1，2）、炎症（病例 2）和肿瘤（病例 3）等基础病变，都可能引起发作间期高代谢。通常情况下 PET[18]F-FDG 脑显像不进行脑电监测，但在某些特殊情况下（如本节提供的 3 个病例），当[18]F-FDG PET 脑显像出现了不可解释的高代谢表现，为鉴别高代谢是器质性病变还是功能性异常放电所致，或为明确高代谢病灶与致痫灶的关系，需要在脑电监测下确认是否有亚临床的异常放电或在脑电监测确认为发作间期状态下复查[18]F-FDG PET 脑显像。

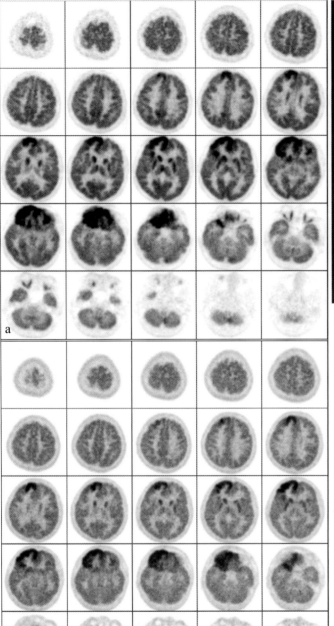

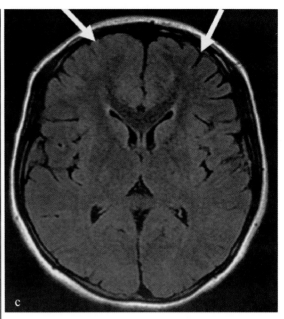

图 2-3-2 首次 ^{18}F-FDG PET 脑显像（**a**）示右侧额叶、右颞极及左侧额底代谢增高，伴右尾状核头、丘脑前部和左侧小脑多处片状放射性浓聚影；随后脑电监测发现右额叶亚临床频繁异常放电。次日地西泮抑制异常放电状态下复查脑显像（**b**），示右侧额叶、右颞极仍见高代谢区，但左侧额底、右尾状核头及丘脑、左小脑的高代谢区消失。[18]F-FDG PET 脑显像后 5 天头颅 MRI（**c**）示右额叶肿胀及信号异常，双侧额叶不对称

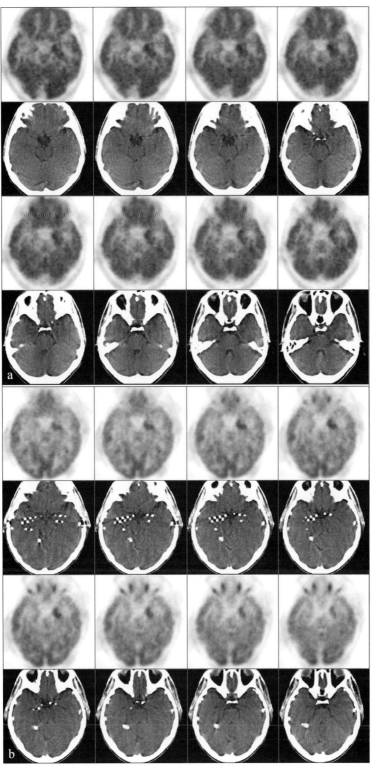

图 2-3-3 ^{18}F-FDG PET/CT 脑显像（**a**）示左海马区高代谢，右海马区相对低代谢；随后皮质脑电监测未见亚临床异常放电。颅内电极植入脑电监测确认无癫痫波发放时复查[18]F-FDG PET 脑显像（**b**），证实左海马仍呈高代谢表现（同机 CT 可见双侧颅内电极植入）

（崔瑞雪）

参考文献

[1] Kumar A，Chugani HT．The role of radionuclide imaging in epilepsy，Part 1：Sporadic temporal and extratemporal lobe epilepsy．J Nucl Med，2013，54：1775-1781.

[2] Kumar A，Chugani HT．The role of radionuclide imaging in epilepsy，part 2：epilepsy syndromes．J Nucl Med，2013，54：1924-1930.

第四节　认知障碍

一、皮质性痴呆

（一）阿尔茨海默病（Alzheimer's disease，AD）

【简要病史】　女，首诊年龄 53 岁，记忆力、计算力逐渐下降，迷路。

【相关检查】　脑脊液检查示磷酸化 Tau-蛋白明显增高。简易精神状态评估（mini mental state evaluation，MMSE）评分 17。

【影像表现】　首诊[18]F-FDG PET 脑显像（图2-4-1a）表现为后半球皮质代谢明显减低，少部分额叶皮质代谢减低。2 年半后复查[18]F-FDG PET 脑显像（图 2-4-1b）示病变明显进展。

（二）额颞叶痴呆（fronto-temporal dementia，FTD）

【简要病史】　男，57 岁首诊，幻觉，认知障碍，行动迟缓，性情暴躁易怒，行为异常。

【相关检查】　脑脊液检查，磷酸化 Tau-蛋白未见增高。

【影像表现】　[18]F-FDG PET 脑显像（图 2-4-2a，b）示双侧额叶及前颞叶代谢普遍减低，右侧为著（双侧皮质受累程度不对称）；1 年后第二次显像（图 2-4-2c，d）示病变代谢减低程度与范围均较前进展（双侧受累程度趋于对称）。

（三）路易体痴呆（dementia with Lewy bodies，DLB）

【简要病史】　女，75 岁，明显视幻觉伴波动性认知障碍。

【相关检查】　脑脊液检查未见异常，MRI 示弥漫轻度脑萎缩。

【影像表现】　[18]F-FDG PET 脑显像（图 2-4-3），在弥漫皮质代谢轻度减低的基础上，双侧枕叶视觉皮质放射性摄取明显减低，但双侧颞叶内侧海马区放射性摄取相对较高，甚至高于颞叶外侧皮质。

【讨论】　各种退行性脑病引起的认知功能下降在临床上有很多交叉表现，[18]F-FDG PET 脑显像反映的是神经突触的功能和密度，通常在疾病早期出现结构异常之前即可显示出明显的皮质代谢改变。多种退行性脑病早期[18]F-FDG PET 即会产生特征性的脑代谢改变。

AD 与 FTD 是临床最常见的两种皮质性痴呆。AD 的病理改变为神经元细胞内斑块的形成与神经纤维缠结。FTD 病理较复杂，目前认为是 Tau 蛋白病，部分病例可见 pick 小体，主要累及额颞叶皮质。AD 患者以情景性近期记忆力下降为主要症状，FTD 早期出现行为异常，但临床早期很易混淆。二者[18]F-FDG PET 脑显像图型明显不同[1]：AD 代谢减低以颞顶叶最明显，且双侧大致对称受累（图 2-4-1）；FTD 患者以额叶颞叶减低为主，且两侧可不对称，皮质下核团通常受累（图 2-4-2）。

DLB 是临床上另一较常见的皮质受累为主的痴呆类型，主要病理改变为神经元内路易体（α-突触核蛋白由可溶性变为不溶性异常聚集而成）的沉积；临床主要表现为进行性认知功能减退，呈波动性，反复出现真实、具体而生动的视幻觉，合并以帕金森综合征为特征的运动障碍症状。[18]F-FDG PET 脑显像表现为皮质弥漫代谢减低的背景上，枕叶视皮质代谢明显减低，颞叶内

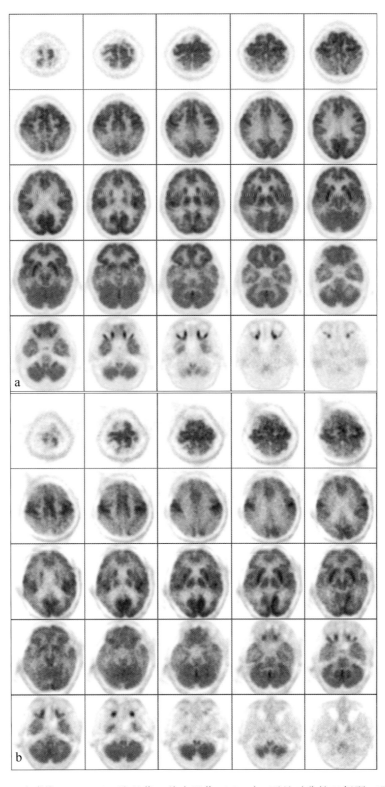

图 2-4-1 AD 患者 ^{18}F-FDG PET 脑显像。首次显像（**a**）时，可见对称性双侧颞、顶叶代谢减低，额叶仅见背外侧部分皮质代谢减低；MMSE 评分 17 分。30 个月后第二次复查脑显像（**b**），可见双侧颞、顶叶代谢减低较前加重，额叶皮质代谢减低范围及程度均加重；MMSE 评分 11 分

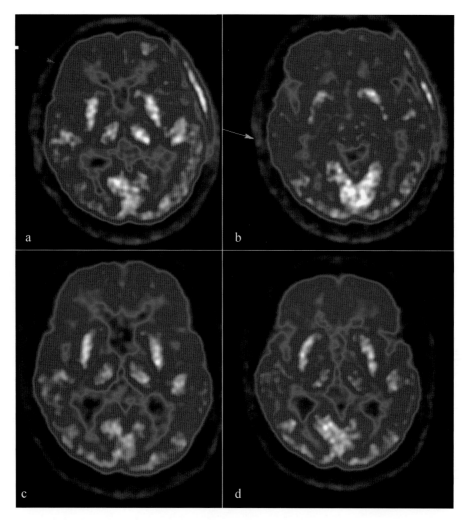

图 2-4-2　FTD 患者[18]F-FDG PET 脑显像。首次显像（**a，b**）示双侧额叶及前颞叶代谢普遍减低，右侧为著，此时双侧皮质受累程度不对称（a 中脑外片状摄取增高影为面部肌肉软组织非特异摄取）；1 年后第二次显像（**c，d**）示双侧额叶及颞叶代谢减低程度加重、范围增大，双侧皮质受累大致对称

侧海马区代谢相对增高[2-3]（图 2-4-3）。枕叶视皮质代谢明显减低可能与此类患者多出现视幻觉症状有关。

二、皮质下痴呆

（一）进行性核上性麻痹（progressive supranuclear palsy，PSP）

【简要病史】　男，56 岁，记忆力及执行能力下降，走路不稳易跌倒；后出现眼球活动受限（不能向上转动），伴肢体强直。

【相关检查】　脑脊液检查未见异常，MRI（一）。

【影像表现】　[18]F-FDG PET 脑显像（图 2-4-4）示双侧额叶皮质、双侧尾状核头及中脑代谢减低。

（二）皮质基底节变性（corticobasal degeneration，CBD）

【简要病史】　男，46 岁，左侧肢体不利，饮水呛咳。

【相关检查】　脑脊液检查未见异常，MRI（一）。

【影像表现】　[18]F-FDG PET 脑显像（图 2-4-5）

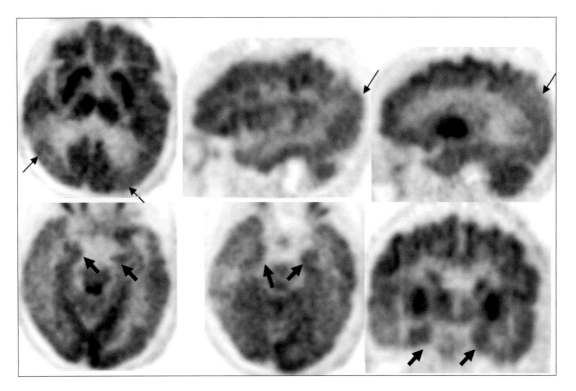

图 2-4-3 DLB 患者[18]F-FDG PET 脑显像。枕叶代谢普遍减低（上排细箭头），但颞叶内侧海马部位活性相对保留（下排粗箭头）

示右侧额叶皮质及同侧基底节局灶性代谢减低。

（三）多系统萎缩（multiple system atrophy，MSA）

【简要病史】 女，57 岁，记忆力下降，右手写字不利、全身乏力、声音嘶哑、饮水呛、体位改变则头晕。

【相关检查】 脑脊液检查未见异常，MRI 示左侧基底节腔隙性脑梗死。

【影像表现】 ^{18}F-FDG PET 脑显像（图 2-4-6）示双侧壳核、双侧小脑放射性摄取明显减低。

【讨论】 一些皮质下受累的神经变性疾病也可造成不同程度的认知障碍。PSP 主要病理改变为纹状体、苍白球、丘脑底核、脑干被盖及小脑齿状核神经元球形团样缠结，以及额叶运动皮质、基底节、脑干灰质、星形胶质细胞纤维缠结；临床表现为垂直性眼球运动障碍、痴呆及锥体外系症状。CBD 的主要病理改变为不对称性皮

质萎缩，主要累及外侧裂附近的额叶、顶叶的皮质和皮质下核团；临床特征为进行性痴呆、失用、锥体外系症状。MSA 病理学标志是在神经胶质细胞胞质内出现嗜酸性包涵体；首发症状为自主神经功能障碍、帕金森综合征、小脑性共济失调，少数患者以肌萎缩起病，无论以何种神经系统症候群起病，进一步进展都会出现两个或多个系统的神经症候群；20% 的患者出现认知功能损害。

由于 PSP、CBD、MSA 均可表现出锥体外系症状，且 PSP 和 CBD 又均属 tau 蛋白病，临床甚至病理上有时都很难鉴别[4]。在此类疾病的早期（尚未出现典型临床体征时），[18]FDG PET 脑代谢显像已表现出明显不同的图型改变：PSP 表现为双侧额叶、前颞、尾状核头、中脑区域代谢减低[5-6]（图 2-4-4）；CBD 表现为中央沟周围皮质及同侧基底节代谢明显减低，常表现为一侧受累严重[5-7]（图 2-4-5）；MSA 表现为双侧小脑皮

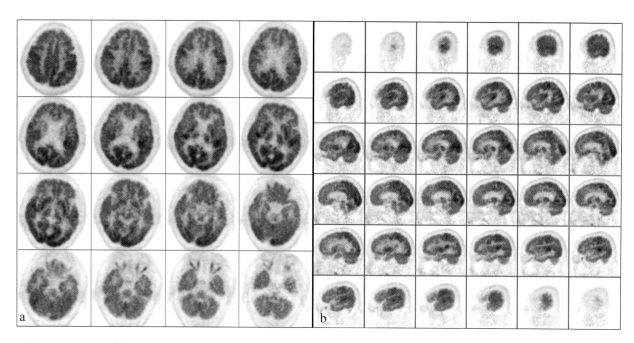

图 2-4-4 PSP 患者[18]F-FDG PET 脑显像。横断面（**a**）和矢状面（**b**）示双侧额叶皮质、双侧尾状核头及中脑代谢减低

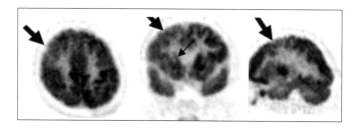

图 2-4-5 CBD 患者[18]F-FDG PET 脑显像。横断、冠状、矢状面示右外侧裂周围额叶皮质局灶减低（粗箭头）及同侧基底节代谢减低（细箭头）

质和基底节区代谢减低[8]（图 2-4-6）。

参考文献

[1] Foster NL，Heidebrink JL，Clark CM，et al. FDG-PET improves accuracy in distinguishing frontotemporal dementia and Alzheimer's disease. Brain，2007，130：2616-2635.

[2] Imamura T，Ishii K，Hirono N，et al. Visual hallucinations and regional cerebral metabolism in dementia with Lewy bodies（DLB）. Neuroreport，1999，10：1903-1907.

[3] Ishii K，Imamura T，Sasaki M，et al. Regional cerebral glucose metabolism in dementia with Lewy bodies and Alzheimer's disease. Neurology，1998，51：125-130.

[4] Juh R，Kim J，Moon D，et al. Different metabolic patterns analysis of Parkinsonism on the[18]F-FDG PET. Eur J Radiol，2004，05：223-233.

[5] Juh R，Pae CU，Kim TS，et al. Cerebral glucose metabolism in corticobasal degeneration comparison with progressive supranuclear palsy using statistical mapping analysis. Neurosci Lett，2005，383：

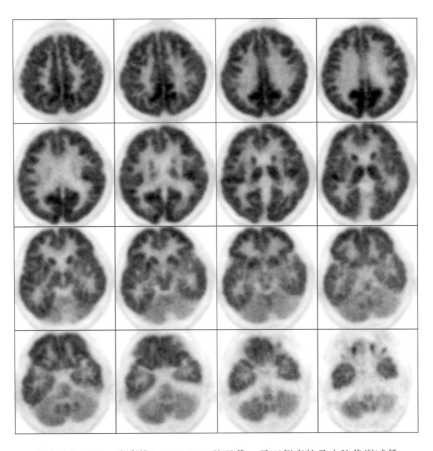

图 2-4-6　MSA 患者[18]F-FDG PET 脑显像，示双侧壳核及小脑代谢减低

（崔瑞雪）

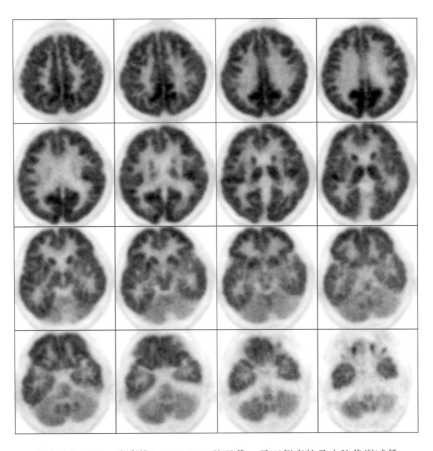

22-27.

[6] Hosaka K，Ishii K，Sakamoto S，et al. Voxel-based comparison of regional cerebral glucose metabolism between PSP and corticobasal degeneration. J Neurol Sci，2002，199：67-71.

[7] Shinotoh H，Hirano S. Neuroimaging in corticobasal syndrome. Brain Nerve，2013，65：41-53.

[8] Gilman S，Wenning GK，Low PA，et al. Second consensus statement on the diagnosis of multiple system atrophy. Neurology，2008，71：670-676.

第五节　自身免疫性脑炎

【简要病史】　男，54 岁，发作性意识丧失伴四肢抽搐 2 周；患者上述症状反复发作，并出现记忆力减退，胡言乱语，幻觉。

【相关检查】　头颅 MRI 及磁共振血管造影（MRA）未见明显异常。视频脑电图提示右颞棘慢波，发作期右颞叶起源可能性大。

【影像表现】　[18]F-FDG PET/CT 躯干显像（图 2-5-1a，b）示右肺下叶近肺门处代谢增高灶，考虑恶性病变；脑部显像（图 2-5-1c）全脑皮质弥漫性代谢减低，左侧颞叶内侧局灶性代谢增高，考虑边缘性脑炎。

【临床诊断及随访】 纤维支气管镜活检证实右肺小细胞肺癌；脑脊液中 Hu 抗体阳性；符合副肿瘤神经综合征（paraneoplastic neurological syndromes，PNS）诊断。化疗后肺内占位代谢减低，脑内代谢增高灶消失。

【讨论】 自身免疫性脑炎（autoimmune encephalitis，AE）是一类由于免疫系统针对中枢神经系统抗原产生免疫反应而导致的疾病，多以急性或亚急性发作的癫痫、认知障碍及精神症状为主要临床表现；根据影像学提示病变累及部位，还可将 AE 分为边缘叶型、边缘叶以外型、混合型及无显著改变型[1]。某些肿瘤，如小细胞肺癌、妇科肿瘤、睾丸肿瘤、畸胎瘤、胸腺瘤、乳腺癌、黑色素瘤等，可能与中枢神经系统有着相同的抗原，也可以导致 AE，属于副肿瘤神经综合征（PNS）[2]。AE 自身抗体的靶向抗原可以是神经细胞内的核蛋白或胞质蛋白，如 Hu、Yo、Ma2、Ri 等，也可是位于神经元表面的抗原，如N-甲基-D-天门冬氨酸受体（NMDAR）、抗富亮氨酸胶质瘤灭活 1（LGi1）等。抗神经元表面抗体的 AE，除可累及皮质外，还可累及基底节等皮质下核团（图 2-5-2，图 2-5-3）。AE 病程往往可逆，预后较好，随着肿瘤切除或免疫治疗，患者血浆及脑脊液的抗体水平下降，患者症状可完全缓解，脑显像逐渐恢复正常。

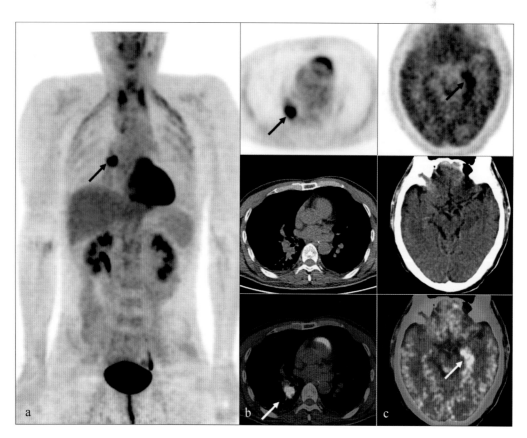

图 2-5-1 躯干部最大密度投影（MIP）图（**a**）示右肺近肺门异常代谢增高灶；肺部横断面（**b**）示右肺门高代谢灶；脑横断面（**c**）示左侧颞叶局部高代谢灶

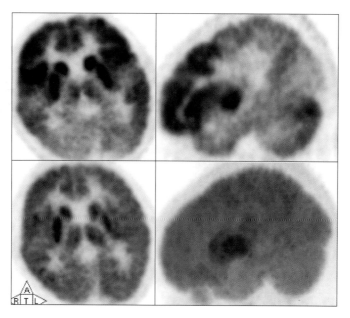

图 2-5-2 抗 NMDAR 脑炎^{18}F-FDG PET 脑显像。急性期（上排）示部分额颞叶皮质和基底节代谢增高，顶枕叶皮质弥漫减低；查血液及脑脊液中抗 NMDAR 抗体（＋＋＋）。恢复期（下排）示皮质代谢异常有所恢复，但基底节代谢仍轻度增高；复查脑脊液中抗 NMDAR 抗体（＋），血中抗体（－）

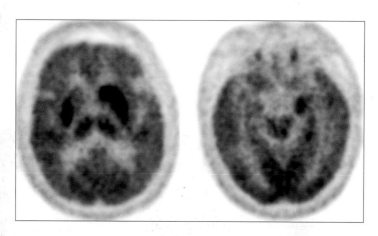

图 2-5-3 抗 Lgi1 脑炎^{18}F-FDG PET 脑显像，示左颞内侧代谢增高灶，双侧基底节不均匀代谢增高和减低

（崔瑞雪）

参考文献

[1] Demaerel P，Van Dessel W，Van Paesschen W，et al. Autoimmune-mediated encephalitis. Neuroradiology，2011，53：837-851.

[2] Graus F，Delattre JY，Antoine JC，et al. Recommended diagnostic criteria for paraneoplastic neurological syndromes. J Neurol Neurosurg Psychiatry，2004，75：1135-1140.

第六节　帕金森综合征

一、原发性帕金森病

【简要病史】　男，62岁，进行性左下肢发僵伴不自主抖动10个月，左上肢抖动4个月。

【相关检查】　头颅MRI"未见明显异常"。

【影像表现】　多巴胺转运体（^{11}C-CFT）显像（图2-6-1）示双侧壳核中后部放射性摄取减低，以右侧为著。多巴胺D_2受体（^{11}C-Raclopride）显像（图2-6-2）示双侧壳核中后部放射性摄取高于尾状核头，以右侧为著；^{18}F-FDG显像（图2-6-3）示双侧纹状体及大脑皮质放射性分布未见明显异常。

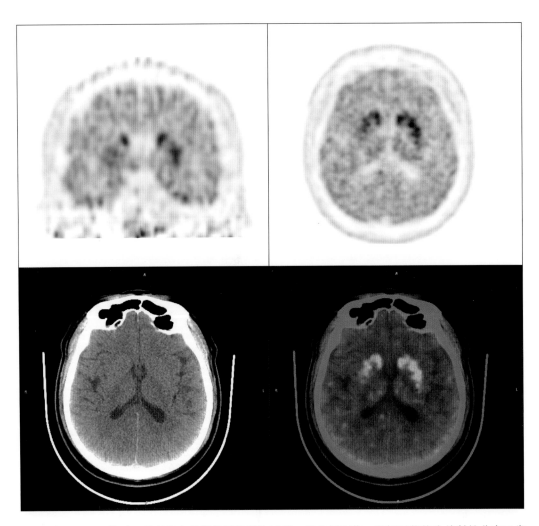

图2-6-1　^{11}C-CFT显像示双侧壳核中后部放射性摄取减低，以右侧为著；双侧尾状核头放射性分布正常

【讨论】 原发性帕金森病（idiopathic Parkinson disease，PD）是一种中老年常见的神经系统变性疾病。黑质多巴胺能神经元变性缺失和黑质-纹状体通路变性是 PD 的主要病理基础。PD 诊断依据包括典型的临床征象（静止性震颤、肌强直和运动减少等），缓慢渐进性发病过程以及对多巴胺能治疗药物有响应[1]。多巴胺转运体显像为研究多巴胺能神经元功能及完整性提供了新的途径。在早期 PD 患者，^{11}C-CFT 在壳核的放射性分布显著减低，以后部最为明显[2]（图 2-6-1）。突触后膜多巴胺 D_2 受体功能（数量及亲和力）能够间接反映多巴胺能神经元多巴胺释放的水平。通过 ^{11}C-Raclopride 显像发现，早期 PD 患者存在纹状体 D_2 受体功能的上调，表现为与 ^{11}C-CFT 摄取减低区相对应的 ^{11}C-Raclopride 摄取增高（图 2-6-2）；随着疾病的进展，纹状体 D_2 受体功能逐渐恢复正常甚至低于正常水平。在 ^{18}F-FDG 显像中，早期 PD 患者为正常图像（图 2-6-3）；但当 PD 患者出现认知功能障碍时，会在额叶及颞、顶、枕叶相关皮质出现代谢减低[3-4]。

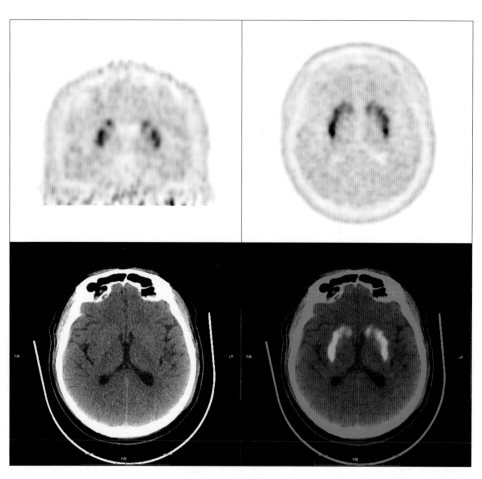

图 2-6-2 ^{11}C-Raclopride 显像示双侧尾状核头放射性分布正常，双侧壳核中后部放射性摄取增加，高于尾状核头，以右侧为著

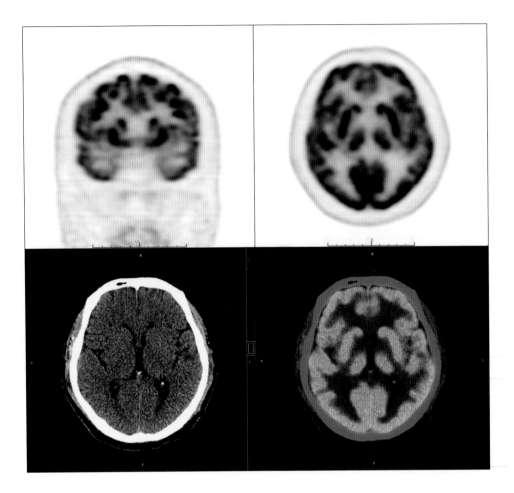

图 2-6-3 ^{18}F-FDG 显像示双侧纹状体及大脑皮质放射性分布未见明显异常

（徐白萱 富丽萍）

二、帕金森叠加综合征——多系统萎缩

【简要病史】 女，75 岁，进行性四肢僵硬无力 2 年，反应迟钝 1 年余，言语不清半年。

【相关检查】 专科检查：远近记忆力、理解力、计算力、时间及地点定向力下降；左侧鼻唇沟变浅，鼓腮不能，示齿口角右歪，伸舌左偏，饮水呛咳，双侧舌肌力弱；左侧指鼻试验欠准，双侧轮替动作笨拙；四肢肌张力增高，右侧肢体肌力 5 级，左侧肢体肌力 4 级。肛门括约肌肌电图：神经源性损害，可见卫星电位。

【影像表现】 ^{11}C-CFT 显像（图 2-6-4）示双侧壳核中后部放射性摄取对称性减低。^{11}C-Raclo-pride 显像（图 2-6-5）示双侧尾状核头及壳核放射性摄取减低；^{18}F-FDG 显像（图 2-6-6）示双侧壳核代谢减低。

【讨论】 多系统萎缩（multiple system atrophy，MSA）是一组散发性成年期发病的神经系统多部位进行性萎缩的变性疾病，发病机制尚不清楚。病变相继累及锥体外系、锥体系、小脑和自主神经系统等多个部位，其基本病理改变包括神经元缺失和胶质细胞增生，主要发生在下橄榄核、脑桥、小脑、黑质、纹状体和脊髓的中侧柱。病理研究证实少突胶质细胞胞质内包涵体（α-突触核蛋白聚集）是本病的发病基础。临床表现为进行性小脑性共济失调、帕金森综合征、

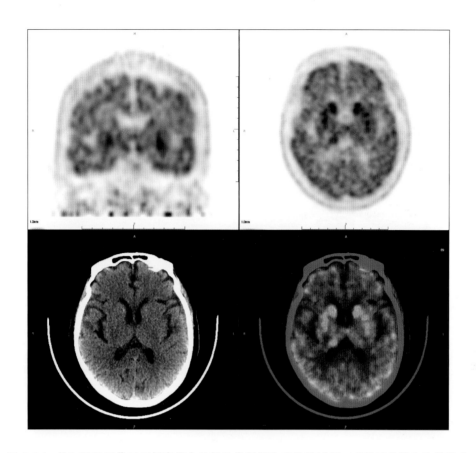

图 2-6-4 ^{11}C-CFT 显像示双侧壳核中后部显像剂摄取对称性减低，双侧尾状核头放射性分布正常

自主神经功能障碍、锥体系统功能障碍等[5]。Gilman 等提出的改良 MSA 诊断标准，将 MSA 分为帕金森型（MSA-Parkinsonian，MSA-P）和小脑萎缩型（MSA-Cerebellar，MSA-C）两个亚型[6]。在东方国家的患者中 MSA-C 型比 MSA-P 型更多见。MSA-C 型主要表现为步态不稳、构音障碍和肢体共济失调等。MSA-P 型主要表现为行动迟缓、肌张力增高、震颤、站立不稳和姿势步态异常等。但随着病情的发展，临床表现可交替出现，最终发展为多个系统全部受累的临床表现，临床诊断与分型困难。PET 在 PD 与 MSA

的鉴别诊断中具有重要价值，主要基于如下神经生物学改变：在 PD，纹状体存在突触前多巴胺能的缺失，但是糖代谢基本完整，而且突触后膜多巴胺受体在疾病的早期出现上调；在 MSA，多巴胺系统突触前、后神经元均存在功能障碍，而且临床症状与糖代谢的减低区存在清晰的对应关系。在 MSA-P 型，[11]C-CFT 的摄取减低通常累及尾状核及壳核（图 2-6-4），且糖代谢减低仅见于纹状体区（图 2-6-6）。在 MSA-C 型，[11]C-CFT 的表现与 MSA-P 型类似，但糖代谢的减低见于小脑和脑干，同时额、颞叶皮质，纹状体也可受累[1-8]。

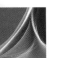

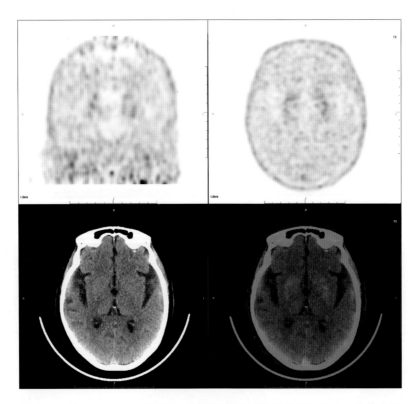

图 2-6-5 ^{11}C-Raclopride 显像示双侧尾状核头及壳核放射性分布对称性减低

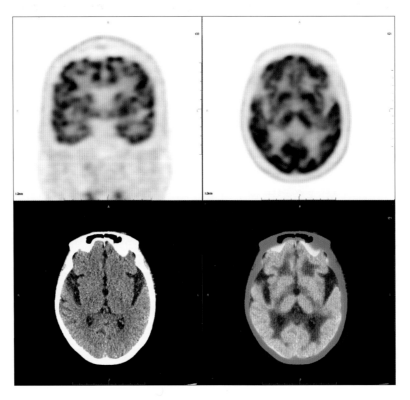

图 2-6-6 ^{18}F-FDG 显像示双侧壳核中后部代谢减低，大脑皮质放射性分布正常

（徐白萱　富丽萍）

参考文献

［1］ Herholz K，Herscovitch P，Heiss WD. Neuro PET Positron Emission Tomography In Neuroscience and Clinical Neurology. 1st ed. New York：Springer-Verlag，2004：35-40.

［2］ Rinne JO，Ruottinen H，Bergman J，et al. Usefulness of a dopamine transporter PET ligand［（18）F］beta-CFT in assessing disability in Parkinson's disease. J Neurol Neurosurg Psychiatry，1999，67：737-741

［3］ Berding G，Odin P，Brooks DJ，et al. Resting regional cerebral glucose metabolism in advanced Parkinson's disease studied in the off and on conditions with［（18）F］FDG-PET. Mov Disord，2001，16：1014-1022.

［4］ Hu MT，Taylor-Robinson SD，Chaudhuri KR，et al. Cortical dysfunction in non-demented Parkinson's disease patients：a combined（31）P-MRS and（18）FDG-PET study. Brain，2000，123（Pt2）：340-352.

［5］ Herholz K，Herscovitch P，Heiss WD. Neuro PET Positron Emission Tomography In Neuroscience and Clinical Neurology. ed. New York：Springer-Verlag，2004：48-50.

［6］ Gilman S，Wenning GK，Low PA，et al. Second consensus statement on the diagnosis of multiple system atrophy. Neurology，2008，71：670-676.

［7］ Perani D，Bressi S，Testa D，et al. Clinical/metabolic correlations in multiple system atrophy. A fludeoxyglucose F 18 positron emission tomographic study. Arch Neurol，1995，52：179-185.

［8］ Brooks DJ. PET studies on the early and differential diagnosis of Parkinson's disease. Neurology，1993，43：S6-16.

第三章 内分泌系统

第一节 异位甲状腺

【简要病史】 男性，21岁，口腔检查时发现舌根部肿物2周，无明显症状。

【相关检查】 查体：舌根部颈中线部位可触及一直径约1.5cm的类圆形肿物，质软、边界清楚、活动度可，无明显压痛；甲状腺激素水平正常。

【影像表现】 颈部MRI（图3-1-1a）示舌根部肿物；$^{99}Tc^mO_4^-$甲状腺显像（图3-1-1b）示舌根肿物处异常放射性浓聚影，正常甲状腺区域未见甲状腺显影。

【病理结果】 超声引导下穿刺活检，病理为"甲状腺组织"。

【讨 论】 异位甲状腺（ectopic thyroid gland）是指颈部正常甲状腺位置以外的甲状腺组织，它可以出现在胚胎发育过程中甲状腺下降途中的任何部位，如咽部、舌内、舌骨上、舌骨下、喉前、胸骨上、气管内、食管内、胸骨后及胸腔内等处。甲状腺全部异位即颈部正常位置无甲状腺时，称迷走甲状腺（aberrant thyroid gland）；甲状腺部分异位即颈部正常位置尚存部分甲状腺时，称副甲状腺（accessory thyroid gland）；临床上以前者多见。部分迷走甲状腺由于发育异常可以伴有甲状腺功能减退。异位甲状腺可以出现正常位置甲状腺可能发生的所有病变[1]。

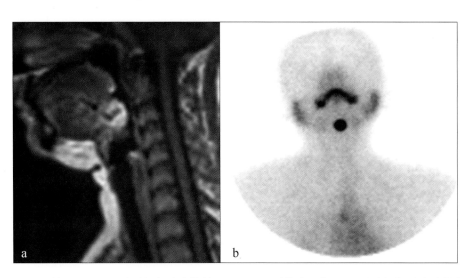

图 3-1-1 颈部MRI（**a**）示舌根部异常信号；$^{99}Tc^mO_4^-$甲状腺显像（**b**）示舌根部异常放射性浓聚影，正常甲状腺部位未见甲状腺影像

舌骨上下部位的异位甲状腺，应与甲状舌管囊肿、颈部皮样囊肿、颏下肿大淋巴结等相鉴别。$^{99}Tc^mO_4^-$甲状腺显像是异位甲状腺最好的临床辅助诊断方法，该检查不仅能定性、定位异位甲状腺，还能够了解身体其他部位有无功能性甲状腺组织[2]。

（袁梦晖）

参考文献

[1] Triggiani V，Giagulli VA，Licchelli B，et al. Ec-

topic thyroid gland：description of a case and review of the literature. Endocr Metab Immune Disord Drug Targets，2013，13：275-81.

[2] Markovic V，Glavina G，Eterovic D，et al. Dual ectopic thyroid gland：sonography and scintigraphy of lingual and sublingual thyroid. Clin Nucl Med，2014，39：556-558.

第二节 Plummer病与亚急性甲状腺炎

一、Plummer病

【简要病史】 女，43岁，心悸、多汗3个月。

【相关检查】 甲状腺右叶上极可及直径1.5cm结节；血甲状腺激素水平升高，促甲状腺激素（TSH）降低；甲状腺摄碘率增高。

【影像表现】 首次行$^{99}Tc^mO_4^-$甲状腺显像（图3-2-1a）示右叶甲状腺上部"高功能腺瘤"。

【临床诊断及治疗转归】 临床诊断为Plummer病；患者先行抗甲状腺药物治疗，5个月后患者症状消失，血甲状腺激素及TSH水平恢复正常，复查甲状腺显像（图3-2-1b）示右叶甲状腺上部病灶摄锝功能较前明显减低；患者拟行^{131}I治疗，停服抗甲状腺药物1月余，再次行甲状腺显像（图3-2-1c）示右叶甲状腺病变摄锝功能基本恢复到首次显像水平；口服^{131}I 15 mCi后5个月，右叶甲状腺结节明显缩小，再次复查甲状腺显像（图3-2-1d）示右叶甲状腺病灶消失。

二、亚急性甲状腺炎

【简要病史】 男，32岁，颈前区痛伴心悸、多汗3周。

【相关检查】 双叶甲状腺质韧，压痛明显；血甲状腺激素水平升高，TSH降低；甲状腺摄碘率重度减低。

【影像表现】 $^{99}Tc^mO_4^-$甲状腺显像（图3-2-2）示双叶甲状腺未见显影。

【临床诊断】 亚急性甲状腺炎。

【讨论】 Plummer病是一种由甲状腺内结节性病变分泌过多的甲状腺激素而引起的甲状腺功能亢进性疾病。Plummer病的结节性病变狭义指高功能腺瘤（hyperfunctioning adenoma），又称毒性腺瘤（toxic adenoma）、自主功能甲状腺腺瘤（autonomous functioning thyroid adenoma），广义也包括毒性结节性甲状腺肿（toxic nodular goiter）。由于血中甲状腺素水平增高，通过垂体-甲状腺轴负反馈使垂体TSH分泌减少，从而抑制正常甲状腺功能[1]。"一、Plummer病"中病例系统地展示了抗甲状腺药物以及^{131}I治疗对高功能腺瘤及正常甲状腺功能的影响。

亚急性甲状腺炎的病因尚未完全阐明，一般认为和病毒感染有关。疾病早期，由于甲状腺滤泡内甲状腺激素以及非激素碘化蛋白质一时性大量释放入血，可伴有甲状腺功能亢进的表现；由于甲状腺的破坏，以及血中甲状腺激素水平升高后对TSH释放的抑制，可以导致甲状腺摄锝功能的减低或不显影。

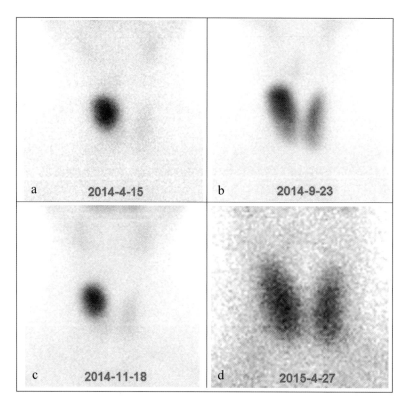

图 3-2-1 首次甲状腺显像（**a**）示右叶上部"热"结节，正常甲状腺功能受抑；服用抗甲状腺药物后复查甲状腺显像（**b**）示"热"结节功能受抑，正常甲状腺显影；停服抗甲状腺药物后再行甲状腺显像（**c**）"热"结节功能恢复，正常甲状腺功能受抑制；[131]I 治疗后再次复查甲状腺显像（**d**）示右叶病变消失，双叶甲状腺功能恢复正常

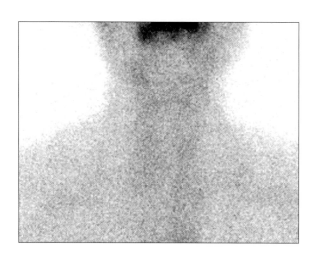

图 3-2-2 甲状腺显像示双叶甲状腺摄锝功能重度减低

（付占立）

参考文献

[1] 刘佳，林祥通. 101 例自主性高功能甲状腺腺瘤的显

像与介入试验评价. 中华核医学杂志，1995，15：255-256.

第三节　滤泡状甲状腺瘤

【简要病史】　女，54 岁，发现颈部肿物 1 年。

【相关检查】　右叶甲状腺下极可及一直径约 3cm 质韧结节，边界清，表面光滑，可随吞咽活动，无压痛；血甲状腺激素水平正常。

【影像表现】　$^{99}Tc^mO_4^-$ 甲状腺显像（图 3-3-1a）示右叶甲状腺外下方"冷"结节；$^{99}Tc^m$-MIBI 显像（图 3-3-1b）示右叶甲状腺外下方异常放射性浓聚。

【病理结果】　右叶甲状腺肿物切除术后病理示"滤泡状甲状腺瘤"。

【讨论】　$^{99}Tc^mO_4^-$ 甲状腺显像所示"冷"结节，较其他三种结节（"热""温""凉"结节）有着较高的恶变发生率。甲状腺 $^{99}Tc^m$-MIBI 显像曾被用于甲状腺结节（特别是"冷"结节）的良、恶性鉴别，但不同研究所报道的灵敏度及特异度差异较大，可能与所研究人群的肿瘤大小以及地区流行病学差异有关[1-2]。导致甲状腺 $^{99}Tc^m$-MIBI 显像"假阳性"最常见的原因就是滤泡状甲状腺瘤。近年来，随着甲状腺超声技术的发展与经验积累，以及超声引导下穿刺活检的广泛开展，$^{99}Tc^m$-MIBI 显像已经较少应用于甲状腺结节的良恶性鉴别诊断。

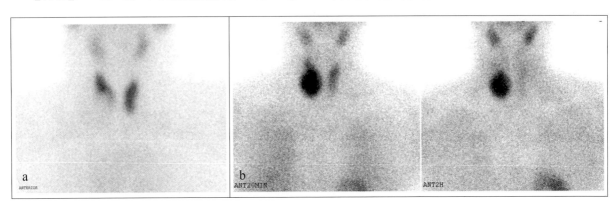

图 3-3-1　$^{99}Tc^mO_4^-$ 甲状腺显像（**a**）示右叶甲状腺外下方"冷"结节；$^{99}Tc^m$-MIBI 双时相显像（**b**）示病变区可见明显放射性填充与滞留

（付占立）

参考文献

[1] Kresnik E，Gallowitsch HJ，Mikosch P，et al. Technetium-99m-MIBI scintigraphy of thyroid nodules in an endemic goiter area. J Nucl Med，1997，38：62 65.

[2] Mezosi E，Bajnok L，Gyory F，et al. The role of technetium-99m methoxyisobutylisonitrile scintigraphy in the differential diagnosis of cold thyroid nodules. Eur J Nucl Med，1999，26：798-803.

第四节　混合性髓样-滤泡状甲状腺癌

【简要病史】　男，63 岁，甲状腺癌术后 8 年，胸闷、咯血 1 年。患者 8 年前在外院行甲状腺次全切除术，术后病理为"甲状腺髓样癌"。

【影像表现】　^{131}I 全身显像（图 3-4-1a）示淋巴结、肺、骨多发异常放射性浓聚灶；胸部 SPECT/CT（图 3-4-1b，c）示双肺及胸椎异常放射性浓聚影。

【病理结果及临床诊断】　重新会诊外院病理切片，考虑为混合性髓样-滤泡状甲状腺癌（mixed medullary-follicular thyroid carcinoma，MMFTC）；临床诊断为 MMFTC 伴全身多发转移。

【讨论】　甲状腺髓样癌起源于滤泡旁细胞（c-细胞），属于神经内分泌肿瘤，而滤泡状甲状腺癌则起源于滤泡上皮。MMFTC 是一种组织学上同时具有甲状腺髓样癌（表达降钙素）和滤泡状癌（表达甲状腺球蛋白）特点的甲状腺肿瘤，临床十分罕见[1]。MMFTC 发生机制可能是包裹在髓样癌内的正常甲状腺组织（滤泡），在肿瘤组织中进一步增生或癌变，并可伴随髓样癌出现局部或远处转移[2]。由于此类肿瘤组织的转移灶中有甲状腺滤泡上皮成分，故可以摄取^{131}I，并可以进行^{131}I 治疗[3]。

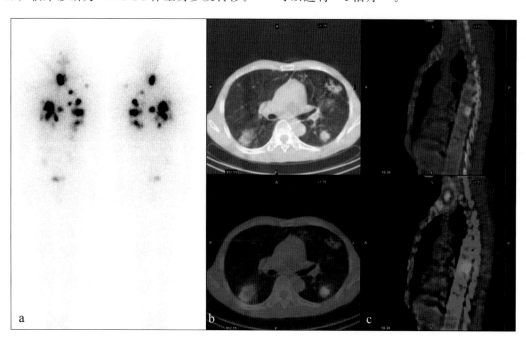

图 3-4-1　^{131}I 全身显像（**a**）示左锁骨下淋巴结、双肺、胸椎多发异常放射性浓聚灶，右颈部可见残留甲状腺显影；胸部 SPECT/CT 断层显像示双肺（**b**）及胸椎（**c**）异常放射性浓聚影

（付占立　黄　佳）

参考文献

[1] Tohidi M，Pourbehi G，Bahmanyar M，et al. Mixed medullary-follicular carcinoma of the thyroid. Case Rep Endocrinol，2013，2013：571692.

[2] Volante M，Papotti M，Roth J，et al. Mixed medullary-follicular thyroid carcinoma. Molecular evidence for a dual origin of tumor components. Am J

Pathol，1999，155：1499-1509.

[3] Bhatnagar P，Bhatnagar A，Kishan S，et al. Unusual widespread metastatic presentation of mixed medullary-follicular thyroid carcinoma. Clin Nucl Med，2004，29：303-305.

第五节　甲状旁腺功能亢进症

一、原发性甲状旁腺功能亢进症

（一）单发甲状旁腺腺瘤

【简要病史】　女性，56 岁，发现甲状旁腺激素（PTH）、血钙升高 10 月余。半年前曾行右下甲状旁腺切除术，术后 1 周复查 PTH、血钙未下降。

【相关检查】　PTH 190pg/ml（参考值 15～88pg/ml），血钙 2.6mmol/L（参考值 2.25～2.75mmol/L），血磷 0.91mmol/L（参考值 0.96～1.62mmol/L）。

【影像表现】　$^{99}Tc^m$-MIBI 甲状旁腺显像（图3-5-1）示右叶甲状腺下极异常放射性浓聚；SPECT/CT（图 3-5-2）示该异常放射性浓聚影位于甲状腺右叶下极后方，CT 上呈软组织密度。

【手术及病理结果】　术中探查：甲状腺右叶下极后方浅棕色、质软肿物，大小 1.5cm×1.0cm×1.0cm；病理示甲状旁腺腺瘤。术后 3天血 PTH、钙、磷恢复正常。

（二）异位甲状旁腺腺瘤

【简要病史】　女性，44 岁，骨质疏松 7 年，发现 PTH、血钙升高 3 个月。3 个月前行右甲状旁腺探查＋切除术，术后 PTH 未下降。

【相关检查】　PTH 134.6pg/ml（参考值 15～88 pg/ml），血钙 2.71mmol/L（参考值 2.10～2.7mmol/L），血磷 0.92mmol/L（参考值 0.96～1.62mmol/L）。

【影像表现】　甲状旁腺显像（图 3-5-3）示右叶甲状腺下方异常放射性浓聚；SPECT/CT（图 3-5-4）示病变位于右前上纵隔。

【手术及病理结果】　术中探查见右颈总动脉起始部前上方肿物，术后病理示甲状旁腺腺瘤。

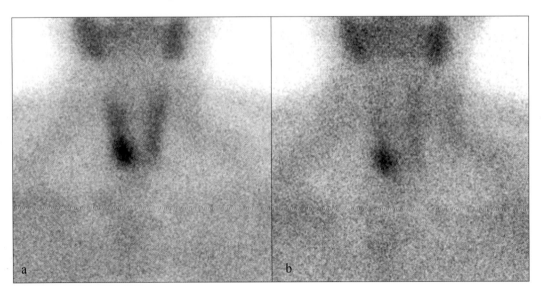

图 3-5-1　甲状旁腺显像示早期相（**a**）甲状腺右叶下极异常放射性浓聚影，延迟相（**b**）该病灶有明显放射性滞留

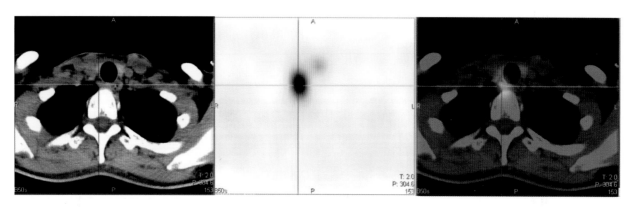

图 3-5-2 （20min）颈部 SPECT/CT 断层显像示病变位于甲状腺右叶下极后方，CT 示气管右后外侧软组织密度影，与甲状腺分界清晰

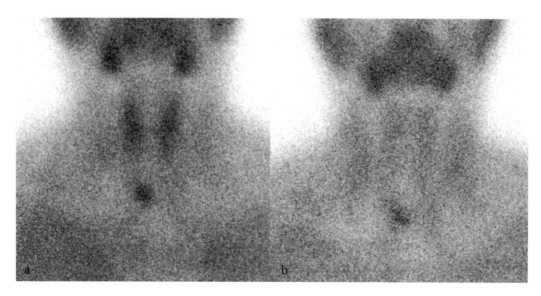

a   b

图 3-5-3 甲状旁腺显像示早期相（a）甲状腺右叶下方放射性浓聚影，延迟相（b）该病灶可见放射性滞留

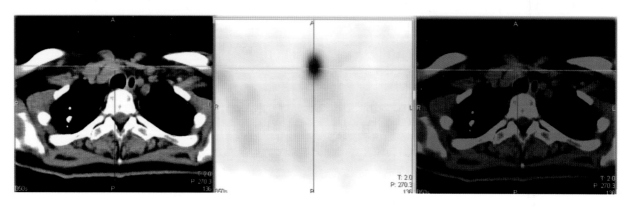

图 3-5-4 （20min）颈部 SPECT/CT 断层显像示病变位于左前上纵隔，CT 呈软组织密度影

（三）多发甲状旁腺腺瘤

【简要病史】　女，32岁，双髋及右胫骨上端疼痛1个月。

【相关检查】　血钙 3.45mmol/L（参考值 2.12～2.75mmol/L），磷 0.65mmol/L（参考值 0.96～1.62mmol/L），PTH 1796 pg/ml（9～55 pg/ml），ALP 1385.1U/L（参考值 42.0～128U/L）。全身骨显像示"超级骨影像"。

【影像表现】　甲状旁腺显像（图 3-5-5a，b）示左叶甲状腺上、下极多发异常放射性浓聚影；$^{99}Tc^m O_4^-$ 甲状腺显像（图 3-5-5c）示双叶甲状腺未见明显异常。

【病理结果】　术后病理示左叶甲状腺上、下极各一甲状旁腺腺瘤。

【讨论】　甲状旁腺功能亢进症（hyperparathyroidism，HPT）可分为原发性 HPT 和继发性 HPT。原发性 HPT（primary hyperparathyroidism，PHPT）主要以腺瘤、增生最多见，甲状旁腺癌则较为少见。手术切除是目前治疗 PHPT 的最有效方法，$^{99}Tc^m$-MIBI 甲状旁腺显像可帮助术前精确定位病变甲状旁腺，由此减少不必要的术中探查带来的损伤，避免手术失败和重复手术的发生。在 PHPT 微创手术决策中，$^{99}Tc^m$-MIBI 甲状旁腺显像起着关键性作用。

甲状旁腺异位的发生率为 4%～20%[1]；另外，15%～20%正常人有副甲状旁腺（第五腺体，最多可有第七腺体），这些腺体也可能成为原发病灶。异位的甲状旁腺瘤，特别是远处异位，定位较为困难，颈部超声检查检出率低，容易漏诊。研究显示，$^{99}Tc^m$-MIBI 甲状旁腺显像术前定位异位甲状旁腺瘤的灵敏度可达 89%，阳性预测值达到 90%[2]。较之传统的 $^{99}Tc^m$-MIBI 双时相平面显像，SPECT/CT 断层显像可提供更多的病灶定位信息，减少无效手术的发生；同时，断层影像可帮助区分 $^{99}Tc^m$-MIBI 摄取阳性病灶与甲状腺之间的关系，鉴别病灶来源，并可为选择手术方式（例如颈外侧入路）提供参考依据[2-3]。

（童冠圣　鲍君柱）

二、继发性甲状旁腺功能亢进症

【简要病史】　女，34岁，肾衰竭行规律血液透析5年，发现PTH升高1年。

【相关检查】　PTH 2367.4 pg/ml（参考值 15～88 pg/ml），血钙 2.57mmol/L（参考值 2.10～2.75mmol/L），血磷 1.63mmol/L（参考值 0.97～1.62mmol/L）

【影像表现】　甲状旁腺显像（图 3-5-6）示甲状腺左叶上极、双叶下极放射性异常浓聚影；SPECT/CT（图 3-5-7）示病变分别位于甲状腺左叶上极、双叶下极后方，CT 上呈低密度软组织影。

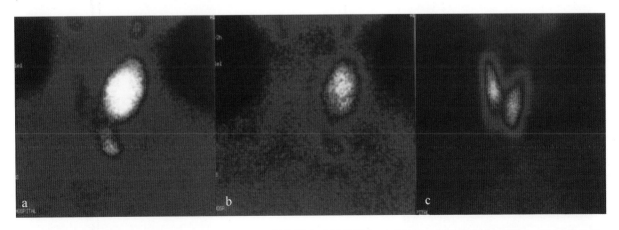

图 3-5-5　甲状旁腺显像示早期（**a**）及延迟（**b**）影像见左叶甲状腺上、下极各一异常放射性浓聚影；甲状腺显像（**c**）示双叶甲状腺未见明显异常

【手术及病理结果】 术中探查：双侧甲状旁腺均增大，以双侧甲状腺下极增大最为明显，右上甲状旁腺 0.8cm×0.8cm×0.5cm。术中切除全部 4 枚甲状旁腺，将右上甲状旁腺部分移植于右前臂肌肉。病理示：右上甲状旁腺为腺瘤样增生，余三处均符合甲状旁腺瘤。术后即时监测 PTH 为 349pg/ml，术后 1 周 PTH8.60pg/ml。

【讨论】 继发性 HPT（secondary hyperparathyroidism，SHPT）可见于慢性肾衰竭、维生素 D 缺乏等多种疾病，发病机制是各种原因导致的低血钙和（或）高血磷刺激甲状旁腺分泌过多的甲状旁腺素。若 SHPT 的病因长期存在，刺激甲状旁腺增生，少数患者增生的甲状旁腺可能出现功能自主性，成为腺瘤[4]。

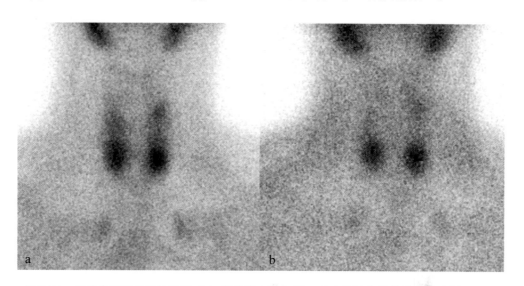

图 3-5-6 甲状旁腺显像示早期相（**a**）甲状腺左叶上极、双叶下极放射性异常浓聚影，延迟相（**b**）示上述病灶仍见放射性滞留

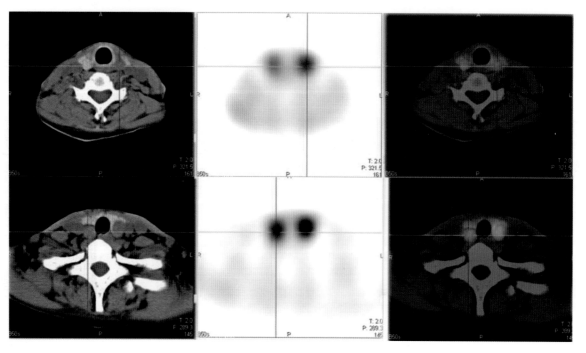

图 3-5-7 （20min）颈部 SPECT/CT 断层显像示病灶分别位于甲状腺左叶上极与双叶下极后方，CT 为低密度软组织影，与甲状腺分界清晰

慢性肾脏疾病导致的SHPT可通过规律肾透析和使用钙敏感受体激动剂而得到缓解，但仍然有50%的患者发展为难治性SHPT，需要手术切除甲状旁腺，以减少严重并发症的发生。研究发现有10% SHPT患者于甲状旁腺切除术后出现复发和持续性SHPT，甲状旁腺多发、异位和手术残余是导致手术失败的主要原因。不同于PHPT常见单一甲状旁腺病变，多数SHPT累及多处甲状旁腺，各处病灶的大小可能存在差异。此类患者在行甲状旁腺显像检查时，除应注意显著表现的病灶之外，还应注意其他几处甲状旁腺部位是否有阳性发现以及是否存在异位和副甲状旁腺等情况。对于多发性甲状旁腺瘤而言，SPECT/CT可明显提高病灶检出率和定位准确性[3,5]。

（童冠圣）

三、甲状旁腺癌

【简要病史】 男，41岁，右甲状旁腺癌术后3年，左下甲状旁腺瘤切除术后2.5年。术后PTH持续增高。

【相关检查】 PTH 215pg/ml（参考值15～88pg/ml），血钙2.85mmol/L（参考值2.10～2.75mmol/L），血磷0.63mmol/L（参考值0.97～1.62mmol/L）。

【影像表现】 甲状旁腺显像（图3-5-8）示颈部、右锁骨上及纵隔多发放射性异常浓聚影；SPECT/CT断层显像（图3-5-9）示颈部及纵隔多发淋巴结肿大伴异常放射性浓聚。

【手术与病理】 行姑息性病灶切除术，术中清扫右侧颈部Ⅱ、Ⅲ、Ⅴ区淋巴结，部分切除Ⅳ区和上纵隔淋巴结；术后病理为甲状旁腺癌转移。术后第5天，血PTH 115 pg/ml，血钙2.41mmol/L，血磷0.75mmol/L。

【讨论】 甲状旁腺癌是一种罕见的高侵袭性内分泌恶性肿瘤，占原发性甲状旁腺功能亢进症患者的0.5%～5.0%[6]。甲状旁腺癌临床表现缺乏特征性，并且与一些良性甲状旁腺疾病的表现相重叠，故临床诊断率低，多在术后的病理检查中被发现。90%的甲状旁腺癌具有激素分泌功能，即便是微小的复发或转移都会引起甲状旁腺功能亢进症状[7]，因此，甲状旁腺癌术后发现PTH增高，需要寻找转移或复发病灶以进一步处理。$^{99}Tc^m$-MIBI甲状旁腺显像，特别是SPECT/CT断层显像对于定位复发、转移灶具有独特优势。

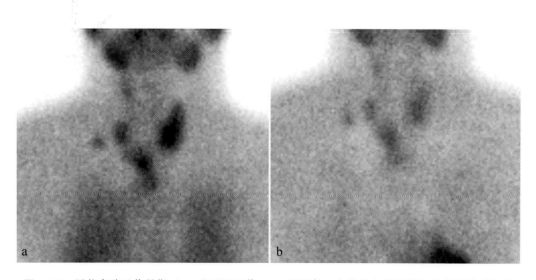

图3-5-8　甲状旁腺显像早期（a）及延迟显像（b）示颈部、右锁骨上及纵隔多发放射性异常浓聚影

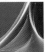

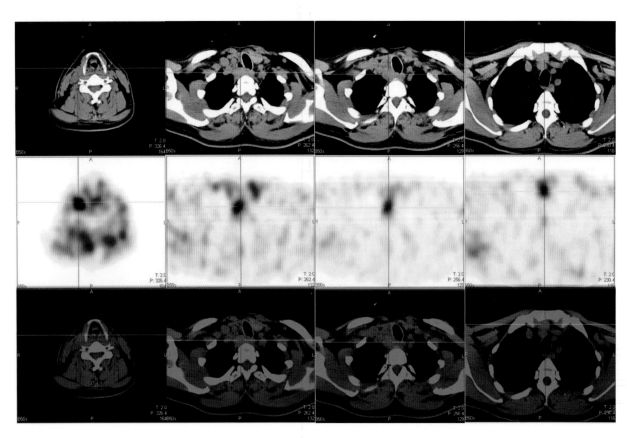

图 3-5-9 （20min）SPECT/CT 断层显像示颈部及纵隔多发淋巴结肿大伴显像剂摄取增高，气管、食管受压移位

（童冠圣）

参考文献

［1］ Andrade J S，Mangussi-Gomes J P，Rocha L A，et al. Localization of ectopic and supernumerary parathyroid glands in patients with secondary and tertiary hyperparathyroidism：surgical description and correlation with preoperative ultrasonography and Tc99m-Sestamibi scintigraphy. Braz J Otorhinolaryngol，2014，80：29-34.

［2］ Hindie E，Zanotti-Fregonara P，Tabarin A，et al. The role of radionuclide imaging in the surgical management of primary hyperparathyroidism. J Nucl Med，2015，56：737-744.

［3］ Tokmak H，Demirkol M O，Alagol F，et al. Clinical impact of SPECT-CT in the diagnosis and surgical management of hyper-parathyroidism. Int J Clin Exp Med，2014，07：1028-1034.

［4］ Taïïeb D，Ureña-Torres P，Zanotti-Fregonara P，et al. Parathyroid Scintigraphy in Renal Hyperparathyroidism. Clinical Nuclear Medicine，2013，38：630-635.

［5］ 王晓蓓，陈松，李亚明. 99mTc-MIBI SPECT/CT 融合显像对原发性甲状旁腺功能亢进症病灶定位诊断的增益价值. 辽宁医学杂志，2014：173-175.

［6］ Betea D，Potorac I，Beckers A. Parathyroid carcinoma：Challenges in diagnosis and treatment. Ann Endocrinol（Paris），2015，76：169-177.

［7］ Duan K，Mete O. Parathyroid Carcinoma：Diagnosis and Clinical Implications. Turk Patoloji Derg，2015，31 Suppl 1：80-97.

第六节　甲状腺相关性眼病

【简要病史】　男，59 岁，确诊甲状旁腺功能亢进症（甲亢）2 年，长期规律内科药物治疗，近 2 月出现双眼肿胀伴复视。

【相关检查】　查体：双眼突出伴双侧眼睑肿胀，右眼向右及上方活动受限。实验室检查：甲状腺激素水平正常。

【影像表现】　眼眶生长抑素受体（$^{99}Tc^{m}$-OCT）SPECT/CT 显像（图 3-6-1a）示：双眼多条眼外肌增粗；双眼球后区域片状放射性分布增高浓聚区，累及多条眼外肌。

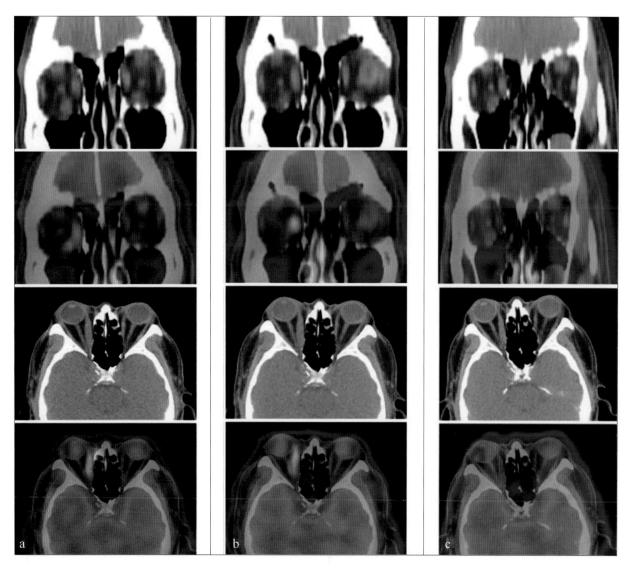

图 3-6-1　眼眶生长抑素受体 SPECT/CT 显像。治疗前（**a**）：CT 示双眼多条眼外肌增粗，以肌腹增粗为著，融合图像示双眼上直肌及右眼下直肌、内直肌摄取显像剂明显增高；治疗后 3 个月复查（**b**）：CT 示诸眼外肌形态未见明显变化，但融合图像示双眼球后显像剂摄取增高范围明显缩小；治疗后 9 个月再次复查（**c**）：CT 示部分增粗眼外肌变细，融合图像示双眼球后原异常显像剂浓聚灶基本消失

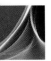

【临床诊断及治疗转归】 临床诊断为"甲状腺相关性眼病，活动期"，给予糖皮质激素治疗，并于治疗过程中复查眼眶生长抑素受体显像（图3-6-1b，c）；治疗9个月后眼部症状明显改善。

【讨论】 甲状腺相关性眼病（thyroid associated ophthalmopathy，TAO），又称 Graves 眼病，是一种与甲状腺疾病相关的器官特异性自身免疫性疾病[1]。TAO 发病机制目前尚不明确，普遍认为与细胞免疫有关，以炎症、水肿和继发眼眶组织的纤维化为特征。在疾病进程中，活化的成纤维细胞分泌亲水的葡萄糖胺聚糖导致局部水肿，眼外肌和眶内结缔组织被淋巴细胞浸润引起炎症[2]。TAO 主要眼部体征包括：眼睑退缩、上睑迟落、软组织受累、眼球突出、眼外肌肥大、暴露性角膜炎及压迫性视神经病变等；按临床表现可分为充血型、肌病型、混合型眼病三个亚型。准确评价 TAO 炎症活动程度是该病治疗关键：活动期病变宜采用激素或免疫抑制剂治疗、眶部放射性治疗，而对于非活动期病变且症状明显者可采用手术治疗[3]。由于 TAO 活动期球后组织浸润的淋巴细胞和活化的成纤维细胞高表达生长抑素受体，故眼眶生长抑素受体显像能

对 TAO 活动度进行准确评估，并可监测疗效[4-5]。活动期 TAO 表现为球后组织和（或）眶周软组织摄取显像剂增多，而非活动期 TAO 表现为上述组织无或仅有轻度显像剂摄取；治疗后眼眶区域显像剂摄取减少或消失，则提示治疗有效。

（罗 莎 李 眉）

参考文献

[1] 罗清礼. 甲状腺相关性眼病. 北京：人民卫生出版社，2005：177-195.

[2] Bartalena L，Pinchera A，Marcocci C. Management of Graves'ophthalmopathy：reality and perspectives. Endocr Rev，2000，21：168-199.

[3] Bartalena L，Baldeschi L，Dickinson A，et al. Consensus statement of the European Group on Graves'orbitopathy（EUGOGO）on management of GO. Eur J Endocrinol，2008，158：273-285.

[4] 李眉，戴皓洁，王雪，等. 99mTc-奥曲肽 SPECT/CT 评价甲状腺相关性眼病活动期. 中国医学影像技术，2011，27：505-509.

[5] 罗莎，王雪，刘黎洁，等. 99mTc-奥曲肽 SPECT/CT 对活动期甲状腺相关性眼病治疗的效果评价. 眼科，2013，22：308-311.

第七节　嗜铬细胞瘤

病例 1

【简要病史】 男，35 岁，阵发性高血压 6 个月；既往 30 年前患小儿麻痹。

【相关检查】 血肾上腺素及去甲肾上腺素水平正常；24h 尿香草基杏仁酸（VMA）（－）。

【影像表现】 131I-MIBG 显像（图 3-7-1a）示右上腹部异常放射性浓聚影；99Tcm-二巯丁二酸（DMSA）与 131I-间碘苄胍（MIBG）双核素显像（图 3-7-1b）示"病变"位于右肾；99Tcm-DTPA 肾动态显像（图 3-7-2a）及腹部 CT（图

3-7-2b）示右肾积水。

【临床诊断】 右肾积水；未见嗜铬细胞瘤（131I-MIBG 显像所见右上腹部异常放射性浓聚影为右肾积水所致）。

病例 2

【简要病史】 女，65 岁，发作性头晕、多汗 1 年，加重伴心悸乏力 2 月余。

【相关检查】 血去甲肾上腺素水平升高；24h 尿 VMA（＋）。

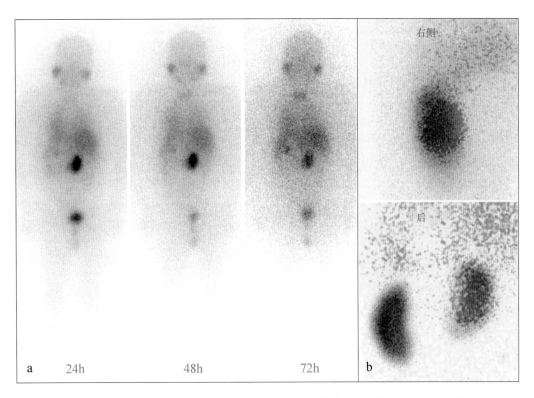

图 3-7-1 （后位）[131]I-MIBG 显像（a）示右上腹部异常放射性浓聚影；[99]Tc[m]-DMSA（黑色）与
^{131}I-MIBG（红色）双核素显像（b）示"病变"位于右肾

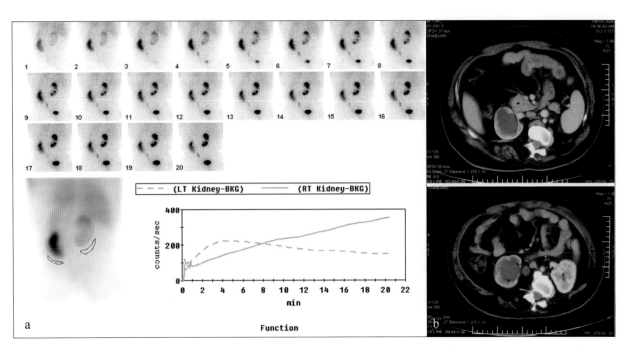

图 3-7-2 [99]Tc[m]-DTPA 肾动态显像（a）示右肾功能受损，右肾积水；腹部 CT（b）示右肾皮质变薄，右肾盂扩张积水

【影像表现】 CT（图 3-7-3a）示左肾上腺占位。

【治疗经过及病理结果】 患者行左肾上腺肿物手术切除，病理为"左肾上腺皮质结节样增生"。患者术后症状、血压以及血、尿生化指标均无改善。行[131]I-MIBG 显像（图 3-7-3 b）示左上腹部异常放射性浓聚影；行[99]Tc[m]-DMSA 与[131]I-MIBG 双核素显像（图 3-7-3 c）示病变位于左肾内下方；腹部增强 CT（图 3-7-4）发现该部位占位病变。手术证实为"副神经节瘤"。

病例 3

【简要病史】 女，46 岁，阵发性头晕、心悸1 年。

【相关检查】 血压监测示平时血压 131/68mmHg，头晕发作时血压升高 20mmHg 左右。

尿 VMA 定性试验弱阳性。

【影像表现】 MRI（图 3-7-5）示右侧肾上腺占位。24h 后位[131]I-MIBG 显像（图 3-7-6a）示右上腹部异常放射性浓聚影；48h SPECT/CT 断层显像（图 3-7-6b）示右侧肾上腺区占位伴异常放射性浓聚。4h 后位[99]Tc[m] 标记奥曲肽（[99]Tc[m]-OCT）显像（图 3-7-6c）未见明显异常。

【手术及病理结果】 手术过程中触及瘤体时患者血压一过性升高至 198/102mmHg；术后病理示右肾上腺嗜铬细胞瘤。

【讨论】 ^{131}I-MIBG 静脉注射后主要经过肾排泄；由于病例 1 患者右肾积水伴右肾功能受损，显像剂从右肾排泄缓慢且在肾盂滞留，造成[131]I-MIBG 显像假阳性。近年来，随着 SPECT/CT 的广泛应用，可有效避免此类误诊。

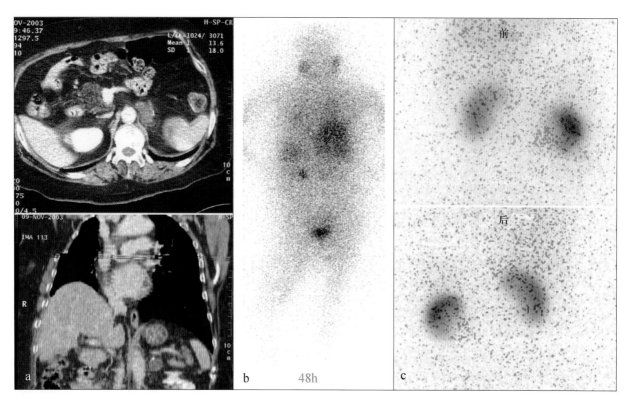

图 3-7-3 CT（**a**）示左肾上腺占位；（后位）[131]I-MIBG 显像（**b**）示左上腹部异常放射性浓聚影；[99]Tc[m]-DMSA（黑色）与[131]I-MIBG（红色）双核素显像（**c**）示"病变"位于左肾内下方

嗜铬细胞瘤为起源于神经外胚层嗜铬组织的肿瘤，大约 10％ 的肿瘤位于肾上腺外（又称副神经节瘤）。嗜铬细胞瘤的诊断建立在血、尿儿茶酚胺及其代谢物测定的基础上，定位诊断则主要依靠影像学手段。由于肾上腺外嗜铬细胞瘤可以发生在从颈部到盆腔的任何部位，给传统影像学（B 超、CT、MRI）的定位诊断带来了挑战，特别是

这些影像学方法不能把定性与定位诊断有机地结合（如病例 2）。[131]I-MIBG 和 [99]Tc[m]-OCT 显像集全身扫描、定性、定位诊断于一身，对嗜铬细胞瘤的诊断有着较高的灵敏度与特异度[1-2]。对于肾上腺的嗜铬细胞瘤 ^{131}I-MIBG 的检出灵敏度要高于 [99]Tc[m]-OCT（病例 3），而对于肾上腺外的嗜铬细胞瘤则 [99]Tc[m]-OCT 的检出灵敏度要高于 ^{131}I-MIBG[2]。

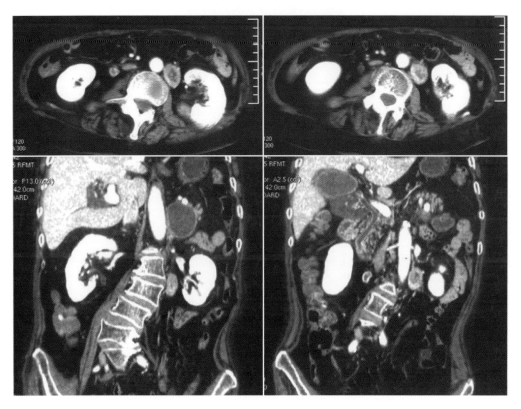

图 3-7-4　腹部增强 CT 示左肾内侧占位病变

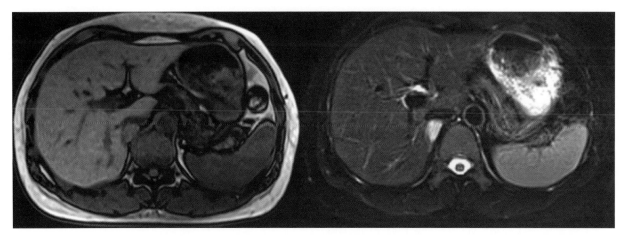

图 3-7-5　MRI 示右侧肾上腺类圆形长 T1 长 T2 占位

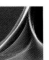

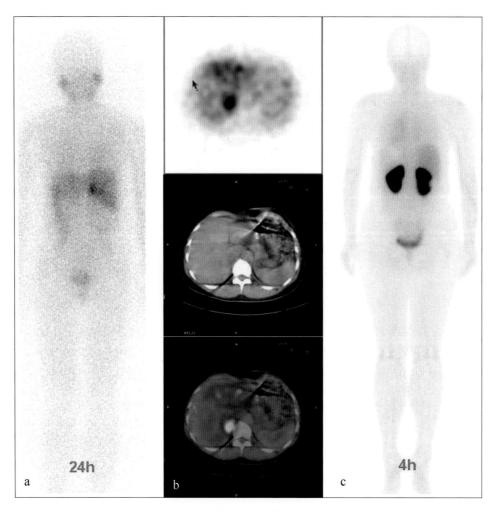

图 3-7-6 （后位）[131]I-MIBG 显像（**a**）示右上腹部异常放射性浓聚影；48h SPECT/CT 断层显像（**b**）示右肾上腺区占位伴异常放射性浓聚。后位 [99]Tc[m]-OCT 显像（**c**）示放射性分布未见明显异常

（付占立 李 飞）

参考文献

［1］Castellani MR，Aktolun C，Buzzoni R，et al. Iodine-131 metaiodobenzylguanidine（I-131 MIBG）diagnosis and therapy of pheochromocytoma and paraganglioma：current problems，critical issues and presentation of a sample case. Q J Nucl Med Mol Imaging，2013，57：146-152.

［2］Chen L，Li F，Zhuang H，et al. 99mTc-HYNIC-TOC scintigraphy is superior to 131I-MIBG imaging in the evaluation of extraadrenal pheochromocytoma. J Nucl Med，2009，50：397-400.

第八节 肿瘤源性骨软化症

【简要病史】 男，41 岁，双下肢无力 1.5 年，加重 8 个月。

【相关检查】 血磷减低，24h 尿磷增高，血钙、PTH、碱性磷酸酶正常。

【影像表现】 全身骨显像（图3-8-1a）示全身骨多发放射性异常浓聚影。^{99}Tc^{m}标记奥曲肽（^{99}Tc^m-OCT）全身显像（图3-8-1b）及双小腿SPECT/CT断层显像（图3-8-1c）示左小腿内侧异常放射性浓聚影。^{18}F-FDG PET/CT显像（图3-8-2a）示左胫骨后内侧葡萄糖代谢增高灶。MRI（图3-8-2b）示左胫骨后内侧占位病变。

【治疗转归及临床诊断】 手术切除左胫骨后内方占位，病理（图3-8-3）示"磷酸尿性间质肿瘤"；肿瘤切除后血磷逐渐恢复正常（图3-8-4a），临床症状好转；术后11个月复查骨显像（图3-8-4b）原病灶基本消失。临床诊断"肿瘤源性骨软化症"。

【讨论】 肿瘤源性骨软化症（tumor-induced osteomalacia，TIO）是一种肾磷酸盐浪费的副肿瘤综合征（paraneoplastic syndrome of renal phosphate wasting）。由于肿瘤分泌成纤维生长

因子FGF-23等原因，引起肾原发性磷吸收障碍，造成血磷降低而导致骨软化症，是引起低磷骨软化症的原因之一；肿瘤切除后，骨软化症的临床症状及生化异常快速好转[1]。导致TIO的常见病因是磷酸尿性间质肿瘤（phosphaturic mesenchymal tumor，PMT），其他肿瘤，如前列腺癌、乳腺癌、燕麦细胞癌、小细胞癌、多发性骨髓瘤、慢性淋巴细胞性白血病等，以及某些良性病变，如（广泛）骨纤维异常增生症、神经纤维瘤病等，也可以引起TIO。PMT是一种十分罕见的肿瘤，病变多位于骨骼，其次是软组织和皮肤[1]。由于该肿瘤可以发生在身体的任何部位，给临床定位诊断带了困难。核医学的^{99}Tc^m-MIBI、^{201}Tl、^{18}F-FDG、^{99}Tc^m、^{111}In、^{68}Ga标记奥曲肽显像均可用于该肿瘤的定位诊断，其中以奥曲肽显像应用最为广泛和有效[2]。

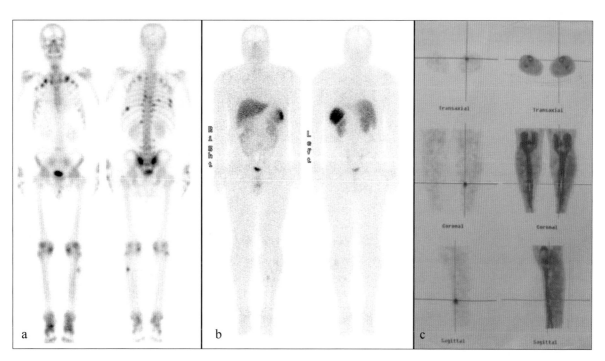

图3-8-1 全身骨显像（a）示双侧肋骨，骶骨，双膝、踝关节，左侧腓骨异常放射性浓聚影；^{99}Tc^m-OCT显像（b）示左小腿内侧异常放射性浓聚影，SPECT/CT断层显像（c）示病变位于左胫骨内后侧

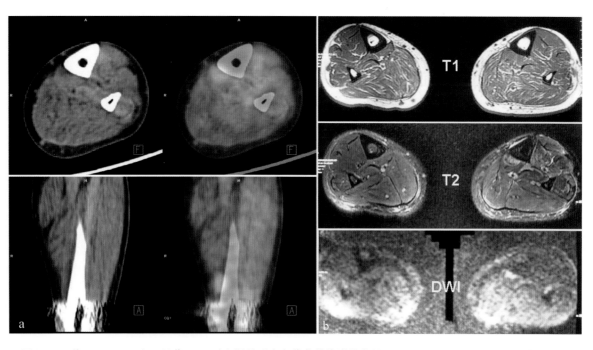

图 3-8-2 ¹⁸F-FDG PET/CT 显像（**a**）示左胫骨后内方葡萄糖代谢增高灶；MRI（**b**）示左胫骨后内方占位病变

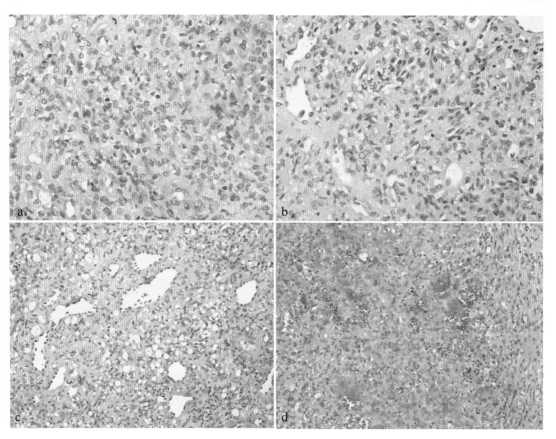

图 3-8-3 病理所见肿瘤细胞较丰富，呈椭圆形及短梭形，轻度核异型，核仁不明显，核分裂象少见（**a**，**b**），可见脂肪细胞分化，小血管增生（**c**），伴多灶出血，含铁血黄素沉积及破骨样巨细胞聚集（**d**）

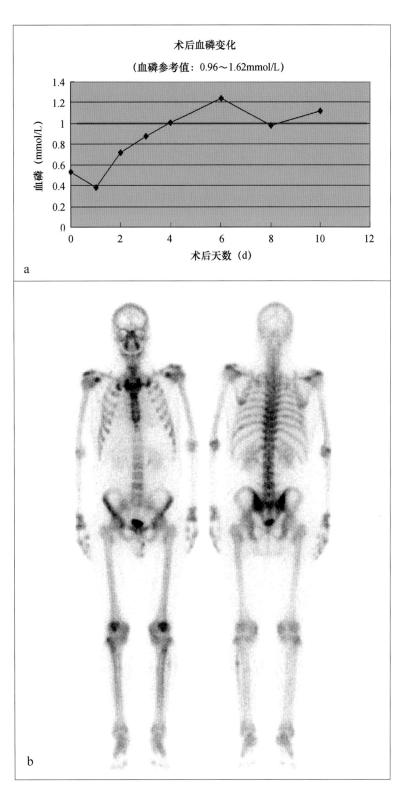

图 3-8-4 术后血磷逐渐恢复正常（a）；术后 11 个月复查骨显像（b）
示原骨病变基本消失

（付占立）

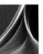

参考文献

［1］ de Beur SM J. Tumor-induced osteomalacia. JAMA，
2005，294：1260-1267.

［2］ Breer S，Brunkhorst T，Beil FT，et al. [68] Ga DOTA-TATE PET/CT allows tumor localization in patients with tumor-induced osteomalacia but negative [111] In-octreotide SPECT/CT. Bone，2014，64：222-227.

第四章　泌尿与生殖系统

第一节　肾盂输尿管连接部狭窄

【简要病史】　女，27岁，左腰部不适2个月。

【相关检查】　B超示左肾积水。

【显像方法】　$^{99}Tc^m$-DTPA利尿肾动态显像：患者正常饮食，显像前20～30min饮水300～500ml；患者取坐位或仰卧位，背对探头，探头视野包括双肾及膀胱区域；"弹丸"式静脉注射$^{99}Tc^m$-DTPA 185 MBq（体积0.5ml）后即刻进行动态采集，于注射显像剂后第20min，静脉注射呋塞米（速尿）0.5mg/kg（最大40mg）。采集条件：低能高分辨准直器，能峰140Kev，窗宽20%，矩阵64×64，快动态1帧/2秒×30帧，慢动态1帧/60秒×30帧。在慢动态第2帧（2～3min）图像应用感兴趣区（ROI）技术勾画双肾及本底，生成双肾的肾图曲线，并计算患肾摄取占总肾的百分比，即相对肾功能（relative renal function，RRF）。

【影像表现】　利尿肾动态显像（图4-1-1a，b）示左肾皮质清除显像剂延迟，左上尿路梗阻，RRF 47.5%。

【临床诊断及治疗经过】　临床诊断为肾盂输尿管连接部狭窄（ureteropelvic junction obstruction，UPJO），行离断式肾盂成形术后5个月复查利尿肾动态显像（图4-1-1c，d）示左肾皮质清除显像剂速率正常，左上尿路引流通畅，RRF 56.1%（该病例图像已于《中华核医学与分子影像杂志》发表，详见参考文献[5]）。

【讨论】　UPJO是造成肾积水和进行性肾功能损害的常见原因之一，大多数为先天性，少数为继发性。离断式肾盂成形术目前仍然是治疗UPJO最有效和最可靠的方法。手术的目的主要是改善患者临床症状和保护患肾功能；手术指征主要包括不能耐受的临床症状、利尿肾动态显像示机械性梗阻、RRF<40%、并发症（结石、感染）等。然而临床研究显示，大多数的成人UPJO患者，即使利尿肾动态显像提示为机械性梗阻，临床仍表现为相对良性的病程［肾盂扩张程度和（或）RRF相对稳定］[1-3]；这可能与利尿肾动态显像所用显像剂、显像方法、患肾功能、肾盂大小以及判断标准的差异等影响因素有关，从而影响对显像结果的判断，其中肾功能受损［<15ml/(min·1.73m^2)］和巨大肾盂是产生假阳性（机械性梗阻）的主要原因[4]。研究发现UPJO患者术前患肾皮质清除$^{99}Tc^m$-DTPA速率与其术后RRF改善之间明显相关，即肾动态显像提示有患肾皮质显像剂清除延迟的患者，术后患肾RRF明显改善，而患肾皮质显像剂清除正常者，术后RRF改善不明显[5-6]。患肾皮质显像剂清除延迟很可能是肾盂内压力增高的一种表现：肾盂内压力升高时，会使肾小管对水的重吸收增加、尿液生成减少，从而使滤过到肾小管内的显像剂不能被及时冲刷至肾盂。肾动态显像显示有皮质清除显像剂速率延迟的患者往往提示患者需要临床尽快解除梗阻，否则会出现肾功能的

下降[7]。

肾皮质清除显像剂延迟的目测判断标准[5]：①在慢动态显像的2～7帧影像上，积水的肾盂内未见放射性填充；②在慢动态显像的2～9帧影像上，肾皮质内放射性几乎无变化，肾大小、形态变化不明显；③肾皮质内放射性持续性增加；④与对侧正常肾比较，自慢动态显像的第2帧影像后，患肾皮质放射性清除明显减缓。

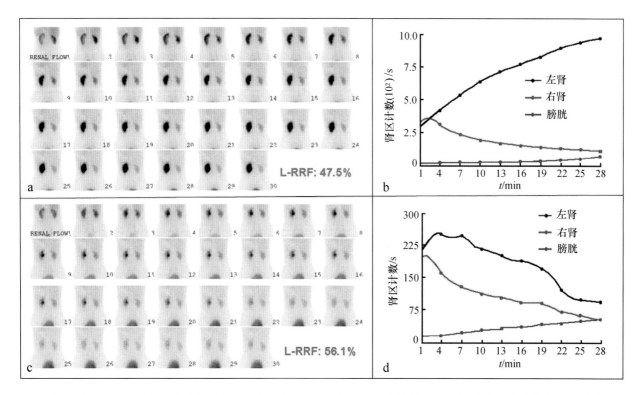

图4-1-1 术前利尿肾动态显像（**a**）示左肾皮质清除显像剂速率延迟及左肾积水；术前肾图曲线（**b**）示注射呋塞米（速尿）后曲线持续上升（机械性梗阻）；RRF=47.5%。术后5个月复查利尿肾动态显像（**c**）示左肾皮质显像剂清除速率恢复正常，左肾积水消失；术后肾图曲线（**d**）示注射速尿后曲线下降>50%（非机械性梗阻）；RRF=56.1%

（付占立）

参考文献

[1] Kinn AC. Ureteropelvic junction obstruction：long-term follow up of adults with and without surgical treatment. J Urol，2000，164：652-656.

[2] Gulur DM，Young JG，Painter DJ，et al. How successful is the conservative management of pelvi-ureteric junction obstruction in adults. BJU Int，2009，103：1414-1416.

[3] Gurbuz C，Best SL，Donnally C，et al. Intermediate term outcomes associated with the surveillance of ureteropelvic junction obstruction in adults. J Urol，

2011，185：926-929.

[4] O'Reilly P，Aurell M，Britton K，et al. Consensus on diuresis renography for investigating the dilated upper urinary tract. Radionuclides in Nephrourology Group. Consensus Committee on Diuresis Renography. J Nucl Med，1996，37：1872-1876.

[5] 付占立，邸丽娟，范岩，等. ^{99}Tc^m-DTPA肾皮质通过时间延迟预测肾盂输尿管连接部狭窄术后肾功能改善的价值. 中华核医学与分子影像杂志，2014，34：39-42.

[6] Liu M，Fu Z，Li Q，et al. Delayed renal tissue tracer transit in Tc-99m-DTPA renography correlates with

postoperative renal function improvement in UPJO patients. Nucl Med Commun，2015，36：833-838.

[7] Schlotmann A，Clorius JH，Clorius SN. Diuretic re-

nography in hydronephrosis: renal tissue tracer transit predicts functional course and thereby need for surgery. Eur J Nucl Med Mol Imaging，2009，36：1665-1673.

第二节 肾动脉狭窄

【简要病史】 男，72 岁，发现高血压 3 年，双下肢水肿 3 个月。

【相关检查】 血压（BP）160/100mmHg；尿蛋白＋＋＋；血肌酐正常；立位肾素、血管紧张素Ⅱ升高。

【卡托普利负荷肾动态显像方法】 先行基础⁹⁹Tcᵐ-DTPA 肾动态显像；次日口服卡托普利 50 mg，1h 后行负荷肾动态显像。两次影像及肾图结果进行比较做出判断。

【影像表现】 基础肾动态显像（图 4-2-1a，b）未见明显异常；卡托普利负荷肾动态显像（图 4-2-1c，d）示右肾功能受损。

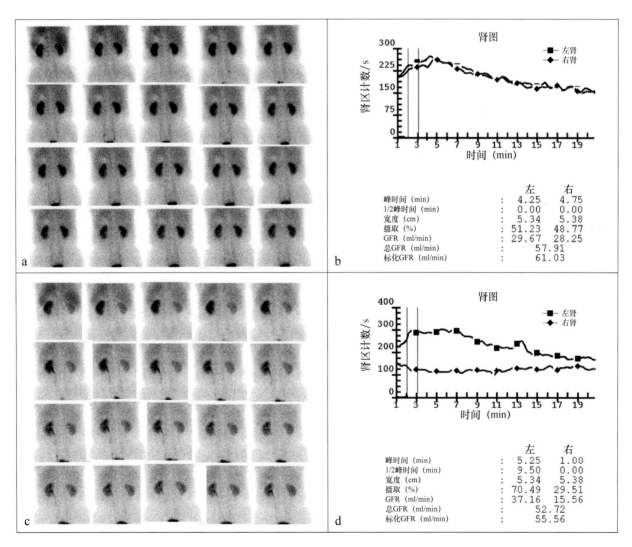

图 4-2-1 基础肾动态显像（**a**）示双肾皮质摄取及清除显像剂速率基本正常；双肾图曲线（**b**）基本正常。卡托普利负荷肾动态显像（**c**）示右肾皮质摄取及清除显像剂速率明显减低；右肾图曲线（**d**）低矮、平直。卡托普利试验（＋）

【临床诊断及诊疗经过】 临床诊断为右动脉粥样硬化性肾动脉狭窄（atherosclerotic renal artery stenosis，ARAS）；右肾动脉造影（图 4-2-2a）示右肾动脉重度狭窄，经右肾动脉支架置入术后狭窄解除（图 4-2-2b）；术后 1 个月复查肾动态显像（图 4-2-2c）示右肾功能明显改善；患者血压恢复正常。

【讨论】 ARAS 是一种临床常见病，在 65 岁以上老年人 ARAS 的患病率约为 7%，而在合并有高血压、冠心病或外周动脉狭窄、肾功能不全的患者中 ARAS 的患病率可高达 60%[1]。ARAS 可导致继发性高血压、肾功能受损以及心脏疾患（心力衰竭、不稳定型心绞痛等）。由于人体内肾素-血管紧张素系统（renin-angiotensin system，RAS）的代偿作用，即使是较为严重的狭窄，基础肾动态显像时患肾功能仍可以维持正常（如本例患者）；当应用卡托普利阻断 RAS 的激活，从而打破这一代偿机

制后，患肾功能会明显下降，卡托普利负荷肾动态显像表现为患肾皮质显像剂摄取与清除减低及相应肾图曲线的变化。当肾动脉狭窄程度严重到 RAS 不足以代偿时，患肾在基础（常规）肾动态显像即可表现出功能异常（图 4-2-3）。卡托普利负荷肾动态显像可以增加肾动态显像诊断肾动脉狭窄的灵敏度。但当 ARAS 导致的缺血性肾病造成患肾功能严重受损时，卡托普利负荷肾动态显像诊断 ARAS 的灵敏度会明显下降[1]。由于 ARAS 在老年人中有着较高的发病率，且许多 ARAS 患者可能不伴有高血压或只伴有非肾血管性高血压，因此，卡托普利肾动态显像的目的不仅是诊断 ARAS，还要鉴别患者的高血压是否是由 ARAS 所致，以及肾动脉血运重建后高血压能否得到改善[1]。研究表明，当常规肾动态显像所示 ARAS 导致患肾功能严重受损时，成功的肾动脉支架治疗并不能改善患者的血压和患肾功能[2]。

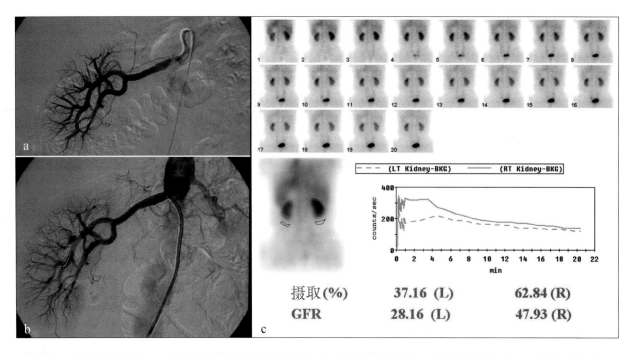

| 摄取 (%) | 37.16 (L) | 62.84 (R) |
| GFR | 28.16 (L) | 47.93 (R) |

图 4-2-2 右肾动脉造影（**a**）示右肾动脉开口处重度狭窄，行右肾动脉支架置入术后狭窄解除（**b**）；术后 1 个月复查常规肾动态显像（**c**）示右肾功能明显改善

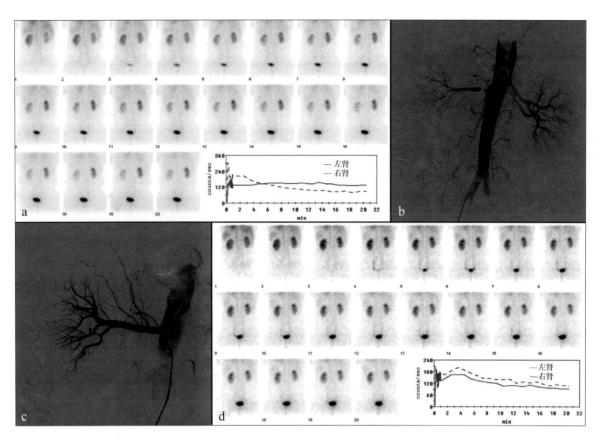

图 4-2-3 男，46 岁，高血压。常规肾动态显像（**a**）示右肾功能受损；肾动脉造影（**b**）示右肾动脉近段重度狭窄，行右肾动脉支架置入术后狭窄解除（**c**）；术后 6 个月复查肾动态显像（**d**）示右肾功能明显改善

（付占立）

参考文献

［1］Taylor A，Nally J，Aurell M，et al. Consensus report on ACE inhibitor renography for detecting renovascular hypertension. Radionuclides in Nephrourology Group. Consensus Group on ACEI Renography. J Nucl Med，1996，37：1876-1882.

［2］付占立，张建华，宋莉，等. 肾动态显像在动脉粥样硬化性肾动脉狭窄支架置入治疗中的价值. 中华核医学与分子影像杂志，2012，32：46-49.

第三节 重复肾畸形与尿瘘

一、重复肾畸形

【简要病史】 女，40 岁，左腰部不适 1 个月，B 超发现左肾积水。

【影像表现】 $^{99}Tc^m$-DTPA 利尿肾动态显像（图 4-3-1a）示"左肾"小，左肾内上方放射性浓聚影，左肾盂少量显像剂滞留；注射呋塞米（速尿）后，左肾盂内滞留显像剂减少、消失，"左肾"内上方浓聚影进一步增浓；排尿后显像（图 4-3-1b）出现完整左肾轮廓。增强 CT（图 4-3-1c）证实左侧重复肾、重复输尿管畸形，伴上方肾盂积水，下方肾盂扩张。

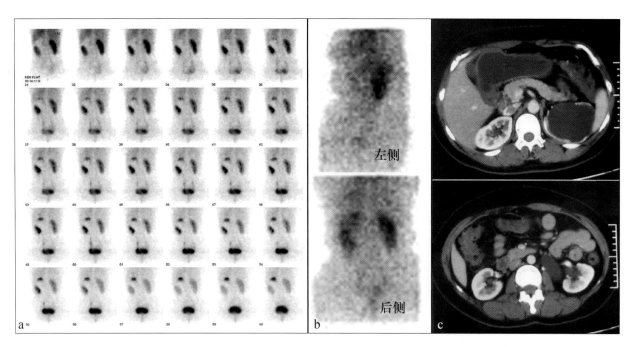

图 4-3-1　利尿肾动态显像 （a）早期影像示左肾小，形态失常；随显像时间延长，左肾内上方逐渐出现放射性浓聚影，左肾盂可见少量显像剂滞留；于注射显像剂后第 20 分钟注射呋塞米（速尿），左肾盂内滞留显像剂迅速减少、消失，左肾内上方放射性浓聚影未见消退且有进一步浓聚趋势；排尿后左侧位与后位影像 （b）示完整左肾轮廓。增强 CT（c）示左侧重复肾、重复输尿管畸形，伴左上肾盂积水、左下肾盂扩张

【临床诊断】　左侧重复肾、重复输尿管畸形，上方肾盂积水，下方肾盂扩张。

二、重复肾畸形伴尿瘘

【简要病史】　男，55 岁，左腰腹部疼痛 20 余天，诊断左输尿管结石、积水，行体外碎石治疗 2 次，疼痛加重。

【影像表现】　$^{99}Tc^m$-DTPA 利尿肾动态显像（图 4-3-2a）示左肾外下方异常放射性浓聚影，注射呋塞米（速尿）后该影像进一步增浓。增强 CT（图 4-3-2b）证实左侧重复肾、重复输尿管畸形伴尿瘘形成。

【临床诊断】　临床诊断左侧重复肾、重复输尿管畸形伴尿瘘形成。

【讨论】　重复肾多数融合为一体，两肾常上下排列，有各自的肾盂、输尿管和血管，是较常见的肾、输尿管先天畸形。重复肾、重复输尿管多同时存在，重复输尿管可为完全型或不完全型。不完全型重复输尿管，上、下肾的输尿管呈"Y"形融合成一根输尿管，并开口于膀胱内正常位置。完全性重复输尿管，两根输尿管完全分开，分别引流上、下肾的尿液；一般下肾的输尿管开口于膀胱内正常位置，而上肾输尿管在进入膀胱前跨过下肾输尿管，开口于下肾输尿管开口的外下方或其他部位。由于上肾输尿管常有开口异常，故容易发生积水、结石、感染等合并症[1]。

"一、重复肾畸形"中患者上肾积水，仅上部少许皮质尚有功能，故显影延迟，对呋塞米（速尿）反应差；同时由于积水量大，左上肾滤过的显像剂短时间内不能与残留尿液混合均匀（图 4-3-1a）。由于患者排尿过程中的体位活动，使显像剂与残尿混合均匀，故排尿后可以看到完整的左肾轮廓（图 4-3-1b）。"二、重复肾畸形伴尿瘘"中病例为左侧重复肾、重复输尿管畸形伴尿瘘形成患者，由于上输尿管尿瘘（可能与体外碎石有关），显像过程中可以看到显像剂出现在肾盂、输尿管和膀胱以外的区域。

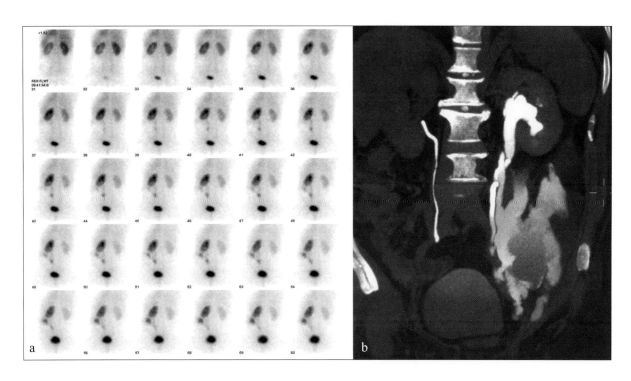

图 4-3-2　利尿肾动态显像（a）示显像过程中左肾外下方逐渐出现异常放射性浓聚影，注射呋塞米后该异常放射性浓聚影进一步增浓。增强 CT（b）示左侧重复肾、重复输尿管畸形，伴上肾输尿管尿瘘形成

（付占立）

参考文献

[1] 李文成，李兵，韩晓敏，等. 伴有临床症状的重复肾重复输尿管畸形诊断要点分析. 临床泌尿外科杂志，2008，23：333-335.

第四节　肾　癌

【简要病史】　男，67 岁，体检发现左肾肿物 3 年。

【影像表现】　$^{99}Tc^m$-DTPA 肾动态显像（图 4-4-1a）示血流灌注影像左肾区可见明显放射性浓聚，而功能影像未见明显异常；增强 CT（图 4-4-1b）示左肾占位。

【手术病理】　左肾透明细胞癌，肿瘤大小 7cm×7cm×6cm。

【讨论】　肾动态显像的血流灌注相影响因素较多，如所用显像剂的活度、体积、注射速度、患者体重、血管条件、心功能情况等，通常不作为影像观察的重点。多数情况下，肾的血流灌注影像与其功能影像（慢动态显像）基本平行，当一侧肾血流灌注相明显"好于"其功能相时，需主要排除肾恶性肿瘤的可能[1]。

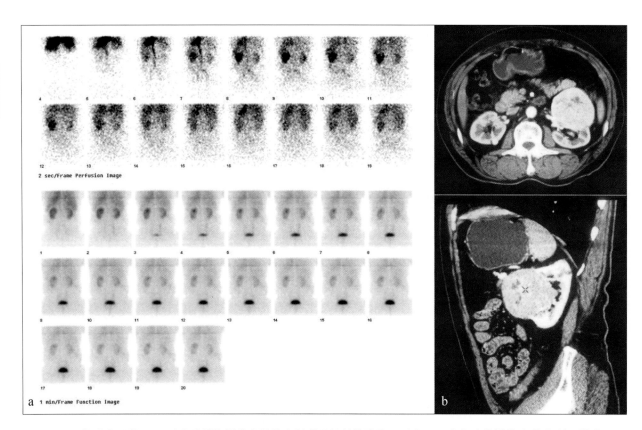

图 4-4-1 肾动态显像（a）示血流灌注影像左肾较右肾明显放射性浓聚，远大于二者在功能影像中的差别；增强 CT（b）示左肾巨大占位，肿物动脉期明显强化

（付占立）

参考文献

[1] 李娜，杨春明，张迪，等. 核素肾动态显像在肾脏恶性肿瘤中的应用价值. 同位素，2010，23：177-181.

第五节　游走肾

【简要病史】　女，44 岁，高血压伴乏力 5 年，发现右肾上腺占位 1 月余。

【相关检查】　高血压；低血钾，血醛固酮升高。CT 见右肾上腺占位，大小约为 3.6cm×2.6cm×3.2cm。

【影像表现】　行坐位肾动态显像（图 4-5-1a）示右肾"小"，位置低，功能"受损"，右肾盂少量显像剂滞留；左、右侧位显像（图 4-5-1b）示右肾位置低，下极前倾。两日后行仰卧位利尿肾动态显像（图 4-5-2）示右肾位置、大小、功能、引流均正常。

【临床诊断】　右肾上腺皮质腺瘤（手术证实）；右侧游走肾。

【讨论】　正常肾的肾门位于第 1、第 2 腰椎横突，右侧略低于左侧；立位时，肾可下降 2～5cm，约相当于一个椎体，超过此范围者，称为肾下垂。少数患者，肾被腹膜包裹而肾蒂松弛，能在腹部范围移动，有的甚至降到下腹部或骨盆内，或跨过中线到对侧腹部，此类肾下垂称游走肾，一般多见于右侧。肾深度变化对肾动态显像的图像、肾图及 Gate's 法 GFR 测定结果影响较大，严重干扰对肾动态显像结果的判断。本例游走肾患者，坐位显像时由于右肾下垂、下极前倾，后位影像显示右肾"小"；由于右肾至体表的距离（肾深度）增加，射线衰减加重，肾图曲线及 Gate's 法 GFR 测定结果提示右肾功能"受损"。仰卧位显像时，右肾回复正常位置，结果示右肾位置、大小、功能均正常。由于肾深度变化对肾动态显像结果的干扰较大[1]，影响对检查结果的判读，临床应予重视。肾动态显像完成后，进行侧位静态显像有利于肾位置及深度的观察。

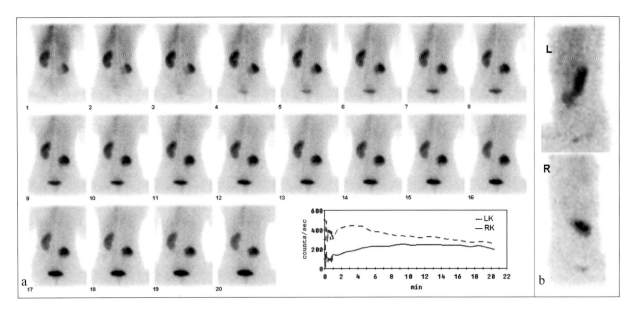

图 4-5-1 坐位肾动态影像（**a**）示右肾"小"、位置低、形态"失常"，右肾盂少量显像剂滞留，肾图曲线提示右肾受损、右上尿路引流不畅；左、右侧位显像（**b**）示右肾位置低，下极前倾

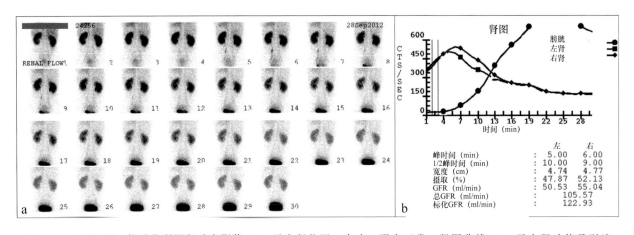

图 4-5-2 （两日后）仰卧位利尿肾动态影像（**a**）示右肾位置、大小、形态正常；肾图曲线（**b**）示右肾功能及引流未见异常

（付占立）

参考文献

[1] Li Q，Zhang CL，Fu ZL，et al. Development of for-mulae for accurate measurement of the glomerular fil-tration rate by renal dynamic imaging. Nucl Med Commun，2007，28：407-413.

第六节 睾丸附睾炎与睾丸扭转

一、睾丸附睾炎

【简要病史】 男，82岁，间断性下腹痛伴发热3天；2型糖尿病史3年，前列腺增生电切术后1年。

【相关检查】 体温38.3℃；左侧阴囊红肿，皮温升高，左侧睾丸增大，触痛明显；外周血白细胞升高；B超示左侧睾丸及附睾肿大，双侧少量鞘膜积液。

【影像表现】 ^{99}Tc^m-高锝酸钠阴囊显像（图4-6-1）示血流相（a）及血池相（b）左侧睾丸区异常放射性浓聚影。

【临床诊断及诊疗经过】 临床诊断左侧睾丸及附睾炎，经抗感染治疗症状好转。

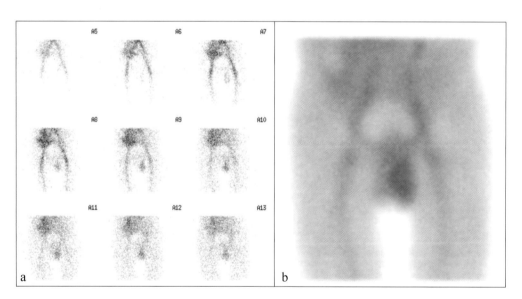

图4-6-1 血流相（a）及血池相（b）示左侧睾丸区异常显像剂浓聚

二、睾丸扭转

【简要病史】 男，21岁，左侧阴囊疼痛2天。

【相关检查】 体温37℃；左侧睾丸增大，触痛，阴囊抬高试验阴性，提睾反射正常；B超示左侧睾丸肿大，回声不均、偏强，左侧鞘膜积液。

【影像表现】 ^{99}Tc^m-高锝酸钠阴囊显像（图4-6-2）示血流相（a）左侧睾丸血流灌注增加，血池相（b）呈"牛眼"征。

【临床诊断及手术结果】 临床诊断左侧睾丸扭转；手术证实左侧睾丸扭转720°；病理示左侧睾丸变性坏死。

【讨论】 睾丸扭转与睾丸附睾炎是引起睾丸疼痛的两个最常见原因，前者需要尽快手术治疗，而后者则需要抗感染保守治疗，因此对二者

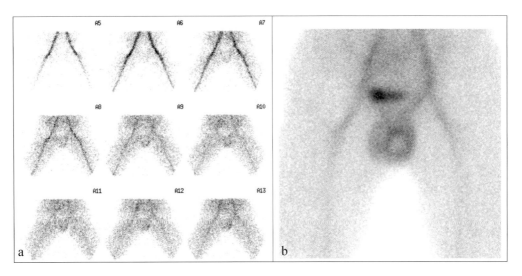

图 4-6-2 血流相（a）示左侧睾丸区不均匀放射性增高，血池相（b）示左侧睾丸放射性摄取减低伴周围放射性分布增高，呈"牛眼"征

的准确鉴别诊断是正确临床处置的首要前提[1-2]。睾丸扭转在阴囊显像的表现与发病病程相关：睾丸扭转早期，患侧睾丸血流灌注可以减低或正常，但血池相可见患侧睾丸呈放射性分布减低、缺损区；随着病程的延长，导致睾丸梗死时，造成睾丸周围组织充血而在灌注相和血池相呈现"牛眼"征。睾丸与附睾炎时患侧睾丸区在血流相与血池相放射性分布均会增高，但一般不会出现患侧睾丸的放射性分布减低或缺损。

（付占立　赵佩亮　王　琛）

参考文献

[1] Yuan Z, Luo Q, Chen L, et al. Clinical study of scrotum scintigraphy in 49 patients with acute scrotal pain: a comparison with ultrasonography. Ann Nucl Med, 2001, 15: 225-229.

[2] Nussbaum BAR, Bulas D, Shalaby-Rana E, et al. Color Doppler sonography and scintigraphy of the testis: a prospective, comparative analysis in children with acute scrotal pain. Pediatr Emerg Care, 2002, 18: 67-71.

第五章　心血管系统

第一节　冠心病

一、冠状动脉狭窄而心肌血流灌注正常

【简要病史】　男，75 岁，无明显不适症状；糖尿病史 20 年，使用胰岛素治疗；血压、血脂正常；无吸烟、饮酒史。

【影像表现】　CT 冠状动脉成像（CT coronary angiography，CTCA）示冠状动脉有不同程度的斑块及狭窄，以左前降支（left anterior descending，LAD）和左回旋支（left circumflex，LCX）明显，均为 70% 以上狭窄（图 5-1-1a）。^{99}Tc^m-MIBI运动负荷门控心肌灌注显像（myocardial perfusion imaging，MPI）：左室各壁心肌血流灌注未见异常，左室射血分数（left ventricular ejection fraction，LVEF）67%（图 5-1-1b）。由于运动负荷心肌显像正常，未行静息心肌显像。

【临床诊断】　冠心病，糖尿病。

【讨论】　负荷 MPI 对于冠心病预后评估具有很好的预测价值，显像阴性者心脏事件的年发生率低于 1%，属于低危人群[1]。若冠状动脉有一定狭窄，而负荷 MPI 阴性，则称为非功能性或无血流动力学意义的狭窄，此类患者的预后较好，再血管化治疗并不优于药物治疗[2-3]，应注意危险因素控制，加强二级预防、稳定斑块治疗和随访。

（李剑明）

二、心肌缺血

【简要病史】　男，54 岁，胸闷、憋气 1 周；高血压病史 2 年。

【影像表现】　CTCA（图 5-1-2a）示 LAD 70%～75% 狭窄。^{99}Tc^m-MIBI 运动负荷/静息 MPI（图 5-1-2b）示左室心尖部、前壁、间壁呈心肌缺血性改变。

【临床诊断】　冠心病，高血压病。

【讨论】　负荷 MPI 的优势在于能够准确识别冠状动脉狭窄所引发的心肌血流灌注减低，即功能相关性冠状动脉狭窄性病变。此类病变应该是进行积极再血管化治疗的靶病变，再血管化治疗的获益将明显优于药物治疗[4]。目前普遍认为，冠状动脉狭窄程度并不是决定是否进行再血管化治疗的唯一依据，而明确的心肌缺血证据才是更为可靠的指征[5]。MPI 在诊断心肌缺血的同时，根据缺血的范围、程度可以对患者进行危险分层，为再血管化治疗提供更为客观的指征和依据[6]。

（李剑明）

三、心肌梗死伴缺血

【简要病史】　男，65 岁，间断性胸闷、胸痛 5 年；3 年前曾因急性下壁心肌梗死入院，接受药物治疗，近期反复胸痛发作。

【影像表现】　CTCA（图 5-1-3）示 LAD、LCX、右冠状动脉（right coronary artery，RCA）三支血管弥漫性钙化病变，无法判断管腔狭窄程度。^{99}Tc^m-MIBI 运动负荷/静息 MPI（图 5-1-3）示左室心尖部、下后壁、侧壁呈"混合性缺损"，提示心肌梗死伴缺血。

【临床诊断】　冠心病，陈旧性心肌梗死。

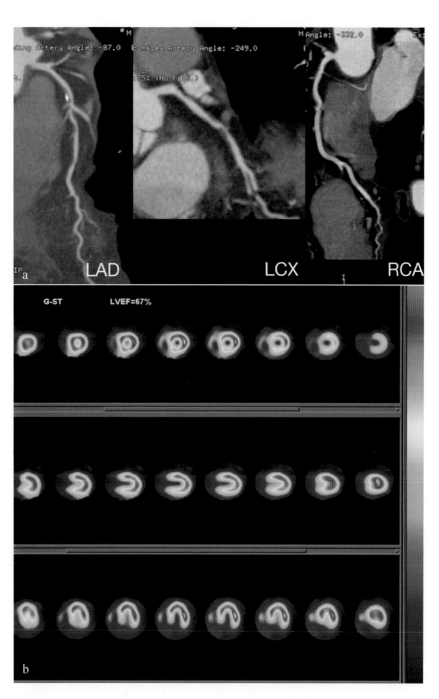

图 5-1-1　CTCA 图像（a）示 LAD 和 LCX 均有明显的狭窄（＞70%）；运动负荷 MPI（b）示左室大小、形态正常，放射性分布未见明显异常

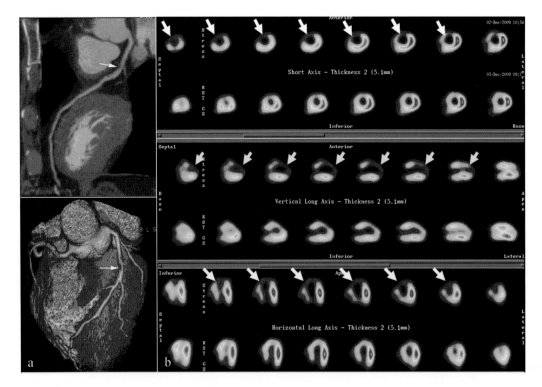

图 5-1-2 CTCA（**a**）示 LAD 中度狭窄。运动负荷 MPI（1、3、5 排）示左室心尖部、前壁、间壁放射性分布减低、缺损；静息 MPI（2、4、6）示上述部位均有明显的放射性填充，呈"可逆性缺损"（**b**）

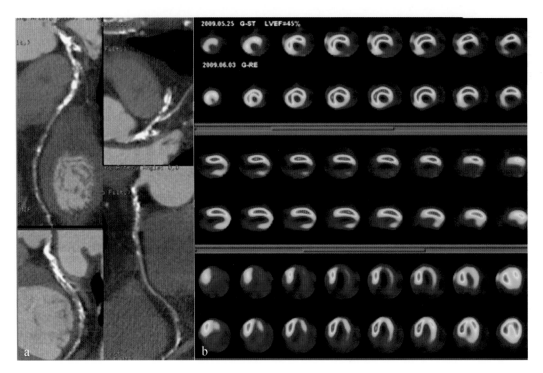

图 5-1-3 CTCA（**a**）示 LAD、LCX、RCA 多发性钙化斑块（无法判断狭窄程度）。运动负荷 MPI（1、3、5 排）示左室心尖部、下后壁及侧壁放射性分布减低、缺损，静息 MPI（2、4、6 排）示上述部位可见部分放射性填充，呈"混合性缺损"（**b**）

【讨论】　冠状动脉钙化斑块对判断狭窄程度影响很大。对于弥漫性三支病变，CTCA 很难判断哪一支血管的狭窄性病变与患者临床症状及预后关系最为密切[7]。MPI 有助于判断最为严重的缺血或梗死区域，以便制订有针对性的治疗措施[8]，如：冠状动脉三支病变旁路移植（搭桥）术有禁忌证或患者拒绝外科手术时，可针对 MPI 所显示的最严重的缺血区域所支配的靶血管进行经皮冠状动脉介入治疗（percutaneous coronary intervention，PCI）。对于伴有较大面积心肌梗死的患者，可进一步行 ^{18}F-FDG 显像明确存活心肌情况。

（李剑明）

四、经皮冠状动脉介入治疗（PCI）术后新发狭窄

【简要病史】　女，41 岁，3 个月前因剧烈胸痛入院，冠状动脉造影（coronary angiography，CAG）发现 LAD 狭窄并行 PCI 治疗（图 5-1-4a）。近日又出现间断性胸痛。

【影像表现】　^{99}Tc^m-MIBI 运动负荷/静息 MPI（图 5-1-4b）示左室心尖部、前壁、间壁心肌缺血改变。再次行 CAG（图 5-1-4c）示 LAD 近段新发狭窄病变。

【临床诊断】　冠心病，PCI 术后新发狭窄。

【讨论】　对于冠心病 PCI 治疗后再发胸痛的患者，鉴别缺血性胸痛或非心源性胸痛非常重要。MPI 可以用于诊断 PCI 术后心肌缺血，明确心肌缺血范围和程度，鉴别是原有病变血管供血区病变还是其他血管的新发病变[9]，对发现有明显心肌缺血者，强烈建议再次进行介入性诊断和治疗。

（李剑明）

五、前降支完全闭塞

【简要病史】　男，51 岁，劳累后心前区不适 1 年，休息后可缓解。

【相关检查】　心电图示异常 Q 波，ST-T 异常，可疑陈旧性前壁、前间壁心肌梗死。超声心动图示左心增大，左室前壁、侧壁、心尖部运动幅度减弱，心室壁及室间隔变薄，LVEF 26%。

【影像表现】　CTCA（图 5-1-5）示 RCA 近段混合斑块，管腔轻度狭窄，"LAD" 远端心肌桥（将粗大中间支误判为 LAD）。^{99}Tc^m-MIBI 门控静息 MPI（图 5-1-6）示左室明显扩大，心尖部、前壁、间壁血流灌注明显减低或缺损，左室收缩功能减低，LVEF 21%，提示心肌梗死。CAG（图 5-1-7）示 LAD 自起始部完全闭塞，中间支粗大，可见 RCA 向 LAD 提供侧支循环。

【临床诊断】　冠心病，心肌梗死。

【讨论】　CTCA 评价冠状动脉狭窄存在以下缺陷与不足：①不能充分显示较小的分支血管，②无法动态观察冠状动脉的血流状况，③存在不同医生判断的主观性差异；上述因素可能会导致 CTCA 的假阴性[10]。该病例因 LAD 自起始端完全闭塞，导致 CTCA 上并无明显 LAD 狭窄及截断的典型征象，且中间支粗大，走行于左室前壁及前侧壁，造成将中间支误判为 LAD，导致漏诊；静息 MPI 帮助临床医生明确患者心肌梗死与前降支起始部闭塞，为改变治疗策略提供了依据。

（雷　霄　赵文瑞）

六、冬眠心肌

【简要病史】　女，64 岁，间断胸痛半年余，加重 1 个月。

【相关检查】　超声心动图示左室广泛前壁、下壁及侧壁运动减低，LVEF 26%。

【影像表现】　CAG（图 5-1-8）示 LAD、LCX、RCA 三支病变。^{99}Tc^m-MIBI 静息 MPI 与 ^{18}F-FDG PET 心肌代谢显像（图 5-1-9）示左室前壁、间壁、心尖及下后壁存活心肌。

【诊疗经过】　患者行冠状动脉旁路移植术治疗；术后 2 周行静息心肌灌注显像（图 5-1-10）示心肌血流灌注明显改善；术后 6 个月复查超声心动图示左室功能明显改善，LVEF 54%。

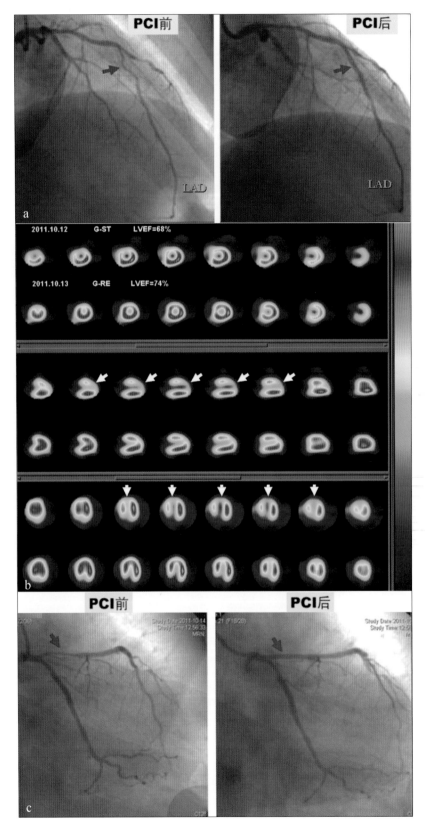

图 5-1-4 **a.** 第一次 PCI 治疗前 CAG 示 LAD 中段明显狭窄，行 PCI 治疗后狭窄消失；**b.** 运动负荷 MPI （1、3、5 排）示左室前壁心尖部、前壁、间壁心肌放射性分布减低，静息显像（2、4、6 排）示上述部位可见明显放射性填充，呈"可逆性缺损"；**c.** 再次行 CAG 示 LAD 近段新发狭窄，再次行 PCI 治疗后狭窄消失

【讨论】

冬眠心肌（hibernating myocardium）又称存活心肌，是指在静息状态即存在严重缺血的心肌，心肌细胞的收缩功能受损，但心肌细胞膜完整，仍保留有一定的代谢活动，缺血解除后心肌细胞收缩功能可以恢复。对于缺血性心脏病所导致的左心衰竭而言，有一定量的存活心肌是心肌血运重建术后心脏自身泵功能恢复状况的重要因素之一，存活心肌数量越多，心脏泵功能改善的可能性就越大，进而改善患者症状和生存预后[11]。目前检测存活心肌最佳的手段是核素心肌灌注/代谢显像。

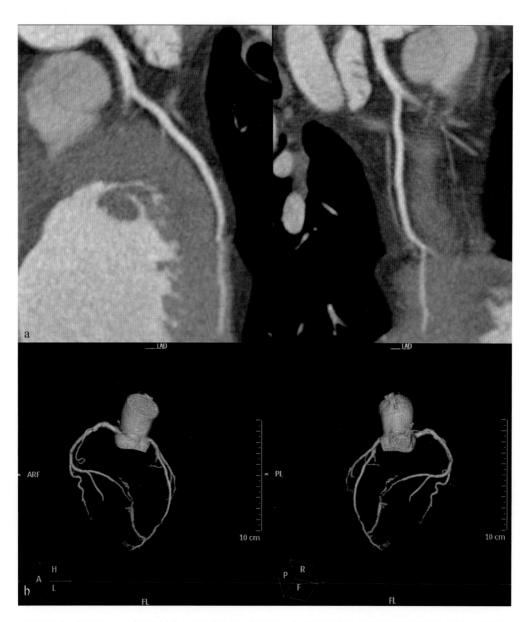

图 5-1-5　CTCA。**a.** 被误判为 LAD 的粗大中间支；**b.** 冠状动脉 MIP 重建图像示 RCA、LCX 及粗大的中间支

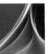

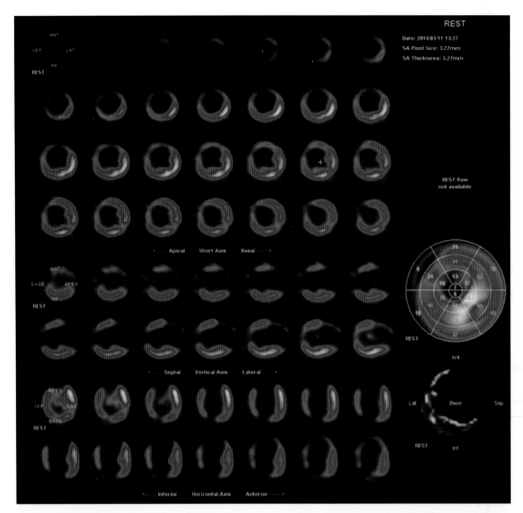

图 5-1-6 静息 MPI 示左室明显扩大，心尖、前壁、间壁放射性明显减低或缺损

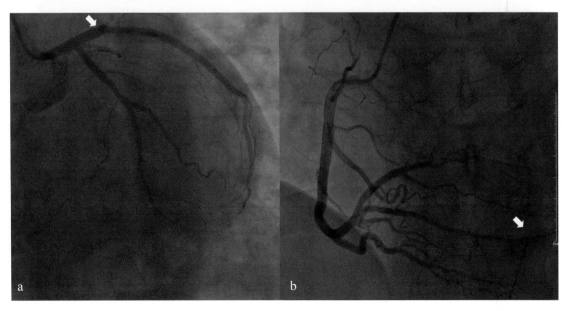

图 5-1-7 CAG 示 LAD 自起始部完全闭塞，中间支粗大，未见明显狭窄（**a**）；RCA 未见明显狭窄，可见 RCA 向 LAD 侧支供血（**b**）

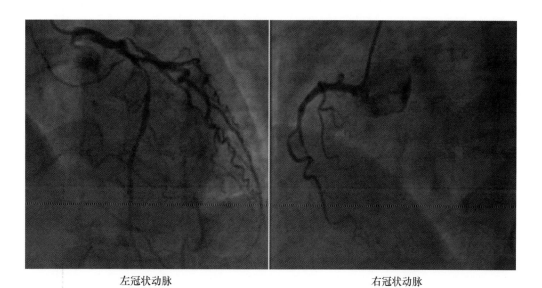

左冠状动脉　　　　　　　　　　　　右冠状动脉

图 5-1-8　CAG 示 LAD 近中段弥漫病变，最重处狭窄 99%；LCX 中段弥漫病变，最重处狭窄 90%，远端可见向 RCA 提供侧支循环；RCA 自中段 100% 闭塞

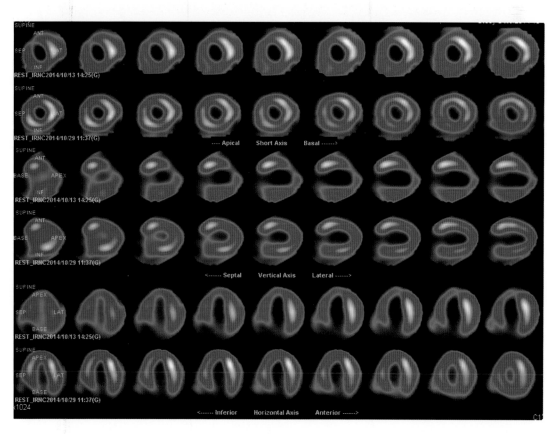

图 5-1-9　静息 MPI（1、3、5 排）与 ^{18}F-FDG PET 心肌代谢（2、4、6 排）显像。MPI 示前壁、心尖、前间壁及下后壁放射性分布稀疏、缺损，代谢显像上述部位均可见明显放射性填充，呈灌注/代谢不匹配

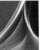
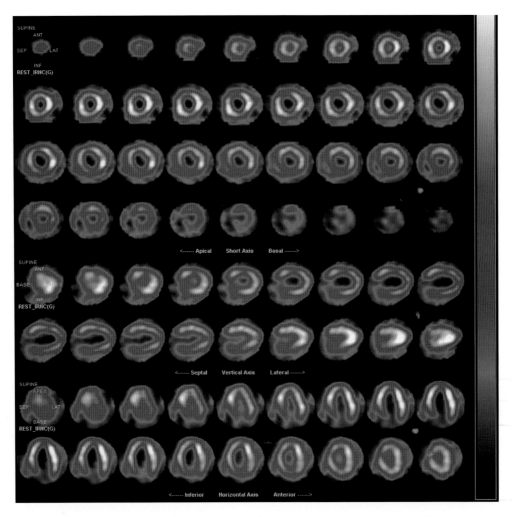

图 5-1-10　（冠状动脉旁路移植术后 2 周）静息 MPI 示左室血流灌注明显改善

（李剑明）

参考文献

［1］Beller GA，Brown KA，Hendel RC，et al. Unresolved issues in risk stratification：chronic coronary artery disease including preoperative testing. J Nucl Cardiol，1997，04：92-95.

［2］Elhendy A，Schinkel A，Bax JJ，et al. Long-term prognosis after a normal exercise stress Tc-99m sestamibi SPECT study. J Nucl Cardiol，2003，10：261-266.

［3］李剑明，史蓉芳，张立仁，等. CT 血管造影在诊断功能相关性冠状动脉狭窄中的应用. 中国医学影像学杂志，2012，20：703-710.

［4］Windecker S，Kolh P，Alfonso F，et al. 2014 ESC/EACTS Guidelines on myocardial revascularization：The Task Force on Myocardial Revascularization of the European Society of Cardiology（ESC）and the European Association for Cardio-ThoracicSurgery（EACTS）. Eur Heart J，2014，35：2541-2619.

［5］Hachamovitch R，Berman DS，Shaw LJ，et al. Incremental prognostic value of myocardial perfusion single photon emission computed tomography for the prediction of cardiac death：differential stratification for risk of cardiac death and myocardial infarction. Circulation，1998，97：535-543.

［6］李剑明，史蓉芳，李婷，等. 核素显像心肌灌注缺损与 CTCA 冠状动脉不同狭窄程度的关系分析. 中华核医学杂志，2011，6：394-399.

［7］Windecker S，Kolh P，Alfonso F，et al. 2014

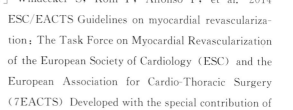

ESC/EACTS Guidelines on myocardial revascularization：The Task Force on Myocardial Revascularization of the European Society of Cardiology（ESC）and the European Association for Cardio-Thoracic Surgery（EACTS）. Eur Heart J，2014，35：2541-2619.

［8］梁峰，胡大一，方全，等. 2014 年 ESC/EACTS 关于心肌血管重建术的临床指南（一）. 中国心血管病研究，2015，13：16-19.

［9］Georgoulias P，Valotassiou V，Tsougos I，et al. Myocardial perfusion SPECT imaging in patients after percutaneous coronary intervention. Curr Cardiol Rev，2010，6：98-103.

［10］刘红艳，张雪林. 多层螺旋 CT 冠状动脉成像的研究进展. 临床医学工程，2012，19：661-663.

［11］Windecker S，Kolh P，Alfonso F，et al. 2014 ESC/EACTS Guidelines on myocardial revascularization：The Task Force on Myocardial Revascularization of the European Society of Cardiology（ESC）and the European Association for Cardio-Thoracic Surgery（7EACTS）Developed with the special contribution of the European Association of Percutaneous Cardiovascular Interventions（EAPCI）. Eur Heart J，2014，35：2541-2619.

第二节 冠状动脉先天性异常

一、冠状动脉肌桥

【简要病史】 男，36 岁，胸闷不适 1 年，加重 1 个月。

【影像表现】 CAG（图 5-2-1）示 LAD 肌桥。^{99}Tc^m-MIBI 运动负荷/静息 MPI（图 5-2-1）示左室心尖部缺血改变。

【临床诊断】 冠状动脉肌桥。

【讨论】 冠状动脉通常走行于心外膜下的结缔组织，如果一段冠状动脉走行于心肌内，这束心肌纤维被称为心肌桥，走行于心肌桥下的冠状动脉称为壁冠状动脉。由于壁冠状动脉位于心肌组织内的深浅、长短以及距离冠状动脉开口距离不同，其病理生理变化可能会导致心肌缺血、冠状动脉痉挛、冠状动脉粥样硬化斑块 3 种不同结局。研究表明壁冠状动脉远段的血流储备下降，且血流受限不仅发生在收缩期，而且在舒张的早中期亦会出现，尤其在运动负荷所致心率加快等情况下，肌桥对壁冠状动脉的压迫进一步增加，这可能是导致患者发生心绞痛、心肌梗死等严重心肌缺血事件的病理生理基础[1]。MPI 可为临床提供肌桥患者是否存在心肌缺血的客观证据。

（李剑明）

二、冠状动脉起源异常

【简要病史】 男，1 岁，体检发现"心脏结构异常"就诊。

【相关检查】 超声心动图：左室球形扩大，室间隔与左室壁不厚，运动弥漫性减低，LVEF<20%；房间隔及室间隔延续完整，二尖瓣腱索纤维化改变，瓣叶启闭较好；左冠状动脉起自肺动脉右后侧壁，开口内径约为 1～2mm；右冠状动脉起自右冠窦，无明显增宽；主动脉弓降部未见明显异常，心包未见异常；多普勒可探及冠状动脉微细血流逆行进入肺动脉。

【影像表现】 ^{99}Tc^m-MIBI 静息 MPI /^{18}F-FDG PET 心肌代谢显像（图 5-2-2）示左室增大，侧壁心肌血流灌注降低，葡萄糖代谢正常，呈灌注/代谢"不匹配"，提示心肌存活。

【临床诊断】 冠状动脉起源异常（左冠状动脉起源于肺动脉）。

【讨论】 心肌[18]F-FDG PET 代谢显像是判断心肌活性的"金标准"，在有存活心肌的节段，表现为心肌灌注/代谢"不匹配"。冠状动脉起源异常的儿童，可表现心肌缺血或梗死，在冠状动脉矫正术前，需要评价心肌活性[2]。

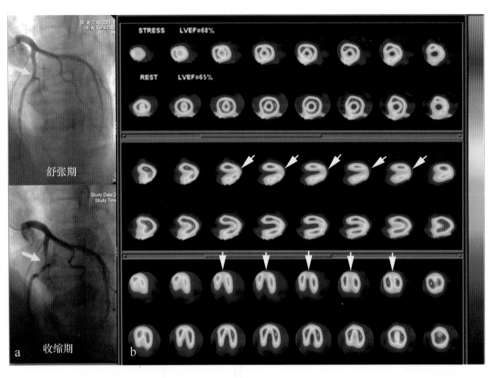

图 5-2-1 CAG（**a**）示 LAD 肌桥；运动负荷 MPI（1、3、5 排）示左室心尖部放射性分布减低，静息 MPI（2、4、6 排）示心尖部有明显放射性填充，呈"可逆性缺损"（**b**）

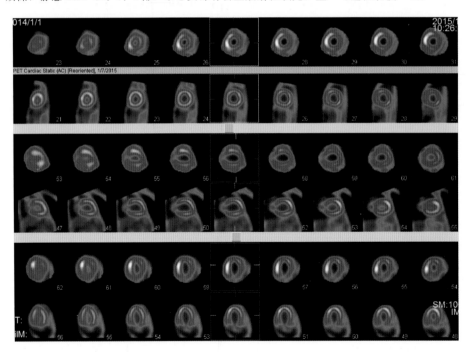

图 5-2-2 静息 MPI（1、3、5 排）示左室增大，侧壁放射性分布减低；心肌代谢显像（2、4、6 排）示侧壁有明显的放射性填充，呈灌注/代谢"不匹配"

（何作祥　方　纬）

参考文献

[1] 李剑明，李婷，史蓉芳，等. 门控心肌灌注显像对孤立性心肌桥-壁冠状动脉患者的临床价值. 中国临床医学影像杂志，2010，10：733-735.

[2] Yang MF，Xie BQ，Lv XD，et al. The role of myocardial viability assessed by perfusion/F-18 FDG imaging in children with anomalous origin of the left coronary artery from the pulmonary artery. Clin Nucl Med，2012，37：44-48.

第三节　扩张型心肌病

病例 1

【简要病史】　男，43 岁，活动后胸闷、憋气 5 年，加重 1 个月。

【相关检查】　X 线胸片示双肺纹理重，左心房室增大，心胸比 0.56。超声心动图示左心扩大，室壁各运动弥漫性减低，LVEF 24%。CTCA 示左主干及前降支钙化，前降支开口部轻度狭窄。

【影像表现】　$^{99}Tc^m$-MIBI 静息 MPI /^{18}F-FDG PET 心肌代谢显像（图 5-3-1）示左室腔扩大，左室心尖部、下后壁及间壁呈灌注/代谢"不匹配"；门控图像分析示左室各壁运动弥漫性减低，LVEF 22%。

【临床诊断】　扩张型心肌病。

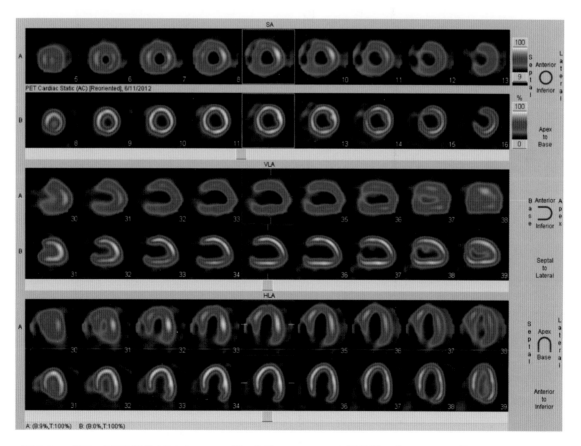

图 5-3-1　$^{99}Tc^m$-MIBI 静息 MPI（1、3、5 排）与^{18}F-FDG PET 心肌代谢显像（2、4、6 排）。MPI 示左室心尖部、下后壁及间壁放射性分布稀疏；代谢显像示心肌各壁放射性分布基本正常，呈灌注/代谢"不匹配"

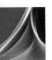

病例 2

【简要病史】 男，60 岁，发作性胸闷气短 5 年，加重 1 个月。5 年前曾诊断为"扩张型心肌病，心功能不全"。当时动态心电图显示"心房颤动、短阵室性心动过速"，植入埋藏式心脏复律除颤器（implantable cardiodefibrillator，ICD）。既往高血压病史 10 年，最高 200/100mmHg，无高血脂、糖尿病病史。

【相关检查】 超声心动图示左室扩大，各壁运动弥漫性减低，LVEF 20%。

【影像表现】 ^{99}Tc^m-MIBI 静息 MPI /^{18}F-FDG PET 心肌代谢显像（图 5-3-2）示左室扩大，左室下后壁及后侧壁呈灌注/代谢"不匹配"。门控图像分析示左室室壁运动弥漫性减低，LVEF 19%。

【诊疗经过及病理结果】 患者行原位心脏移植术和 ICD 取出术；术后病理示扩张型心肌病。

【讨论】 扩张型心肌病的典型表现为左、右心室明显扩大，室壁运动普遍低下，LVEF 和 RVEF 明显降低。以往认为，扩张型心肌病典型的 MPI 表现为心肌壁变薄、左室各室壁放射性分布普遍不均匀，多为散在分布的放射性稀疏或缺损；与缺血性心肌病相比，扩张型心肌病的灌注受损较轻，且分布弥散，不成节段分布[1]；上述特征主要反映了扩张型心肌病心肌弥漫纤维化的病变特点。但最近的研究发现，扩张型心肌病也可以表现为典型的节段性血流灌注减低或缺失，为冠状动脉微循环损伤所致[1]；由于慢性微循环缺血，心肌也可出现梗死或"冬眠"，心肌灌注结合心肌代谢显像可以进行鉴别。目前认为，通过血流灌注减低区域是否呈节段分布来鉴别扩张型心肌病和缺血性心肌病是不准确的[2]。

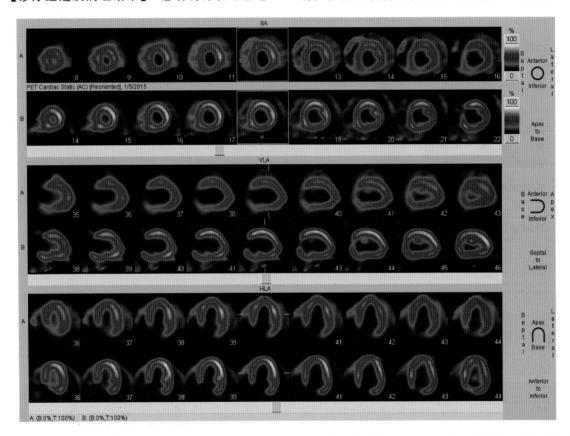

图 5-3-2 ^{99}Tc^m-MIBI 静息 MPI（1、3、5 排）与^{18}F-FDG PET 心肌代谢显像（2、4、6 排）。MPI 示左室下后壁放射性分布缺损，后侧壁放射性分布较稀疏；代谢显像示心肌各节段放射性分布基本正常，呈灌注/代谢"不匹配"

（何作祥 方 纬）

参考文献

[1] Fang W，Zhang J，He Z. Myocardial ischemia in patients with dilated cardiomyopathy. Nucl Med Commun，2010，31：981-984.

[2] Wang L，Yan C，Zhao S，Fang W. Comparison of
99mTc-MIBI SPECT/18F-FDG PET imaging and cardiac magnetic resonance imaging in patients with idiopathic dilated cardiomyopathy. Clin Nucl Med，2012，37：1163-1169.

第四节 肥厚型心肌病

【简要病史】 女，38 岁，反复活动后胸痛 9 个月。

【相关检查】 超声心动图示室间隔增厚，以中上部增厚为著，最厚 23mm，二尖瓣 SAM 征，中少量反流，左室流出道狭窄，流出道内可见收缩期高速射流延伸至主动脉腔内，最高压差 70mmHg。动态心电图示偶发房性期前收缩（房早）、室性期前收缩（室早）、ST-T 改变。冠状动脉造影未见明显狭窄病变。

【影像表现】 99Tcm-MIBI 静息 MPI /18F-FDG PET 心肌代谢显像（图 5-4-1）示室间隔增厚，放射性分布增高。

【临床诊断】 室间隔肥厚型心肌病（梗阻型）。

【讨论】 肥厚型心肌病 MPI 的典型表现为病变部位（常见于室间隔）心肌壁不均匀增厚，放射性分布增高；心肌代谢显像显示局部肥厚心肌的 18F-FDG 摄取增加[1]。可能与局部心肌增厚，从而使病变部位的部分容积效应较正常心肌较弱有关。由于病变部位的微血管密度较正常心肌低以及微血管病变等原因[2]，病变部位的心肌也可以有负荷诱发的缺血（图 5-4-2）。

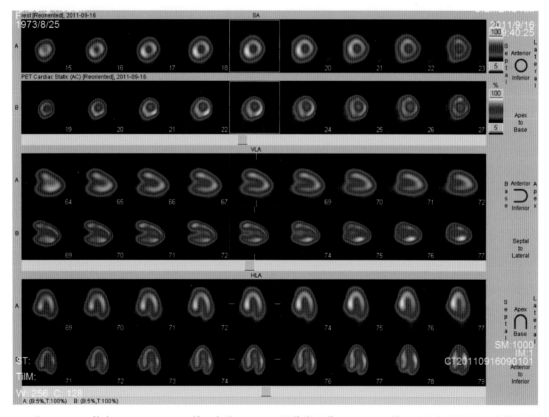

图 5-4-1 99Tcm-MIBI 静息 MPI（1、3、5 排）与 18F-FDG 心肌代谢显像（2、4、6 排）示室间隔增厚，放射性分布增高

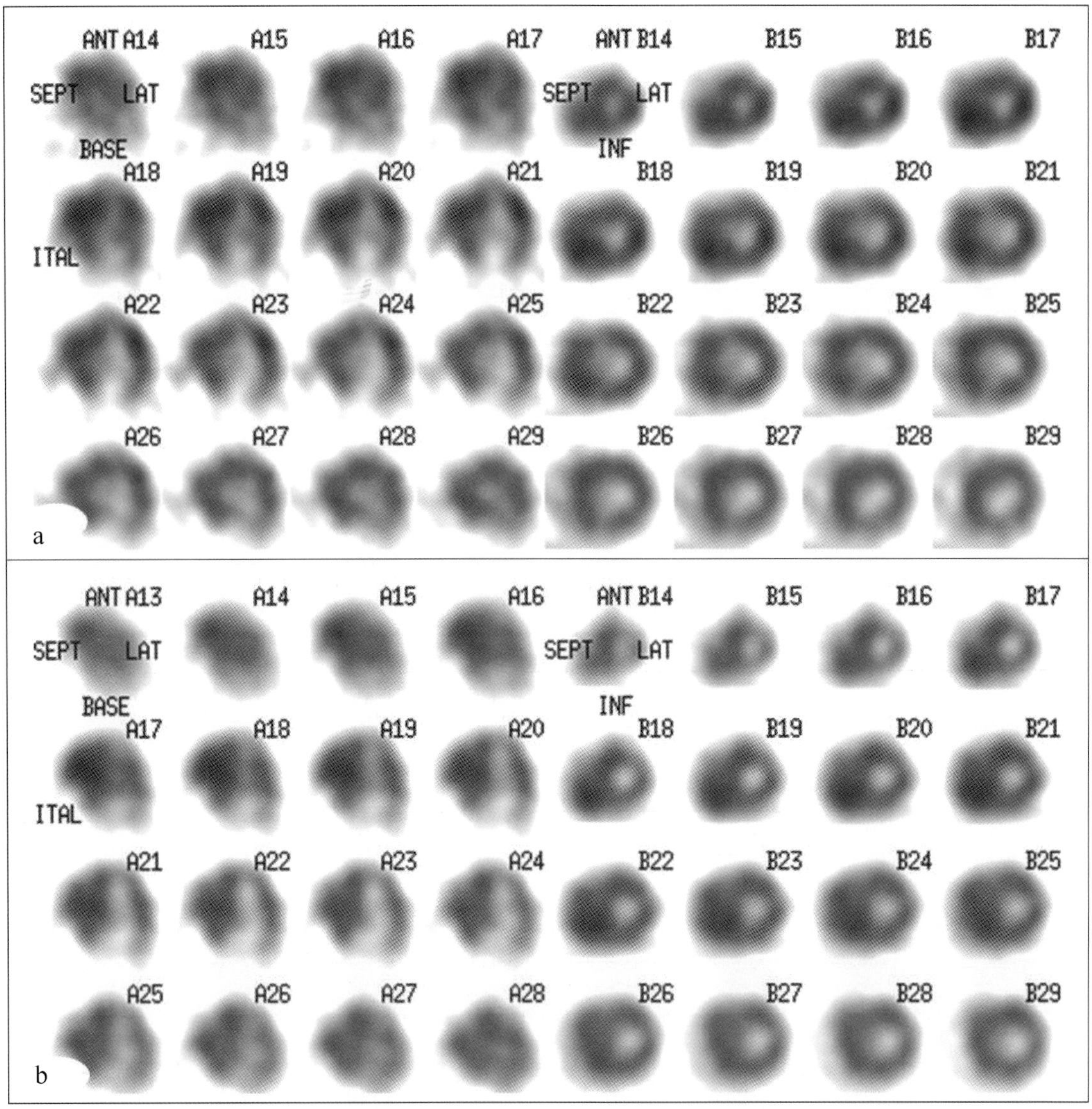

核医学病例图谱

图 5-4-2 室间隔肥厚型心肌病。$^{99}Tc^m$-MIBI 双嘧达莫（潘生丁）药物负荷 MPI（**a**）示室间隔放射性分布减低缺损区；静息 MPI（**b**）示上述部位可见放射性填充（"可逆性缺损"），且室间隔明显增厚，放射性摄取增加

（何作祥　方　纬　付占立）

参考文献

[1] Zhang L，Liu R，Qiao S，et al. Evaluation of left ventricular myocardial perfusion and function using gated SPECT in patients with hypertrophic obstruction cardiomyopathy following percutaneous transluminal septal myocardial ablation. Nucl Med Commun，2014，35：762-766.

[2] Cecchi F，Olivotto I，Gistri R，et al. Coronary microvascular dysfunction and prognosis in hypertrophic cardiomyopathy. N Engl J Med，2003，349：1027-1035.

第五节　完全性左束支传导阻滞

病例 1

【简要病史】　男，66 岁，心悸、胸痛 6 个月；既往无心肌梗死病史。

【相关检查】　心电图示完全性左束支传导阻滞。超声心动图示左心室增大，心室收缩轻度弥漫性减低，室壁运动欠协调，LVEF 43%。冠状动脉造影可见冠状动脉轻度狭窄。

【影像表现】　^{99}Tc^m-MIBI 静息 MPI /^{18}F-FDG PET 心肌代谢显像（图 5-5-1）示左室腔增大，室间隔、前壁、下后壁呈灌注/代谢"反向不匹配"（图 5-5-1）。

【临床诊断】　完全性左束支传导阻滞，可疑扩张型心肌病。

病例 2

【简要病史】　男，68 岁，发作性心悸气短 10 年，加重 2 个月。

【相关检查】　心电图示完全性左束支传导阻滞。超声心动图示主动脉瓣重度反流，LVEF 30%。心脏磁共振成像示左房不大，左室扩大，升主动脉偏宽，左室各节段心肌厚度正常，收缩运动减弱，室壁运动欠协调，主动脉瓣口可见中量反流，二、三尖瓣活动正常，LVEF 34%。

【影像表现】　^{99}Tc^m-MIBI 静息 MPI /^{18}F-FDG PET 心肌代谢显像（图 5-5-2）示左室增大，室间隔呈灌注/代谢"反向不匹配"（图 5-5-2）。

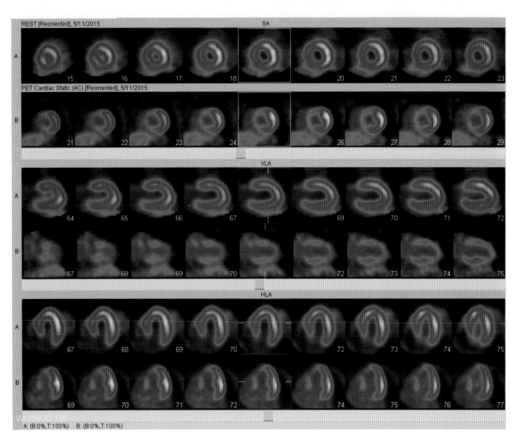

图 5-5-1　^{99}Tc^m-MIBI 静息 MPI（1、3、5 排）与^{18}F-FDG PET 心肌代谢显像（2、4、6 排）。MPI 示室间隔放射性分布略稀疏，代谢性显像示室间隔、前壁、下后壁呈放射性分布缺损，呈灌注/代谢"反向不匹配"

【临床诊断】 心脏瓣膜疾病（主动脉瓣中度关闭不全），完全性左束支传导阻滞。

【讨论】 对于完全性左束支传导阻滞患者，^{99}Tc^m-MIBI静息MPI与^{18}F-FDG PET心肌代谢显像均可表现为室间隔的放射性分布减低，且代谢显像局部的减低程度更为显著，常表现为心肌灌注/代谢"反向不匹配"[1]。室间隔放射性摄取减低的机制目前还不完全清楚[2]，推测可能与以下因素有关：①室间隔的不同步收缩引起了功能性缺血改变，可导致血流灌注的降低；②室间隔心肌细胞局部葡萄糖跨膜转运和磷酸化发生转变，或细胞异常去极化导致室间隔葡萄糖代谢的减低等。

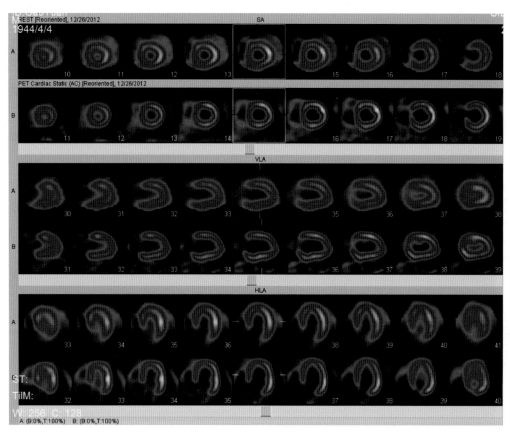

图 5-5-2 ^{99}Tc^m-MIBI 静息 MPI（1、3、5 排）与^{18}F-FDG PET 心肌代谢显像（2、4、6 排）。MPI 示左室各壁放射性分布基本正常，代谢显像示室间隔放射性分布减低，呈灌注/代谢"反向不匹配"

（何作祥 方 纬）

参考文献

[1] Wang J，Fang W，Yang M，et al. Septal and anterior reverse mismatch of myocardial perfusion and metabolism in patients with coronary artery disease and left bundle branch block. Medicine，2015，94：e772.

[2] Vaduganathan P，He ZX，Raghavan C，et al. Detection of left anterior descending coronary artery stenosis in patients with left bundle branch block：exercise，adenosine or dobutamine imaging？J Am Coll Cardiol，1996，28：543-550.

第六章　呼吸系统

第一节　肺栓塞

一、慢性血栓栓塞性肺动脉高压

【简要病史】　男，62岁，活动后气促9年，加重1个月。

【相关检查】　D-二聚体0.62μg/ml（参考值<0.5μg/ml）。超声心动图示右心扩大，三尖瓣中量反流，少量心包积液，估测肺动脉收缩压84 mmHg。CT肺动脉造影（CT pulmonary angiography，CTPA）示未见明显血栓栓塞征象。

【影像表现】　$^{99}Tc^m$-MAA肺灌注显像可见多发亚肺段分布的灌注减低及缺损区；$^{99}Tc^m$-锝气体（Technegas）通气显像基本正常，呈灌注/通气"不匹配"（图6-1-1），提示多发亚肺段性肺栓塞。

【临床诊断】　慢性血栓栓塞性肺动脉高压。

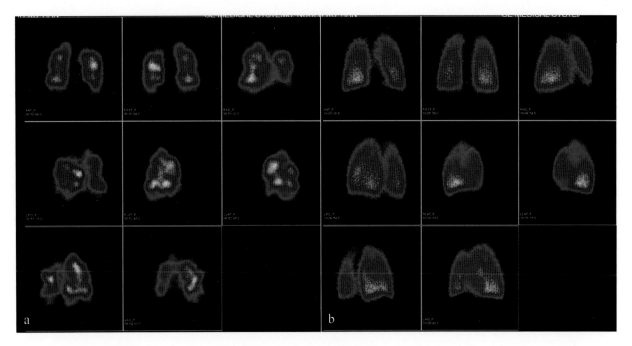

图6-1-1　肺灌注显像（a）示多发亚肺段放射性分布灌注减低及缺损区；肺通气显像（b）示放射性分布基本正常；呈灌注/通气"不匹配"

【讨论】 肺灌注/通气显像用于慢性血栓栓塞性肺动脉高压的诊断有较高的敏感性和特异性，特别是对于肺段以下的微小栓塞，诊断效能优于 CTPA[1]，是鉴别慢性血栓栓塞性肺动脉高压的首选检查[2]。如果肺灌注/通气显像为阴性，则可以排除慢性血栓栓塞性肺动脉高压；如果肺灌注/通气显像为阳性，但不确定诊断，则需要进一步进行 CTPA 或肺动脉造影检查。

（方　纬　何作祥）

二、急性肺栓塞

【简要病史】 男，65 岁，胸闷伴突发晕厥 5 天；右下肢静脉曲张史 2 年。

【相关检查】 D-二聚体 8.77 μg/ml（参考值 <0.5μg/ml）。X 线胸片示肺动脉段突出，可疑肺动脉高压。超声心动图示三尖瓣少量反流，估测肺动脉收缩压 50 mmHg。

【影像表现】 ^{99}Tc^m-MAA 肺灌注平面（图 6-1-2）及断层（图 6-1-3）显像示双肺多发血流灌注减低区；而 ^{99}Tc^m-锝气体通气显像（图 6-1-2）及肺部 CT（图 6-1-3）未见明显异常，呈灌注/通气"不匹配"；符合多发肺栓塞表现。

【临床诊断】 急性肺栓塞。

【讨论】 肺灌注 SPECT/CT 断层显像从冠状、矢状和水平三个断面显示病灶，避免了因组织重叠对深部病灶和（或）较小病灶的掩盖，从而能够准确评价放射性分布异常肺段的病变范围和程度。与平面显像相比，断层显像能够更准确地判断病变的数量和性质，使"不能诊断"的病例比例从 20%～30%降为 5%以下[3]；此外，断层显像能够发现更多肺段及亚肺段的较小病变，使病灶的检出率较平面显像分别提高 12.8%和 82.6%[4]。再者，CT 图像有助于识别诸如肺气肿、肺大疱、气胸、肿瘤、炎症等结构异常所致的肺灌注和（或）肺通气异常，提高诊断肺栓塞的特异性[5]。

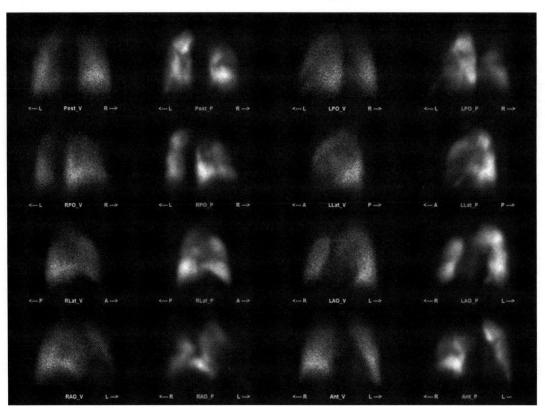

图 6-1-2 肺灌注/通气平面显像。肺灌注显像示左肺上叶前段，上、下舌段，下叶前内基底段、外基底段，右肺上叶尖段、前段、后段，中叶，下叶外基底段多发性放射性分布减低、缺损区；而通气显像未见明显异常，呈灌注/通气"不匹配"

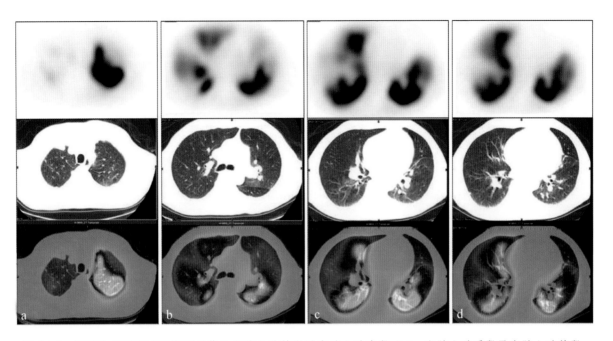

图 6-1-3 肺灌注 SPECT/CT 断层显像示左肺上叶前段及右肺上叶尖段（**a**），左肺上叶舌段及右肺上叶前段、后段（**b**），左肺上叶下舌段、外基底段及右肺上叶后段、中叶（**c**），左肺下叶前内基底段、外基底段及右肺中叶、下叶外基底段（**d**）多发灌注减低区，而相应部位的 CT 组织结构及密度未见异常

（吴大勇）

参考文献

［1］ Tunariu N，Gibbs SJ，Win Z，et al. Ventilation-perfusion scintigraphy is more sensitive than multidetector CTPA in detecting chronic thromboembolic pulmonary disease as a treatable cause of pulmonary hypertension. J Nucl Med，2007，48：680-684.

［2］ Konstantinides SV，Torbicki A，Agnelli G，et al. Task Force for the Diagnosis and Management of Acute Pulmonary Embolism of the European Society of Cardiology（ESC）. 2014 ESC guidelines on the diagnosis and management of acute pulmonary embolism. Eur Heart J，2014，35：3033-3069.

［3］ Neilly JB，Miniati M，et al. EANM guidelines for ventilation/perfusion scintigraphy Part 2. Algorithms and clinical considerations for diagnosis of pulmonary emboli with V/P SPECT and MDCT. Eur J Nucl Med Mol Imaging，2009，1528-1538.

［4］ Reinartz P，Wildberger JE，Schaefer W，et al. Tomographic imaging in the diagnosis of pulmonary embolism：a comparison between V/Q lung scintigraphy in SPECT technique and multislice spiral CT. J Nucl Med，2004，45：1501-1508.

［5］ Roach PJ，Schembri GP，Bailey DL. V/Q scanning using SPECT and SPECT/CT. J Nucl Med，2013，54：1588-1596.

第二节　肺动脉狭窄与闭塞

一、大动脉炎累及右肺动脉主干

【简要病史】　女，31 岁，活动后胸闷、气短 4 年，偶伴头晕、黑矇，右侧肢体乏力。

【相关检查】　X 线胸片示双肺纹理欠对称，

左肺动脉偏宽，右肺动脉相对较细，肺动脉段轻凸。超声心动图示右心增大，重度肺动脉高压，估测肺动脉收缩压91mmHg。CT主动脉造影示胸主动脉管壁普遍增厚，以降主动脉近中段为主，头臂动脉管壁普遍增厚，双侧锁骨下、双侧颈总动脉多发狭窄、闭塞。CTPA示肺动脉多发狭窄，右肺动脉主干闭塞，右肺纹理稀疏。

【影像表现】 $^{99}Tc^m$-MAA肺灌注与$^{99}Tc^m$-锝气体通气显像（图6-2-1）示右肺血流灌注缺失，通气正常；左肺血流灌注及通气正常。符合大动脉炎致右肺动脉主干闭塞表现。

【临床诊断】 大动脉炎累及肺动脉。

二、大动脉炎累及双侧肺动脉

【简要病史】 女，40岁，乏力、气促2年，伴反复晕厥。

【相关检查】 X线胸片示双肺纹理重，未见实变，肺动脉段明显突出，右心房室增大，心胸比0.55。CTPA示双侧肺动脉多发分支狭窄、闭塞改变，未见明显血栓栓塞征象。肺动脉造影示左肺下叶动脉近端狭窄、闭塞，右肺下叶多发基底段动脉局限性狭窄，并见狭窄后扩张，符合大动脉炎累及肺动脉改变。双下肢深静脉及颈动脉超声无异常。

【影像表现】 $^{99}Tc^m$-MAA肺灌注显像$^{99}Tc^m$-锝气体/通气显像（图6-2-2）示双肺多发灌注/通气"不匹配"，符合大动脉炎累及肺动脉改变。

【临床诊断】 大动脉炎累及肺动脉。

【讨论】 虽然单纯肺动脉型大动脉炎较少见，但大动脉炎累及肺动脉却可达14%～50%[1]。大动脉炎累及肺动脉可引起主肺动脉、肺叶、段动脉的狭窄或闭塞，表现为相应肺叶、段的血流灌注减低或缺失；血流灌注受损范围常常较大，甚至累及整个一侧肺或整个肺叶。对于大动脉炎的患者，肺灌注显像是了解肺动脉是否受累及肺血流灌注受损范围及程度的重要方法[2]。

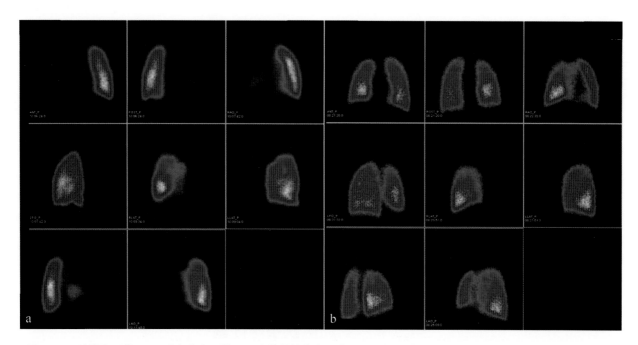

图 6-2-1 肺灌注显像（a）示右肺未显影，左肺放射性分布正常；肺通气显像（b）示双肺放射性分布基本正常；右肺呈灌注/代谢"不匹配"

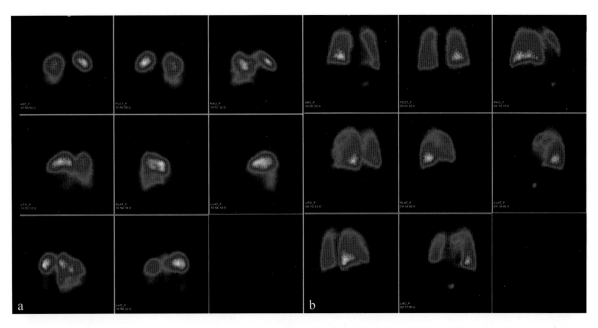

图 6-2-2　肺灌注显像（**a**）示右肺中叶及下叶，左肺舌段及下叶放射性分布减低、缺损；通气显像（**b**）示双肺放射性分布基本正常，呈灌注/通气"不匹配"

（方　纬　何作祥）

参考文献

[1] Elsasser S，Soler M，Bolliger C，et al. Takayasu disease with predominant pulmonary involvement. Respiration，2000，67：213-215.

[2] Ogawa Y，Hayashi K，Sakamoto I，et al. Pulmonary arterial lesions in Takayasu arteritis：relationship of inflammatory activity to scintigraphic findings and sequential changes. Ann Nucl Med，1996，10：219-223.

第三节　特发性肺动脉高压

【简要病史】　女，28 岁，活动后胸闷、气短 1 年，加重 2 周。

【相关检查】　胸片示肺动脉段轻度突出，右房增大。超声心动图示右心扩大，三尖瓣少量反流，估测肺动脉收缩压 95 mmHg。CTPA 未见明显血栓栓塞征象。

【影像表现】　肺灌注显像（图 6-3-1a）示右肺上部放射性分布较下部增高；肺通气显像（图 6-3-1b）基本正常；符合肺动脉高压改变。

【临床诊断】　特发性肺动脉高压。

【讨论】　特发性肺动脉高压（idiopathic pul-monary arterial hypertension，IPAH）是指原因不明的肺血管阻力增加引起持续性肺动脉压力升高，导致平均肺动脉压大于 25mmHg，在运动状态下大于 30mmHg，并且排除所有引起肺动脉高压的继发因素。肺动脉高压较轻时，肺内血流分布可以保持正常；随着肺动脉压力的进一步升高，肺内血流分布逐渐发生变化，肺尖部血流灌注逐渐增多，肺灌注显像表现为肺尖部的放射性浓聚，而肺下叶放射性分布相对较稀疏；在重度肺动脉高压时，由于肺小动脉的不均匀反射性收缩及肺血管重构，肺内血流分布呈现显著不均匀的特征，肺灌注显像表现为弥漫性分布的放射性稀疏、缺损区，且不呈肺段分布[1]（图 6-3-2）。IPAH 肺通气显像可以在病程中较长时间内保持正常。IPAH 肺灌注/通气显像的上述特点，有助于鉴别和排除其他继发性肺动脉高压，如慢性阻塞性肺疾病、慢性血栓栓塞等所致肺动脉高压。

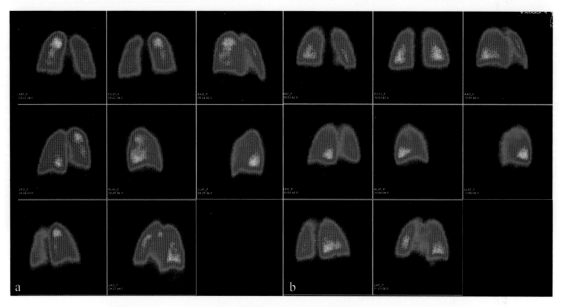

图 6-3-1 肺灌注显像（a）示右肺上部放射性分布较下部增高；肺通气显像（b）基本正常

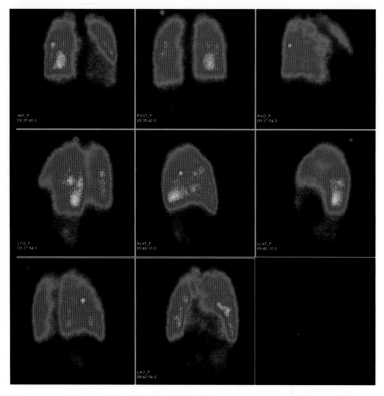

图 6-3-2 重度 IPAH（男，26 岁，估测肺动脉收缩压 107mmHg）。肺灌注显像示双肺多发性弥漫分布的放射性稀疏、缺损区，且不呈肺段分布；脾及双肾显影，提示有右向左分流

（方 纬 何作祥）

参考文献

[1] McCann C, Gopalan D, Sheares K, et al. Imaging in pulmonary hypertension, part 1: clinical perspectives, classification, imaging techniques and imaging algorithm. Postgrad Med J, 2012, 88: 271-279.

第四节　肺间质病变

【简要病史】　女，64岁，间断咳嗽、咳痰伴痰中带血6个月；2年前因心房颤动行射频消融术，术后长期口服华法林、胺碘酮等药物至今。

【相关检查】　血气分析示动脉血氧分压（PaO_2）67mmHg，动脉血二氧化碳分压（$PaCO_2$）41mmHg，动脉血氧饱和度（SaO_2）91%。肺功能检查示最大通气量轻度减低，小气道功能正常，无阻塞性通气功能障碍，轻度限制性功能障碍，肺弥散功能中度减低。

【影像表现】　胸部CT（图6-4-1a）示双下肺间质病变。SPECT/CT肺灌注断层显像（图6-4-1b）示双下肺血流灌注弥漫性减低，相应部位CT示双下肺密度增高。肺通气断层显像可见双下肺有放射性填充，呈灌注/通气"不匹配"（图6-4-2）。

【病理结果】　（右下肺后基底段）支气管镜穿刺活检示"内源性脂性肺炎"。

【讨论】　内源性脂性肺炎系胆固醇沉积所致的肺泡炎症及间质纤维化，亦称胆固醇肺炎，是一种少见疾病。该病早期主要为肺泡腔和肺泡管内充盈大量泡沫细胞和少量炎性细胞，病变晚期可累及肺泡间隔导致其纤维化。肺间质病变早期肺血流灌注受损通常大于通气功能受损[1-2]，可以产生灌注/通气"不匹配"现象，易误诊为肺栓塞，SPECT/CT断层显像的CT影像可以对鉴别诊断提供帮助。

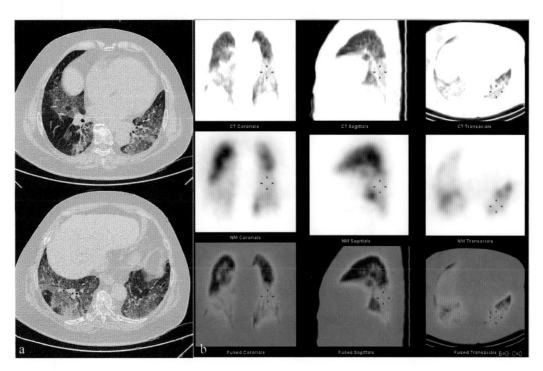

图6-4-1　CT（a）示双下肺广泛"毛玻璃"密度改变；SPECT/CT肺灌注显像（b）示双下肺弥漫性血流灌注减低，同机CT示双下肺密度增高

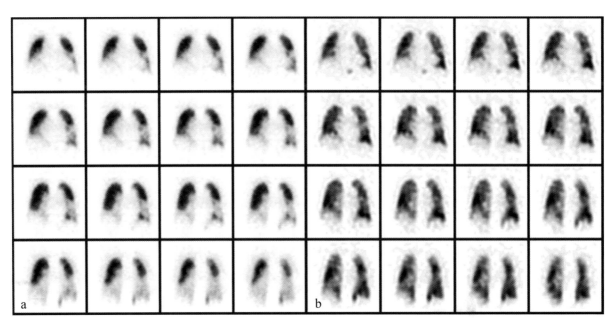

图 6-4-2 肺灌注（a）与通气（b）断层显像（冠状断层）示双下肺灌注/通气"不匹配"

（罗 莎 李 眉）

参考文献

[1] Rizzato G. Is nuclear imaging of any value in managing interstitial fibrosis. Curr Opin Pulm Med，1997，03：372-377.

[2] 张燕燕，陈曼，张伟，等. 肺间质纤维化的核素影像学特点及价值. 中华核医学杂志，1999，19：120-121.

第五节　肺动脉高压所致右心功能不全

【简要病史】　女，23 岁，活动后胸闷、心悸 7 年，加重 1 个月，伴晕厥，活动耐量逐步下降。

【相关检查】　心脏 N 末端 B 型利钠肽原（NT-PROBNP）925.9 fmol/ml（参考值＜150fmol/ml）。X 线胸片示双肺纹理稍重，肺动脉段凸出，心胸比 0.51。超声心动图示右室扩大，右室壁增厚，室间隔左移，左室内径及厚度正常，房、室间隔完整，三尖瓣少量反流，估测肺动脉收缩压 149 mmHg。CTPA 示肺动脉未见明显狭窄及阻塞病变。心脏 MRI 示右室增大，右室射血分数（RVEF）28％。右心导管检查示平均肺动脉压 96mmHg（参考值＜25mmHg），肺血管阻力 1941dyn·s/cm^5。

【影像表现】　葡萄糖负荷^{18}F-FDG PET 心肌代谢显像示右室增大伴室壁增厚，放射性摄取明显增高（图 6-5-1）。门控图像分析：RVEF 为 30％。

【临床诊断】　特发性肺动脉高压，右心功能不全。

【讨论】　正常情况下（无论禁食还是糖负荷），^{18}F-FDG PET 心肌代谢显像右室通常不显影。但对于肺动脉高压患者，长期的压力或容量负荷增加可引起右室心肌能量代谢机制的改变，心肌脂肪酸代谢减低、糖代谢增强，这可能与编码线粒体脂肪酸 β-氧化酶的基因表达下调有关；

另一方面，心肌微循环障碍，导致心肌缺血，使心肌氧供下降，引起线粒体功能障碍，从而刺激心肌代谢由脂肪酸氧化向糖酵解转变[1]。上述病理生理改变，使肺动脉高压患者右室心肌在禁食状态下即有明显的 ^{18}F-FDG 摄取增高（图6-5-2），且摄取增高程度与平均肺动脉压、肺血管阻力等血流动力学指标，以及右心功能指标呈显著的相关性[2]。右室心肌代谢的检测对于肺动脉高压右心功能不全的病情评估及疗效监测具有潜在的临床应用价值[3]。

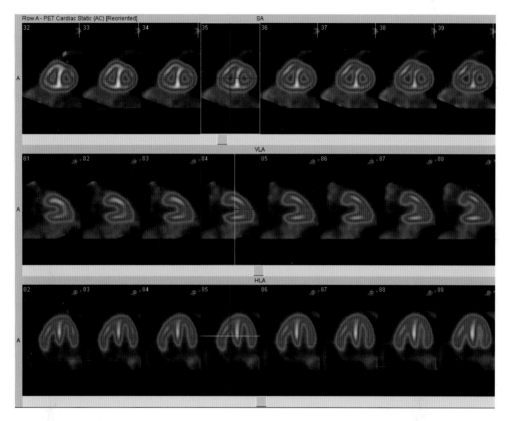

图 6-5-1　葡萄糖负荷 ^{18}F-FDG PET 心肌代谢显像示右室扩大，室壁增厚，放射性摄取明显增高

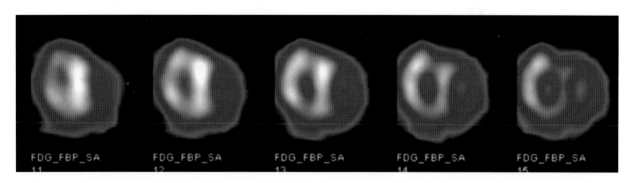

图 6-5-2　特发性肺动脉高压患者禁食状态 ^{18}F-FDG PET 心肌显像（短轴）示右室扩大、增厚，葡萄糖代谢增高

（方　纬　何作祥）

参考文献

[1] Fang W，Zhao L，Xiong CM，et al. Comparison of ^{18}F-FDG uptake by right ventricular myocardium in idiopathic pulmonary arterial hypertension and pulmonary arterial hypertension associated with congenital heart disease. Pulm Circ，2012，02：365-372.

[2] Li W，Wang L，Xiong CM，et al. The prognostic value of ^{18}F-FDG uptake ratio between the right and left ventricles in idiopathic pulmonary arterial hypertension. Clin Nucl Med，2015，40：859-863.

[3] Wang L，Zhang Y，Yan C，et al. Evaluation of right ventricular volume and ejection fraction by gated ^{18}F-FDG PET in patients with pulmonary hypertension：Comparison with cardiac MRI and CT. J Nucl Cardiol，2013，20：242-252.

第六节　肺外⁹⁹Tcᵐ-MAA 摄取原因

一、先天性心脏病

房间隔缺损、室间隔缺损、动脉导管未闭患者，早期由于体循环压力高于肺循环，表现为左向右分流，后期由于进行性肺动脉高压发展至器质性肺动脉阻塞性病变，出现右向左分流（艾森门格综合征）；此时进行肺灌注显像，经静脉注射的⁹⁹Tcᵐ-MAA 可以进入体循环，出现脾、肾、脑等脏器显影[1]（图 6-6-1，图 6-6-2）。

二、肺动静脉瘘

肺动静脉瘘是一种先天性肺血管畸形，表现为肺血管扩张、迂曲或形成海绵状血管瘤，肺动脉血液不经过肺泡直接流入肺静脉，肺动脉与静脉直接相通形成短路。经静脉注射的⁹⁹Tcᵐ-MAA 可以经肺动静脉瘘直接进入体循环，出现脾、肾等脏器显影[2]（图 6-6-3）。

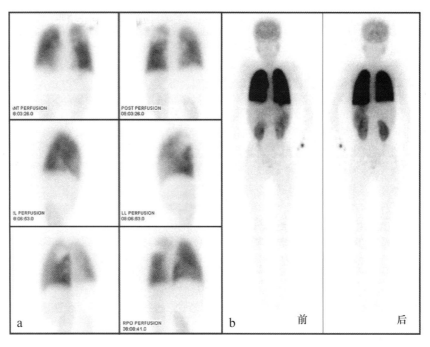

图 6-6-1　艾森门格综合征（室间隔缺损）。肺灌注显像（a）见脾及双肾显影；全身显像（b）示肺外放射性分布，尤以脾、肾及脑部为著

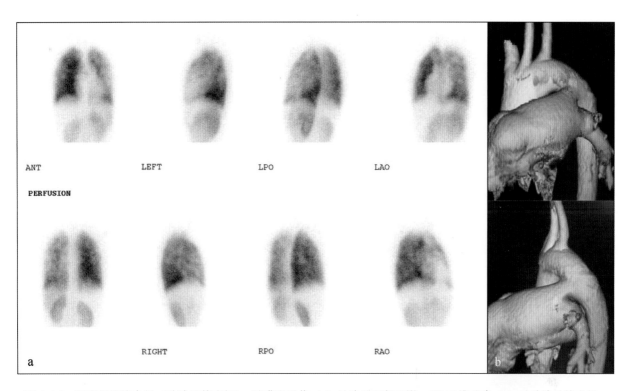

图 6-6-2　艾森门格综合征（动脉导管未闭）。肺灌注显像（a）见脾及双肾显影；CT 三维重建（b）示动脉导管未闭

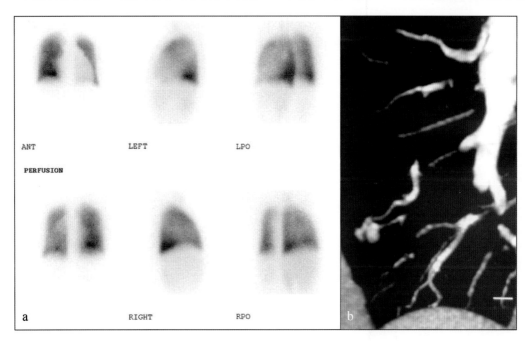

图 6-6-3　肺动静脉瘘。肺灌注显像（a）见脾及双肾显影；增强 CT（b）示肺动静脉瘘

三、$^{99}Tc^m$-MAA 放化纯度降低

由于显像剂标记率下降造成的游离锝增多，肺灌注显像时可以出现甲状腺及胃显影（图 6-6-

4）；此外，放射性锝胶体形成，还可以造成肝、脾的摄取与显影[3]。

四、甲状腺功能亢进症

甲状腺功能亢进症患者，由于甲状腺摄锝功

能的增强，肺灌注显像剂中微量的游离锝也会浓聚在甲状腺内，造成甲状腺显影[4]（图 6-6-5）。

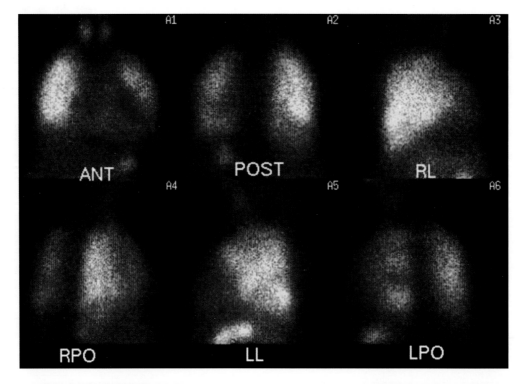

图 6-6-4 $^{99}Tc^m$-MAA 放化纯度降低。由于游离锝增多造成肺灌注显像时甲状腺及胃显影

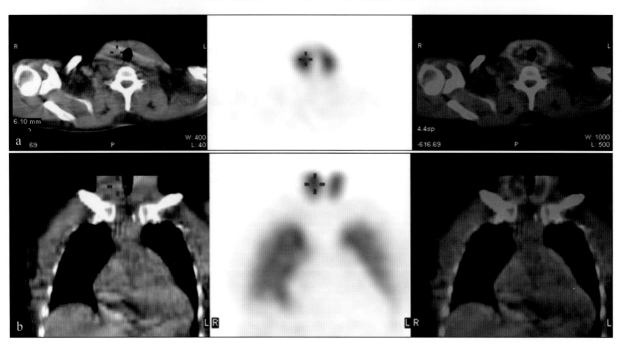

图 6-6-5 甲状腺功能亢进症。由于甲状腺摄锝功能增高，造成肺灌注显像时甲状腺显影

五、静脉侧支循环

由于各种原因造成的下腔静脉系统梗阻，使

由下肢静脉注射的 $^{99}Tc^m$-MAA（双下肢深静脉显像）经腹壁浅静脉侧支循环回流上腔静脉，此时若同时伴有脐静脉开放，显像剂可以经脐静脉汇

入门静脉，最后进入肝而使之显影（图6-6-6）。此外，在右心衰竭的患者，由于下腔静脉压力增高，进行双下肢深静脉显像时，显像剂可以通过椎静脉系统逆向嵌顿在骨盆诸骨而使之显影[5]（图6-6-7）。

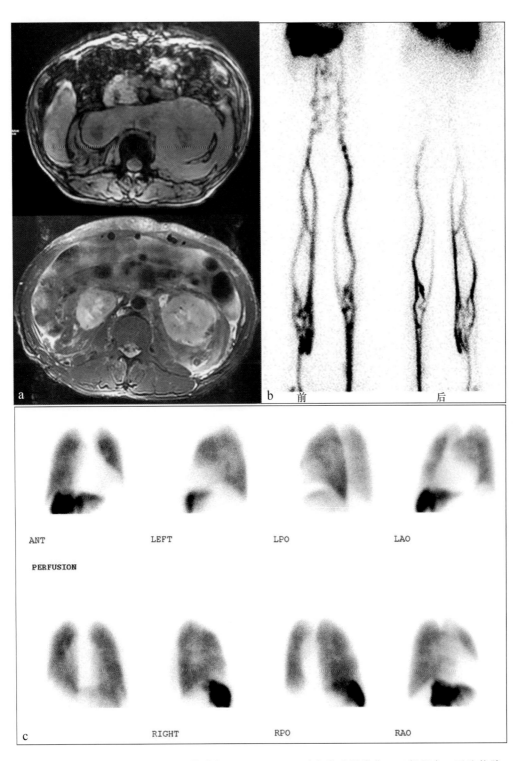

图6-6-6　腹膜后纤维化所致下腔静脉梗阻。MRI（**a**）示腹膜后纤维化，双肾积水，下腔静脉闭塞伴腹壁浅静脉扩张；双下肢深静脉显像（**b**）示下腔静脉梗阻，显像剂经腹壁静脉回流，肝异常显像剂浓聚；肺灌注显像（**c**）示肝弥漫显影

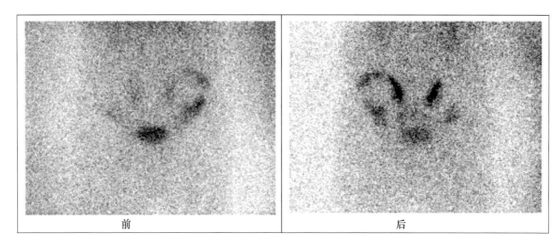

图 6-6-7　右心衰竭。双下肢深静脉显像见双侧髂骨显影

（付占立　张建华　霍　力　陈仰纯）

参考文献

［1］ Gutta AA，Mdaka T，Ramafi OE. Occult crossed renal ectopia detected on a VQ scan. Clin Nucl Med，2011，36：373-375.

［2］ Lu G，Shih WJ，Chou C，et al. Tc-99m MAA total-body imaging to detect intrapulmonary right-to-left shunts and to evaluate the therapeutic effect in pulmonary arteriovenous shunts. Clin Nucl Med，1996，21：197-202.

［3］ Hellin HD，Colom FA，Forteza AJ. Extrapulmonary uptake in the spleen during lung perfusion with Tc-99m MAA. Clin Nucl Med，1992，17：899-900.

［4］ Arsos G. Unexpected diagnosis of thyroid storm in a young child referred for urgent lung perfusion imaging. Clin Nucl Med，2013，38：661-663.

［5］ Fu Z，Zhang J，Li Q，et al. Unusual Visualization of the Ilium in Lower-Extremity Radionuclide Venography With 99mTc MAA. Clin Nucl Med，2015，40：828-829.

第七章 消化系统

第一节 胆囊功能障碍

【显像方法】 受试者检查前禁食水 8～12h 后，静脉注射 ^{99}Tc^m-依替菲宁（EHIDA）185MBq（5mCi）。注射 60min 后开始采集，1 帧/分钟，共采集 65min（第 3min 时受试者于 1～2min 内饮入 300ml 标准液体脂餐）。图像采集完后，采用 ROI 技术勾画胆囊感兴趣区，得到胆囊时间放射性曲线（time-activity curve，TAC），排胆分数（gallbladder ejection fraction，GBEF）=（显像过程中胆囊最大计数－显像过程中胆囊最小计数）/（显像过程中胆囊最大计数－本底）；排胆期（ejection period，EP）：即胆囊收缩时间，为从胆囊内最大计数到最小计数的时间。

病例 1

【简要病史】 男，49 岁，胆囊区疼痛 3 月余；慢性乙型肝炎，肝硬化病史 5 年。

【相关检查】 超声及 CT 未见胆囊结石。

【影像表现】 胆囊 TAC 分析（图 7-1-1）示：GBEF 为 33％，EP 为 63min。

【诊断】 肝硬化；胆囊运动功能低下。

病例 2

【简要病史】 女，55 岁，超声示胆囊结石。

【影像表现】 胆囊 TAC 分析（图 7-1-2）示：GBEF 为 34％，EP 为 32min。

【诊断】 胆囊结石；胆囊运动功能低下。

【讨论】 胆囊功能障碍（gallbladder dysfunction）是由于胆囊收缩、舒张功能发生紊乱而导致的一组症候群，其主要症状是胆型疼痛，客观特征为胆囊排空功能紊乱。^{99}Tc^m-EHIDA 肝胆动态显像判断胆囊运动功能障碍的标准为[1]：①充盈功能障碍：无胆道系统梗阻时胆囊不显影；②运动功能亢进：运动反射亢进，进食脂餐后 15min 排空速度比正常快，>60min 不再见到胆囊影像；③运动功能低下：脂餐后排空功能缓慢，GBEF<40％。正常胆囊运动功能影像见图 7-1-3。^{99}Tc^m-EHIDA 肝胆动态显像判断胆囊运动功能，不受胆囊几何形状影响且符合生理情况，具有简便、准确、重复性好、可精确定量等优点，能够客观反映受试者胆囊运动的功能状态[2-4]。

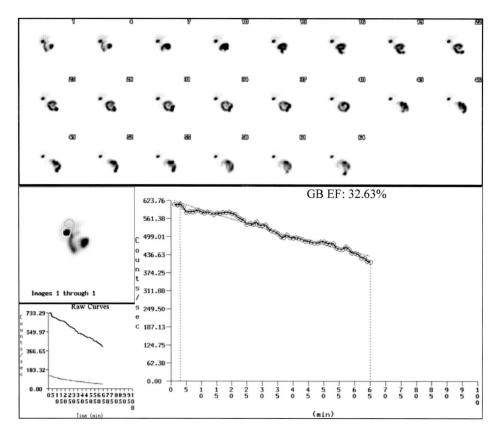

图 7-1-1　肝硬化患者（无结石）。胆囊 TAC 分析示 GBEF 为 33％，EP 为 63min

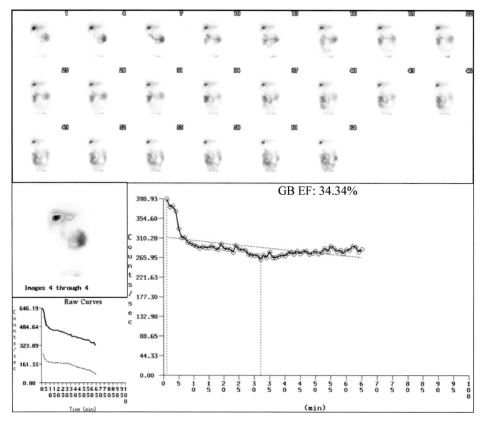

图 7-1-2　胆囊结石患者。胆囊 TAC 分析示 GBEF 为 34％，EP 为 32min

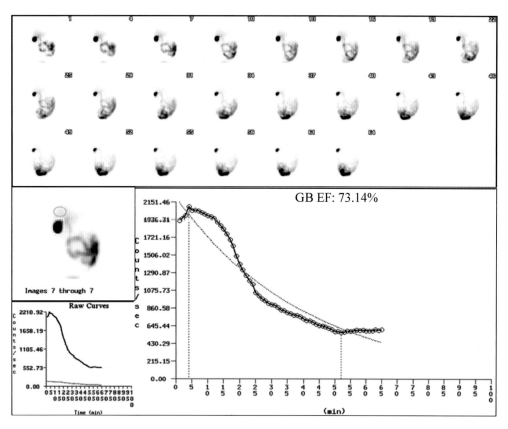

GB EF: 73.14%

图 7-1-3　胆囊功能正常。胆囊 TAC 分析示 GBEF 为 73％，EP 为 48min

（杨吉刚）

参考文献

［1］ 张遵城，郑妙，姚桂森. 核素肝胆动态显像对胆囊
结石患者胆囊运动功能的研究. 肝胆外科杂志，
1998，01：46-48.

［2］ Jin HX，Wu SD，Zhang XF，et al. Gallbladder mo-
tility in patients with hepatic cirrhosis before and after
portal azygous disconnection. World J Gastroenterol，
2004，10：3230-3233.

［3］ Fong YC，Hsu HC，Sun SS，et al. Impaired gall-
bladder function in spinal cord injury on quantitative
Tc-99m DISIDA cholescintigraphy. Abdom Imaging，
2003，28：87-91.

［4］ 郝瑞瑞，王惠吉，贾继东. 肝硬化患者胆囊运动功
能与 Child-Pugh 分级的相关性研究. 临床肝胆病杂
志，2006，22：267-269.

第二节　肺吸入

【显像方法】

（1）唾液吸入显像：患儿仰卧位，胸部位于
探头中心，将一滴 ^{99}Tc^{m}-硫胶体（100μl，300μCi）
滴在患儿舌后部，即刻开始动态采集 60min（若
10min 食管内无放射性，可往口腔内滴 1～2ml

0.9％氯化钠注射液），之后行前后位胸部静态采
集，采集 5min。若口腔仍有放射性，应在
120min 采集延迟相。

（2）胃食管反流显像：^{99}Tc^{m}-硫胶体（15μCi/
Kg）加入患儿牛奶（正常量的 1/3～1/2，正常量

为 20ml/kg）中，10min 内饮尽（直接食入或通过鼻胃管）。动态采集：患儿仰卧位，采集视野包括胃及胸部，5 秒/帧，共采集 60min，共 720 帧。之后行前后位胸部静态采集，采集 5min。

病例 1

【简要病史】 男，3.5 岁，反复肺炎 3 个月，可疑吸入性肺炎，随后行胃食管反流显像和唾液吸入显像以除外肺吸入。

【影像表现】 唾液吸入显像（图 7-2-1a，b）阳性；胃食管反流显像（图 7-2-1c，d）阳性。

【诊断】 肺吸入。

病例 2

【简要病史】 女，2 岁 4 个月，进食后有痉挛性咳嗽、气急。

【影像表现】 唾液吸入显像（图 7-2-2a，b）

阳性；胃食管反流显像阴性（图 7-2-2c，d）。

【诊断】 肺吸入。

【讨论】 吸入性肺炎是儿科呼吸系统常见疾病，既往研究认为吸入胃食管反流物是吸入性肺炎的一个重要原因[1-2]，而儿童患者唾液被吸入很少被认为是肺部疾病的原因，主要原因可能是以往没有方法能确认唾液被吸入到肺内。胃食管反流显像可用于观察胃食管反流（灵敏度 90% 以上）、胃液体排空情况及是否有肺吸入。唾液吸入显像利用动态显像观察显像剂经过食管被吞咽到胃内的过程，提供患儿吸入口腔分泌物的情况，如有肺吸入发生，则可见显像剂进入到气管支气管且双肺显影[3-6]，并能够确定清除吸入物的能力，后者在评估肺吸入后果严重性方面非常重要。研究表明唾液吸入显像的价值大于胃食管反流显像，应首先行唾液吸入显像以明确是否有肺吸入存在[7]。

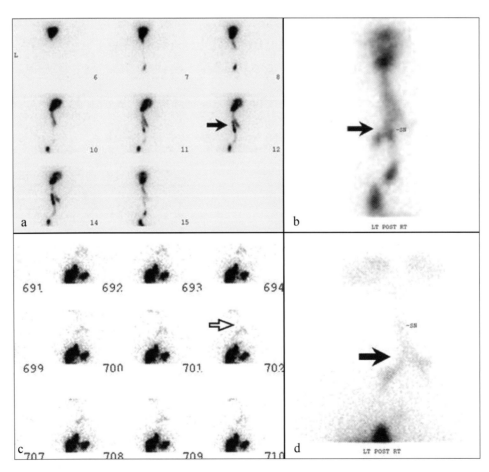

图 7-2-1 唾液吸入显像（**a**，**b**）示双侧主支气管可见放射性分布（提示肺吸入）；胃食管反流显像（**c**，**d**）示双侧支气管和双肺野可见放射性分布（提示肺吸入）

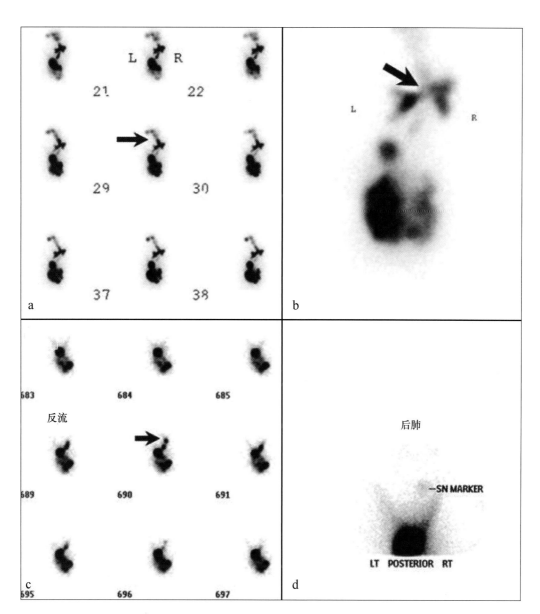

图 7-2-2　唾液吸入显像（a，b）示双侧主支气管和双肺野可见放射性分布（提示肺吸入）；胃食管反流显像（c，d）示：可见胃食管反流（箭头所示），而双侧支气管和双肺野未见放射性分布（未见肺吸入征象）

（杨吉刚）

参考文献

［1］ Ciofetta G. Gastro-esophageal studies in relationship to respiratory problems. Q J Nucl Med Mol Imaging，2010，54：372-8.

［2］ McVeagh P，Howman-Giles R，Kemp A. Pulmonary aspiration studied by radionuclide milk scanning and barium swallow roentgenography. Am J Dis Child，1987，141：917-921.

［3］ Somasundaram VH.，Subramanyam P，Palaniswamy S. Salivagram revisited：justifying its routine use for the evaluation of persistent/recurrent lower respiratory tract infections in developmentally normal children. Ann Nucl Med，2012，26：578-585.

[4] Levin K，Colon A，DiPalma J，et al. Using the radionuclide salivagram to detect pulmonary aspiration and esophageal dysmotility. Clin Nucl Med，1993. 18：110-114.

[5] Baikie G，Reddihough DS，South M，et al. The salivagram in severe cerebral palsy and able-bodied a-

dults. J Paediatr Child Health，2009，45：342-345.

[6] Simons JP，Rubinstein EN，Mandell DL. Clinical predictors of aspiration on radionuclide salivagrams in children. Arch Otolaryngol Head Neck Surg，2008，134：941-944.

[7] 杨吉刚，李春林，邹兰芳，等. 胃食管反流显像和唾液吸入显像在儿科肺吸入中的应用. 首都医科大学学报，2013，34：18-22.

第三节 消化道出血

一、空肠出血

【简要病史】 女，77岁，间断无痛性暗红色血便、进行性血红蛋白（Hb）下降2周；既往因高血压肾损害行规律性血液透析1年余。

【相关检查】 Hb 53g/L（参考值 116～155g/L）；大便潜血试验（化学法＋免疫法）阳性。胃镜检查未见明确出血部位。

【影像表现】 $^{99}Tc^m$-RBC（体内标记法）消

化道出血显像（图7-3-1）示右中下腹异常放射性浓聚影，考虑为空肠出血。

【临床诊断及治疗经过】 临床考虑患者"下消化道出血"诊断明确，但先后两次行腹部血管造影未找到出血点，后经内科止血、间断输血等对症治疗好转。

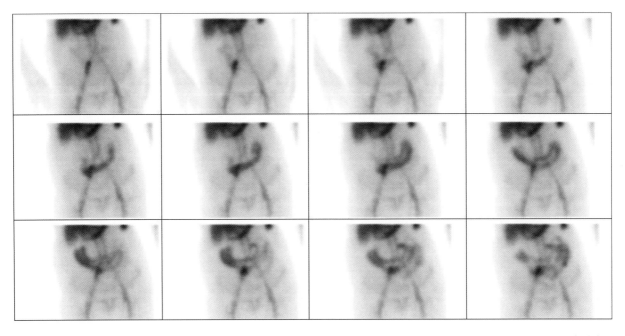

图7-3-1 消化道出血显像（5分/帧）示显像早期即可见右中下腹点状异常浓聚影，随显像时间延长，该异常放射性浓聚影迅速扩大并出现在远端肠道内，呈现"肠型"样放射性分布

二、十二指肠出血

【简要病史】 男，82岁，黑便4天。

【相关检查】 Hb 79g/L（参考值116～155g/L）（1个月前Hb 130g/L）；大便潜血试验（化学法＋免疫法）阳性。

【影像表现】 ^{99}Tc^m-RBC（体内标记法）消化道出血显像示1h内腹部放射性未见明显异常（图7-3-2）；延迟显像（图7-3-3a，b）示十二指肠近端异常放射性浓聚影伴远端肠道"肠型"样异常放射性浓聚；同期颈部甲状腺区显像（图7-3-3c）未见甲状腺显影；综合考虑患者出血部位在十二指肠近端。

【后续诊疗经过】 消化道出血显像提示出血部位后，患者行急诊胃镜检查示十二指肠前壁片状溃疡伴周围黏膜聚集并水肿，溃疡面可见不凝血渗出，临时给予创面喷洒凝血酶等治疗；后经抗酸、止血及间断输血等治疗好转。

三、胆道出血

【简要病史】 女，54岁，腹痛、便血1天。

【相关检查】 查体：贫血貌，右上腹压痛。胃镜、肠镜（－）；超声示胆囊内"絮状"稍高回声，未见血流信号。

【影像表现】 ^{99}Tc^m-RBC（体内标记法）消化道出血显像示2h影像（图7-3-4a）肝门区及胆总管内可见异常放射性浓聚；24h平面影像（图7-3-4b）及横断面影像（图7-3-4c）可见胆囊及肠道内异常放射性浓聚。

【临床诊断及治疗经过】 临床诊断胆道出血；经抗感染、止血、输血治疗好转。

【讨论】 ^{99}Tc^m-RBC消化道出血显像是定位消化道出血部位的有效手段，该方法敏感性和特异性均较高[1]，可发现出血速度为0.1ml/min的出血灶，而CT血管造影仅能发现出血速度1ml/min以上的出血灶。此外，^{99}Tc^m-RBC可较长时间存在于血液中，便于动态或多次检查，不受患者年龄、病情及出血部位的限制。SPECT/CT融合断层显像及延迟显像可以提高显像的阳性率[2]。

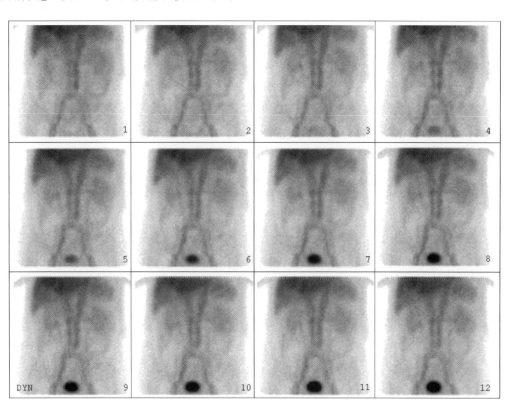

图7-3-2 消化道出血显像（5分/帧）示1h内腹部放射性未见明显异常

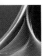

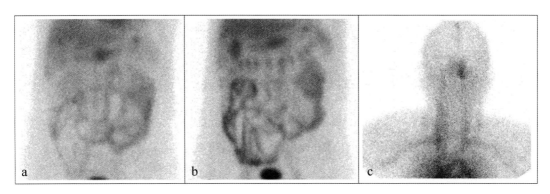

图 7-3-3 延迟显像。4h影像（**a**）示十二指肠近端异常放射性浓聚影，远端小肠内可见弥漫性放射性聚集；7h影像（**b**）示十二指肠近端仍可见放射性异常浓聚，下端小肠内放射性进一步聚集呈"肠型"样放射性分布，横结肠可见显影；同期前颈部显像（**c**）未见甲状腺显影，排除腹部异常放射性浓聚为胃游离锝摄取所致

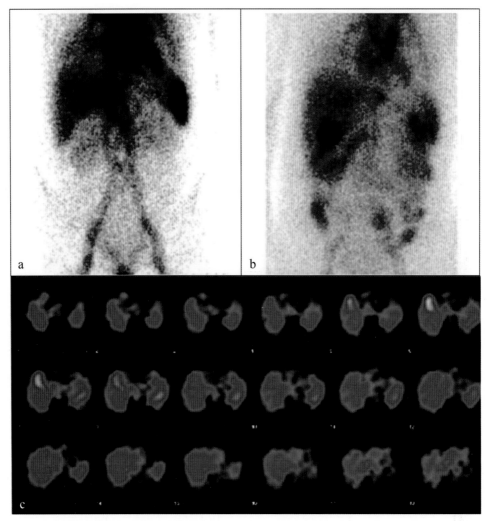

图 7-3-4 消化道出血显像。2h影像（**a**）示肝门区及胆总管内异常放射性浓聚；24h平面（**b**）及横断面（**c**）影像示胆囊及肠道内异常放射性浓聚

（付占立　李　飞　杨吉刚）

参考文献

［1］陆汉魁，陈维雄. 不明原因消化道出血的放射性核素显像诊断. 中华消化杂志，2007，27：403-404.

［2］Schillaci O，Spanu A，Tagliabue L，et al. SPECT/CT with a hybrid imaging system in the study of lower gastrointestinal bleeding with technetium-99m red blood cells. Q J Nucl Med Mol Imaging，2009，53：281-289.

第四节　异位胃黏膜

一、梅克尔憩室

【简要病史】　女，4 岁，无痛性暗红色血便 1 周。

【影像表现】　$^{99}Tc^mO_4^-$ 异位胃黏膜显像（图 7-4-1）示右下腹点状异常放射性浓聚影。

【手术及病理】　回肠末段梅克尔憩室。

二、肠重复畸形

【简要病史】　患儿，男，6 岁，间断性无痛性暗红色血便 7 个月。

【影像表现】　$^{99}Tc^mO_4^-$ 异位胃黏膜显像（图

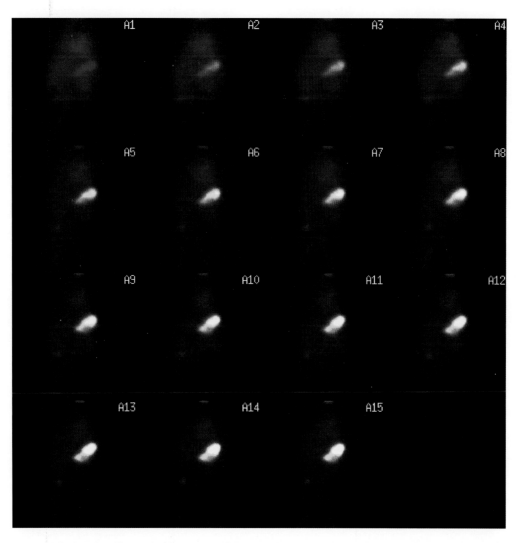

图 7-4-1　异位胃黏膜显像（4分/帧）示右下腹部与胃同时显影且位置固定的点状异常放射性浓聚影

7-4-2）示右下腹异常放射性浓聚影。

【手术及病理】 回肠末段肠重复畸形。

【讨论】 异位胃黏膜（ectopic gastric mucosa）常见于梅克尔憩室、肠重复畸形和 Barrett 食管，是小儿消化道出血的常见原因。梅克尔憩室多位于回肠末端的肠系膜对侧缘，一般直径1～2cm，长度平均3～4cm。肠重复畸形可发生在消化道的任何部位，但以回肠发病最多，病变肠管位于肠系膜侧。梅克尔憩室的异位胃黏膜发生率（约50%～60%）高于肠重复畸形（约20%～25%）[1]。异位胃黏膜显像的准确率可达70%～90%，假阳性可见于活动性消化道出血、局限性肠炎、肠套叠、先天性巨结肠、小肠毛细血管扩张症和海绵状血管瘤等。病变部位显像剂异常浓聚的程度与局部所含异位胃黏膜的多少、功能有关，病程长或异位胃黏膜的自身消化与破坏程度严重时，显像剂异常浓聚程度会下降（如"二、肠重复畸形"中病例）。位于肠重复畸形内的异位胃黏膜，显像时可以呈"肠袢"状异常浓聚影（图 7-4-3），从而有利于肠重复畸形的诊断。当肠重复畸形的病变范围较小时，则与梅克尔憩室不易鉴别（"二、肠重复畸形"中病例）。SPECT/CT 断层显像可以为病变的解剖定位提供一定帮助（图 7-4-4）。

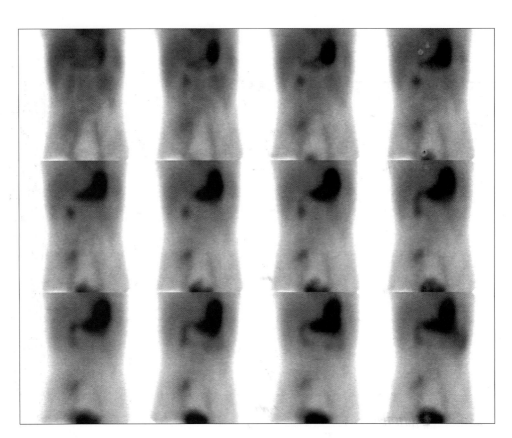

图 7-4-2 异位胃黏膜显像（5分/帧）示右下腹部可见与胃同时显影且位置固定的异常放射性浓聚影

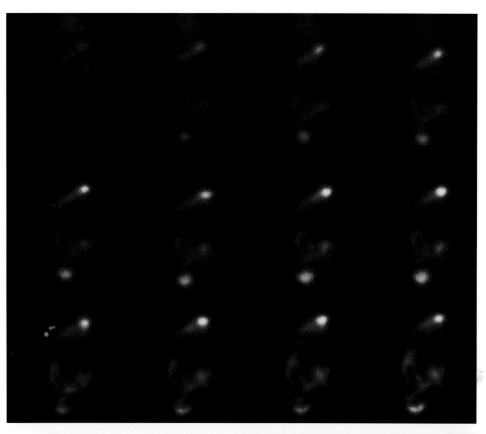

图 7-4-3 异位胃黏膜显像（5分/帧）示肠重复畸形内的异位胃黏膜呈"肠袢"样放射性异常浓聚影

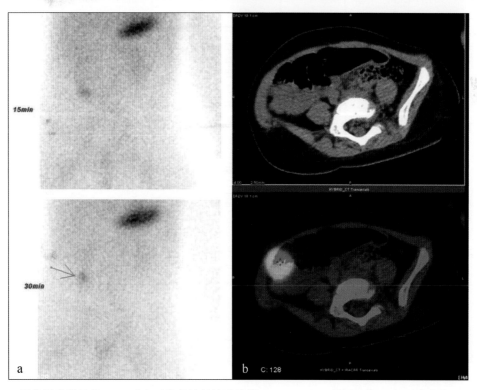

图 7-4-4 异位胃黏膜显像（a）示右下腹部放射性浓聚影；SPECT/CT 断层显像（b）示病变位于回肠末端

（付占立 杨吉刚 胡玉敬 刘 琦）

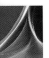

参考文献

[1] 杨吉刚，马大庆. 小儿肠重复畸形的临床及影像学

诊断. 实用儿科临床杂志，2008，23：545-547.

第五节　唾液腺功能受损相关疾病——干燥综合征

【简要病史】　女，38岁，乏力伴口眼干燥8个月，加重2个月。

【相关检查】　全血细胞减少；抗SSA（60KDa）抗体及抗Ro-52抗体（＋）；Schirmer试验：0mm（参考值≥10mm）。

【影像表现】　$^{99}Tc^mO_4^-$唾液腺显像（图7-5-1）示双侧腮腺及颌下腺功能严重受损。

【临床诊断】　原发性干燥综合征。

【讨论】　干燥综合征（Sjogren syndrome，SS）是一种主要累及外分泌腺体的慢性炎症性自身免疫疾病，分为原发性和继发性两类。原发性SS临床除有唾液腺和泪腺受损而出现口干、眼干外，尚可累及肾、肺、血液、神经、消化等多个器官和系统。唾液腺显像利用涎腺对$^{99}Tc^mO_4^-$的摄取及排泄能力，可一次性同时评价多个腺体的功能状态及受损程度。根据受检者唾液腺影像及时间放射性曲线与正常人（图7-5-2）的差异，该检查可以对干燥综合征患者的唾液腺受损情况做出客观而准确的评价[1-2]。

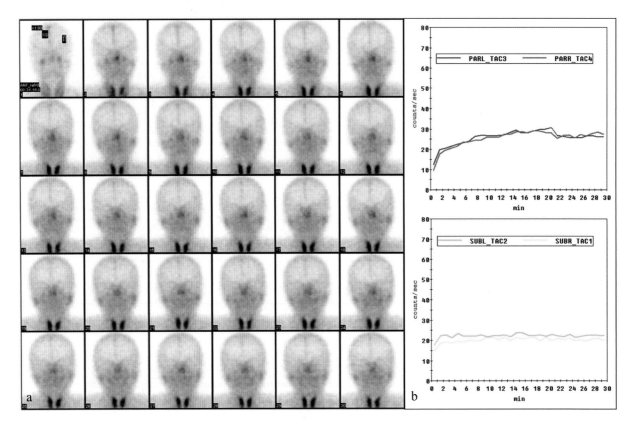

图7-5-1　原发性干燥综合征。动态显像（a，1分/帧）示双侧腮腺及颌下腺显像剂摄取缓慢、显影模糊，以双侧颌下腺为著，20min给予酸刺激后影像变化不明显；时间-放射性曲线（b）示双侧腮腺及颌下腺摄取及排泌显像剂明显延缓

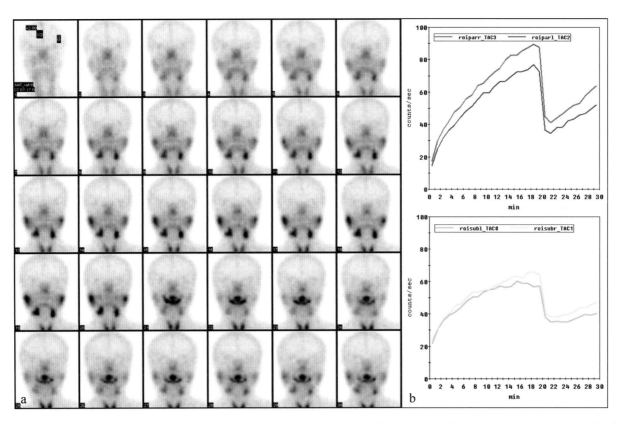

图 7-5-2 正常人唾液腺显像。动态显像（**a**，1 分/帧）示双侧腮腺及颌下腺显像剂摄取迅速、显影清晰，20min 酸刺激后腺体内放射性迅速减少；时间-放射性曲线（**b**）表现为相应腺体的摄取相及排泌相曲线快速上升与下降

（付占立　李　眉　杨吉刚）

参考文献

[1] Zou Q，Jiao J，Zou MH，et al. Semi-quantitative evaluation of salivary gland function in Sjogren's syndrome using salivary gland scintigraphy. Clin Rheumatol，2012，31：1699-1705.

[2] Henriksen AM，Nossent HC. Quantitative salivary gland scintigraphy can distinguish patients with primary Sjogren's syndrome during the evaluation of sicca symptoms. Clin Rheumatol，2007，26：1837-1841.

第八章　淋巴系统

第一节　继发性淋巴水肿

一、继发性上肢淋巴水肿

【简要病史】　女，50岁，左乳腺癌根治术后 2 年，术后行放疗、化疗。左上肢肿 1.5 年。

【影像表现】　$^{99}Tc^m$-右旋糖酐（DX）双上肢淋巴显像（图 8-1-1）示左上肢淋巴回流受阻，皮下广泛显像剂分布。

二、继发性下肢淋巴水肿

【简要病史】　女，51 岁，卵巢癌根治术后 10 年，术后行化疗。左腹股沟淋巴结转移癌切除术后 2 年，术后行放疗，左下肢肿 1 年。

【影像表现】　$^{99}Tc^m$-DX 双下肢淋巴显像（图 8-1-2）示腹股沟以上淋巴管缺失，左下肢、会阴部和右大腿内侧皮下显像剂反流。

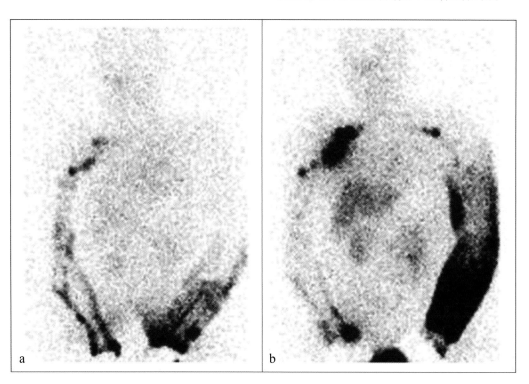

图 8-1-1　双上肢淋巴显像。10min 影像（**a**）示左上肢淋巴管未见显示，皮下可见显像剂弥散分布；3h 影像（**b**）示显像剂弥散范围扩大

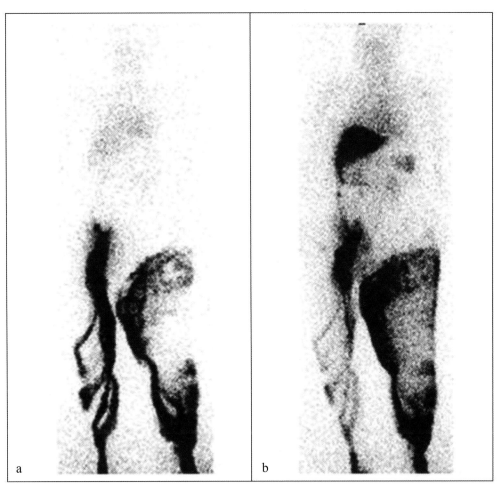

图 8-1-2 双下肢淋巴显像。10min 影像（**a**）示双下肢淋巴管扩张、扭曲，盆腹腔淋巴管、淋巴结不显示，3h 影像（**b**）示左下肢、会阴部和右大腿内侧皮下可见广泛显像剂分布

【讨论】　　继发性淋巴水肿（secondary lymphedema，SLE）是临床最常见的淋巴水肿类型。常见的继发病因包括肿瘤及其相关治疗（手术、放疗）、外伤、感染（细菌或丝虫）、炎性疾病（类风湿关节炎、白塞病等）、皮肤病（银屑病、湿疹、白癜风）等。乳腺癌和妇科肿瘤根治术分别是上肢和下肢 SLE 的最常见原因，二者术后发生率分别为 20%～30% 和 9%～40%[1-2]。辅助放疗也是术后 SLE 的危险因素之一。淋巴显像是诊断与评估 SLE 的有效手段[3-5]。

（童冠圣）

参考文献

［1］Beesley V，Janda M，Eakin E，et al. Lymphedema after gynecological cancer treatment：prevalence，correlates，and supportive care needs. Cancer，2007，109：2607-2614.

［2］Fuller J，Guderian D，Kohler C，et al. Lymph edema of the lower extremities after lymphadenectomy and radiotherapy for cervical cancer. Strahlenther Onkol，2008，184：206-211.

［3］童冠圣，沈文彬，耿万德，等. 99Tcm-右旋糖酐淋巴显像评估乳腺癌相关性淋巴水肿. 中华核医学杂志，2010，30：324-328.

［4］童冠圣，沈文彬，耿万德，等. 淋巴显像评估妇科肿瘤治疗后下肢淋巴系统损伤. 中华核医学杂志，2011，31：19-24.

［5］Moffatt C J，Franks P J，Doherty D C，et al. Lymphoedema：an underestimated health problem. QJM，2003，96：731-738.

第二节　原发性淋巴水肿

一、淋巴管不发育

【简要病史】　女，16 岁，出生后左侧上、下肢肿胀，随生长发育左侧肢体逐渐增粗。家族中无类似病者。

【影像表现】　^{99}Tc^m-右旋糖酐 DX 双侧上肢、下肢淋巴显像（图 8-2-1，图 8-2-2）示左侧上、下肢均无淋巴管、淋巴结显影，皮下亦未见放射性弥散分布。

二、淋巴管发育不良

【简要病史】　女，14 岁，右下肢肿胀 3 年；家族中无类似病者。

【影像表现】　^{99}Tc^m-DX 淋巴显像（图 8-2-3）示双下肢淋巴管纤细，右下肢可见少量显像剂皮下滞留。

三、淋巴管增生

【简要病史】　男，21 岁，双下肢肿 8 年，近

3 年频发下肢丹毒；双侧下肢膝关节以下对称性肿。其父有类似病史。

【影像表现】　^{99}Tc^m-DX 淋巴显像（图 8-2-4）示双下肢呈对称性淋巴管扩张伴皮下广泛显像剂分布。

【讨论】　原发性淋巴水肿（primary lymphedema，PLE）可累及双侧肢体，呈对称性改变，也可能只累及单个肢体，甚至颜面和肩背部。淋巴显像可以表现为淋巴管不发育（aplasia）、发育不良（hypoplasia）或增生（hyperplasia）[1]。有些 PLE 可能属于某些遗传性综合征诸多症候群的一个表现，患者多有家族遗传病史和遗传学证据，如特纳（Turner）综合征、Noonan 综合征、双行睫-淋巴水肿综合征、黄甲综合征等[2]。

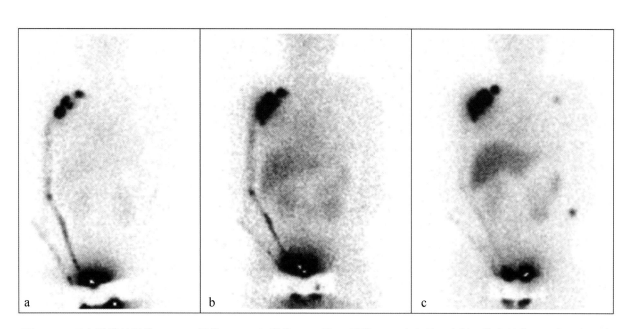

图 8-2-1　双上肢淋巴显像。10min 影像（**a**）、1h 影像（**b**）及 3h 影像（**c**）左上肢（患侧）均未见淋巴回流；右上肢（健侧）淋巴回流正常

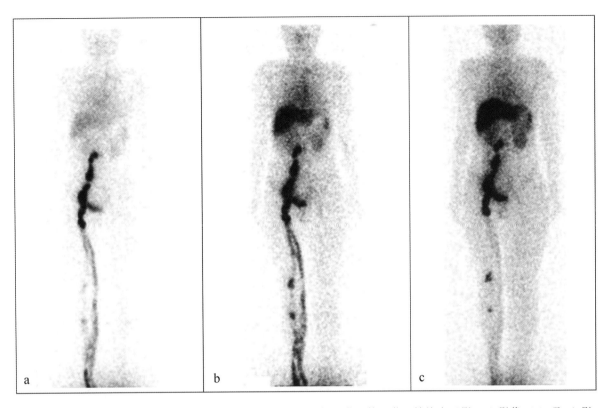

图 8-2-2 双下肢淋巴显像。10min 影像（**a**）示左下肢（患侧）淋巴管、淋巴结均未显影，1h 影像（**b**）及 6h 影像（**c**）均未见显像剂皮下反流；右下肢（健侧）淋巴回流正常

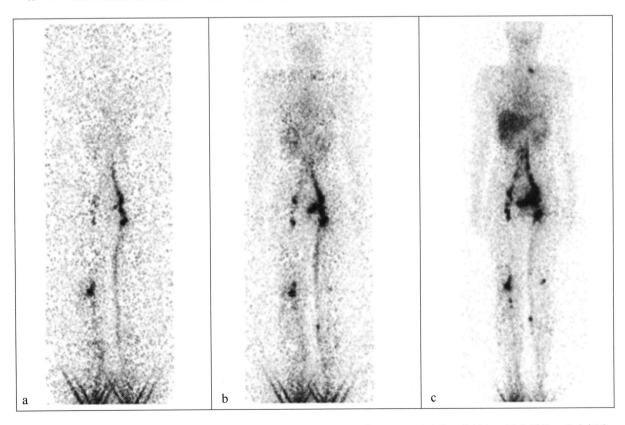

图 8-2-3 双下肢淋巴显像。10min 影像（**a**）、1h 影像（**b**）及 3h 影像（**c**）双下肢淋巴管纤细，回流缓慢，以右侧为著，右下肢有少量皮下显像剂滞留

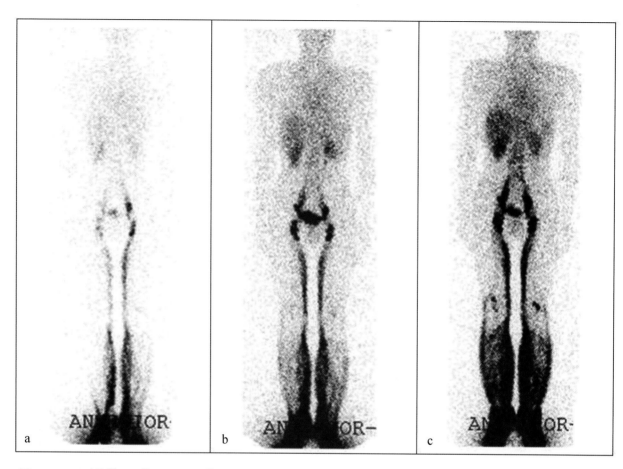

图 8-2-4 双下肢淋巴显像。10min 影像（**a**）、1h 影像（**b**）及 3h 影像（**c**）示双下肢淋巴管扩张，并很快在患肢皮下弥散反流，双侧呈对称性改变

（童冠圣）

参考文献

［1］Connell F C，Gordon K，Brice G，et al．The classification and diagnostic algorithm for primary lymphatic dysplasia：an update from 2010 to include molecular findings．Clin Genet，2013，84：303-314．

［2］Connell F，Brice G，Jeffery S，et al．A new classification system for primary lymphatic dysplasias based on phenotype．Clin Genet，2010，77：438-452．

第三节　乳糜积液

【简要病史】　男，32 岁，双侧胸腔乳糜积液 2 月余，心包乳糜积液 1 月余；胸水每日引流 1000～2000ml，为血性乳糜性。发病初期同时伴有头颈部、双上肢肿胀；行上腔静脉造影发现上腔静脉梗阻，诊断"白塞病"，经激素冲击疗法治疗 2 周后头颈部及双上肢肿胀消失，但胸腔、心包积液未见缓解。

【相关检查】　总蛋白 50.3g/L（参考值 60～80g/L），白蛋白 31.7g/L（参考值 35～55g/L）。头颈部 CT 示右侧颈内静脉、右侧锁骨下静脉、双侧头臂静脉及上腔静脉血栓。直接淋巴管造影示胸导管末端结构紊乱，可见造影剂向左锁骨下干及颈部反流，左静脉角处未见造影剂入血征象。

【影像表现】 造影后 CT 扫描（图 8-3-1）见腋下、颈部大量碘油聚集，提示左颈干、锁骨下干反流。下肢淋巴显像（图 8-3-2）示大量显像剂逆流进入胸腔、心包，提示胸腔、心包乳糜积液；颈部、左锁骨下可见显像剂反流，提示胸导管梗阻。

【治疗经过】 患者 5 个月后，行胸导管探查与左颈横静脉吻合术，术后胸腔、心包乳糜积液明显减少。术后 1.5 个月再次行下肢淋巴显像（图 8-3-3）示心包、胸腔乳糜积液较前改善，颈部反流减轻。

【讨论】 来自消化系统含乳糜成分的淋巴液

经胸导管及其引流淋巴管漏出到胸腔、腹腔和心包等浆膜腔，形成乳糜积液。近端淋巴管（尤其胸导管）的梗阻或损伤，是乳糜积液形成的重要原因。白塞病（Behet's disease）是以口腔复发性口疮样溃疡、生殖器溃疡和眼葡萄膜炎三联征为特征的自身免疫性疾病。白塞病主要累及全身多系统小血管，也可累及上腔静脉[1]。本例患者主要病变发生在上腔静脉及其主要属支，锁骨下静脉和颈静脉血栓导致胸导管梗阻，是造成患者出现胸腔、心包乳糜积液的主要原因。对乳糜积液患者，淋巴显像可全面评估从下肢至颈部的淋巴管功能状况，为直接淋巴管造影提供指向和依据；对于部分多浆膜腔乳糜积液病例，淋巴显像还可以为确定积液来源和漏出部位提供诊断线索。

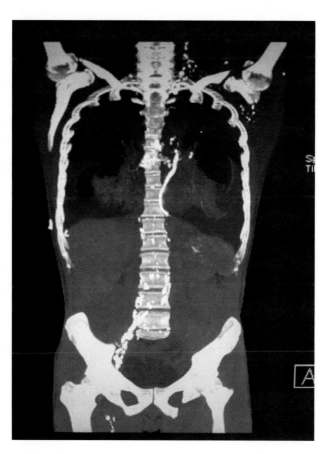

图 8-3-1 （术前）直接淋巴管造影后 CT 扫描示腋下、颈部大量碘油聚集

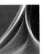

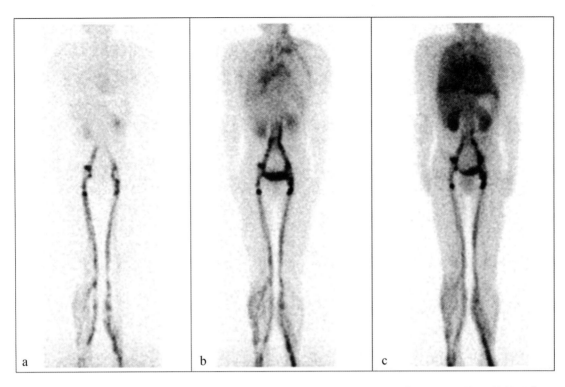

图 8-3-2 （术前）双下肢淋巴显像。10min 影像（**a**）、1h 影像（**b**）及 3h 影像（**c**）示颈部和锁骨下淋巴管显影（**b**），大量显像剂逆流进入胸腔和心包腔（**b，c**）

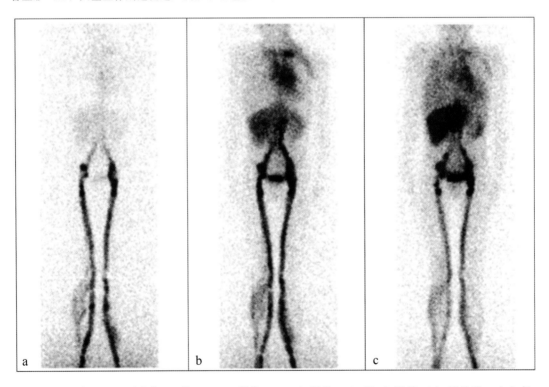

图 8-3-3 （术后）双下肢淋巴显像。10min 影像（**a**）、1h 影像（**b**）及 3h 影像（**c**）示胸腔、心包仍有显像剂填充，但较前改善，锁骨下干仍可见反流征象，颈部反流明显减少

（童冠圣）

参考文献

[1] Abadoglu O，Osma E，Ucan E S，et al. Behcet's disease with pulmonary involvement，superior vena cava syndrome，chyloptysis and chylous ascites. Respir Med，1996，90：429-431.

第四节 淋巴管肌瘤病

【简要病史】 女，43 岁，胸闷、憋气 4 年；曾行 CT 检查，诊断为"肺间质病变"，未予治疗。近半年来，胸闷、憋气加重；3 个月前发现左侧胸腔积液，行胸腔引流，胸腔积液为"牛奶"样，每日约 300～1400ml。

【相关检查】 总蛋白 47.8g/L（参考值 60～80g/L），白蛋白 29.9g/L（参考值 35～55g/L），球蛋白 17.9g/L（参考值 20～30g/L），血钙 2.0mmol/L（参考值 2.10～2.75mmol/L），血镁 0.65mmol/L（参考值 0.66～1.20mmol/L）。

【影像表现】 肺 CT 示双肺弥漫性囊泡样变（图 8-4-1）。双下肢淋巴显像（图 8-4-2）示显像剂迅速进入左侧胸腔并弥散分布，延迟显像逐渐增浓。

【临床诊断】 淋巴管肌瘤病。

【讨论】 淋巴管肌瘤病（lymphangioleiomyomatosis，LAM）是一种由于平滑肌异常增殖而导致支气管、淋巴管和小血管阻塞的慢性、进行性全身性疾病。肺部最易受累，常表现为弥漫性间质性病变，因此又称肺淋巴管平滑肌瘤症[1]。LAM 一般为独立性疾病，有时可与结节硬化症合并发生。LAM 主要发生在育龄期妇女，典型的胸部影像学为双肺弥漫分布的薄壁小囊泡（图 8-4-1）。肺外病变可见于腹膜后、肝、脾、胰腺和肾等，表现为相应器官的囊性病灶或后腹膜包块。LAM 患者可因淋巴管破裂出现胸、腹腔乳糜积液；胸膜下囊泡破裂可出现气胸。本例 LAM 患者病变主要在双肺，左胸淋巴管破裂导致乳糜性胸腔积液；长期行胸腔引流造成大量乳糜，尤其是其中蛋白、脂肪等成分丢失，导致低蛋白血症、电解质紊乱和免疫功能低下等症状；淋巴显像见左侧胸腔弥漫性快速放射性填充（图 8-4-2），提示漏出量较多。淋巴显像为乳糜漏出提供了直接的影像依据，也为直接淋巴管造影及临床进一步治疗提供了参考与决策依据。

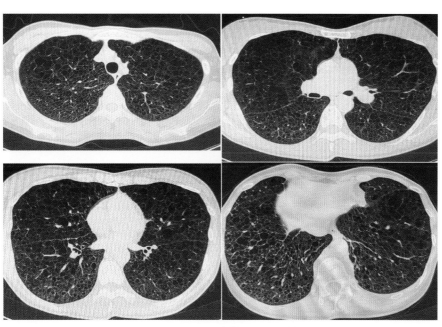

图 8-4-1 肺 CT 示双肺弥漫性大小不等囊泡状影

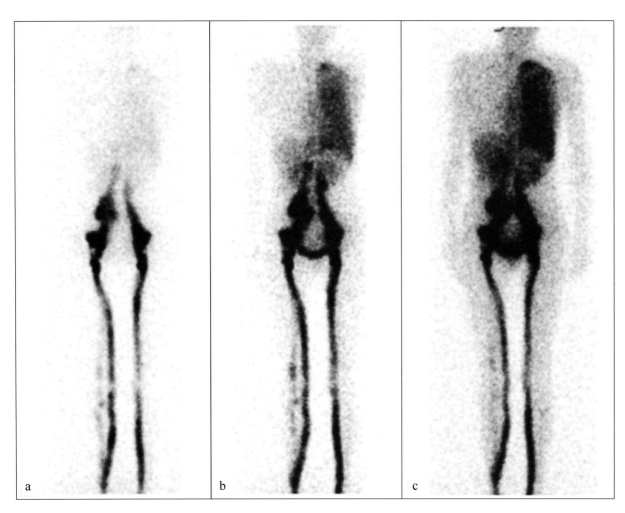

图 8-4-2 双下肢淋巴显像。10min 影像（**a**）、1h 影像（**b**）及 3h 影像（**c**）见显像剂进入左侧胸腔，并逐渐弥散、聚集；右胸未见放射性填充

（童冠圣）

参考文献

[1] 朱建荣，万小敩，惠复新. 肺淋巴管平滑肌瘤病的研究进展. 医学综述，2015，21：50-52.

第五节　小肠淋巴管扩张症

【简要病史】　男，24 岁，间断腹胀、腹泻 3 年半，双下肢肿胀 1 周。

【相关检查】　白细胞 $3.5 \times 10^9/L$（参考值 $4 \times 10^9/L \sim 10 \times 10^9/L$），淋巴细胞 $0.6 \times 10^9/L$（参考值 $0.8 \times 10^9/L \sim 4 \times 10^9/L$），淋巴细胞百分比 15.7%（参考值 $20\% \sim 40\%$）。总蛋白 31.8g/L（参考值 $60 \sim 80g/L$），白蛋白 18.5g/L（参考

值 35～55g/L），球蛋白 13.3g/L（参考值 20～30g/L）；血钙 1.91mmol/L（参考值 2.1～2.75mmol/L）。胶囊内镜示十二指肠、空肠黏膜水肿，可见散在白色小囊泡状黏膜改变。

【影像表现】 ^{99}Tc^m-人血清白蛋白（HSA）肠失蛋白显像（图 8-5-1a）示十二指肠、空肠早期显影，随后漏出显像剂向远端肠道移动，提示漏出部位在十二指肠及空肠段。^{99}Tc^m-DX 下肢淋巴显像（图 8-5-1b，c）示十二指肠、空肠显影，提示显像剂逆流进入淋巴管扩张肠段并漏入肠腔。

【手术及病理结果】 手术切除病变段十二指肠及空肠，术后病理示小肠黏膜水肿，黏膜下层、肌层及浆膜层均可见淋巴管高度扩张、迂曲。

【讨论】 小肠淋巴管扩张症（intestinal lymphangiectasia，IL）是一种以小肠淋巴管扩张为特征的乳糜回流障碍性疾病，是蛋白丢失性肠病（protein-losing enteropathy）的重要病因之一。富含蛋白质、脂肪成分的乳糜液自肠道漏出丢失，会导致 IL 患者慢性腹泻、难治性低蛋白血症、电解质紊乱和免疫功能低下等症状，长期不愈者会出现严重营养不良，儿童患者可能出现生长发育迟缓。^{99}Tc^m-HSA 可以示踪 IL 患者肠道蛋白丢失状况，并定位蛋白漏出部位。下肢淋巴显像可以评估淋巴引流情况，并作为治疗决策的依据[1-2]。

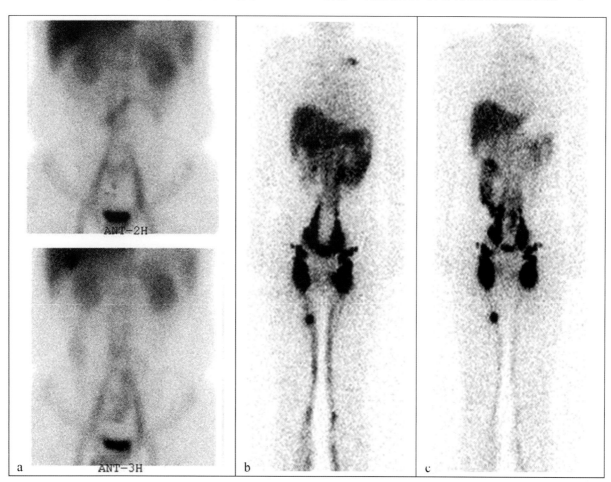

图 8-5-1　肠失蛋白显像（a）示 2h 显像于左中腹部可见十二指肠、空肠内显像剂积聚，3h 显像见显像剂移动至下腹部（回肠区）及升结肠。双下肢淋巴显像示 1h 影像（b）见左上腹部（十二指肠及空肠上端）肠道显影，3h 影像（c）见左上腹肠道内放射性分布减少，（漏出显像剂向下运动）升结肠内可见显像剂积聚

（文　哲）

参考文献

[1] 文哲，童冠圣，刘勇，等．淋巴显像诊断小肠淋巴
    管扩张症的腹部影像分型及价值．中华核医学与分
    子影像杂志，2014，34：116-120.

[2] 文哲，童冠圣，刘勇，等．对比 ^{99m} Tc-DX 与 ^{99m} Tc-
    HSA 显像诊断小肠淋巴管扩张症．中国医学影像技
    术，2014，5：56-59.

第六节　K-T 综合征

【简要病史】　男，23 岁，出生后发现右腰臀部、大腿大片暗紫色斑块；12 岁时发现右大腿较左侧粗，右下肢长于左下肢，近年愈明显（现比左下肢长 3cm）；3 年前右小腿肿胀，并很快发展至大腿；1 个月前阴囊、包皮肿胀。

【相关检查】　查体示右腰臀部、大腿大片葡萄酒色斑，右下肢肿胀，皮温明显增高，皮肤表面可见静脉迂曲扩张。下肢静脉造影示血管畸形。

【影像表现】　下肢淋巴显像（图 8-6-1）示右下肢淋巴管扩张，右下肢、右下腹及会阴部淋巴水肿，腹股沟以上淋巴引流障碍。

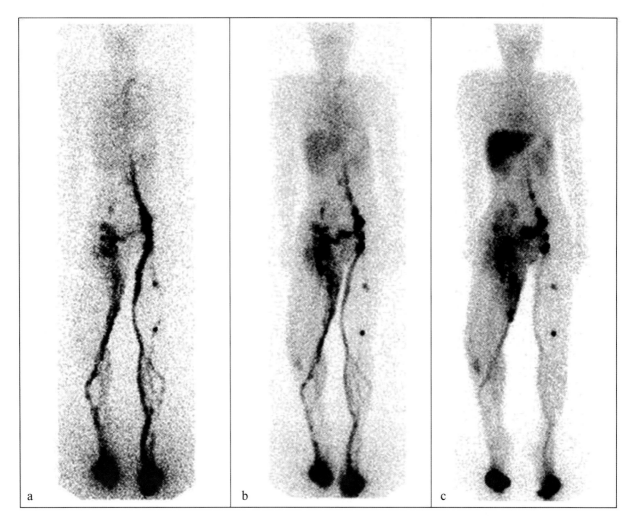

图 8-6-1　下肢淋巴显像示 10min 影像（**a**）、1h 影像（**b**）及 3h 影像（**c**）见右下肢淋巴管扩张，髂血管旁淋巴管未显示，右下肢、下腹部及阴囊皮下广泛显像剂滞留

【讨论】 K-T综合征（Klippel-Trenaunay syndrome，KTS）是以静脉、毛细血管和淋巴管发育畸形为特征的罕见先天性疾病，又称为骨肥大性毛细血管瘤综合征。临床表现为皮肤葡萄酒色斑、软组织增生与骨肥大、静脉曲张与畸形三联征。淋巴水肿是仅次于三联征的最常见临床症状之一。KTS患者的脉管畸形变化多样，因此应遵循个性化治疗原则。淋巴显像可以确定KTS患者是否存在淋巴水肿，评估淋巴水肿累及范围以及近端引流淋巴管是否合并梗阻等情况，为KTS临床分型及治疗决策提供参考依据[1]。

（童冠圣）

参考文献

[1] Gloviczki P，Driscoll D J. Klippel-Trenaunay syndrome：current management. Phlebology，2007，22（6）：291-298.

第七节 前哨淋巴结显像

【简要病史】 男，79岁，右足跟皮肤肿物2年，表面破溃半月；病理示"黑色素瘤"。

【影像表现】 右足跟肿物周围注射^{99}Tc^{m}标记美罗华（Rituximab），40min后行前哨淋巴结显像（图8-7-1a）示右腹股沟区淋巴结显影。^{18}F-FDG PET/CT显像（图8-7-1b，c）示右腹股沟区淋巴结肿大伴代谢增高。

【病理结果】 右腹股沟区前哨淋巴结活检示黑色素瘤转移。

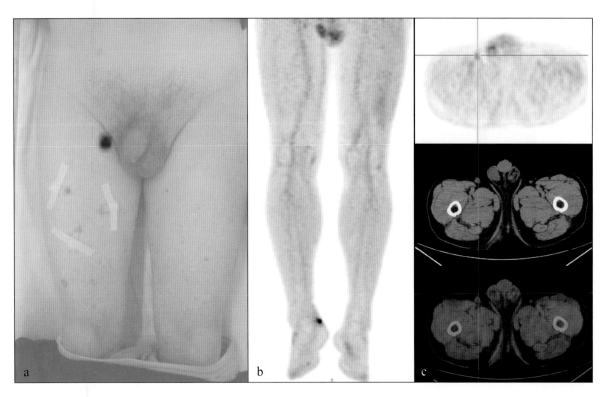

图8-7-1 右下肢前哨淋巴结显像（**a**）示右腹股沟区前哨淋巴结显影；^{18}F-FDG PET/CT显像（**b**、**c**）示右腹股沟区淋巴结肿大伴代谢增高（右足跟部代谢增高灶为原发病灶）

【讨论】 前哨淋巴结（sentinel lymph node，SLN）活检已经成为乳腺癌和黑色素瘤淋巴结分期的金标准。与传统的区域淋巴结清扫相比，SLN活检技术的应用，可以在保持同样疗效的情况下，大幅度减少手术相关并发症（如，术后肢体淋巴水肿、功能障碍、麻木、沉重等）。目前用于SLN的探测方法主要有放射性核素前哨淋巴结显像与术中γ探测、蓝色染料法、荧光染料法。放射性核素前哨淋巴结显像，方法简便、易行，结果直观、可靠，可以明显提高SLN活检的手术成功率[1]。近年来，随着SPECT/CT的广泛应用，使前哨淋巴结显像定位更加直观与准确（图8-7-2）。

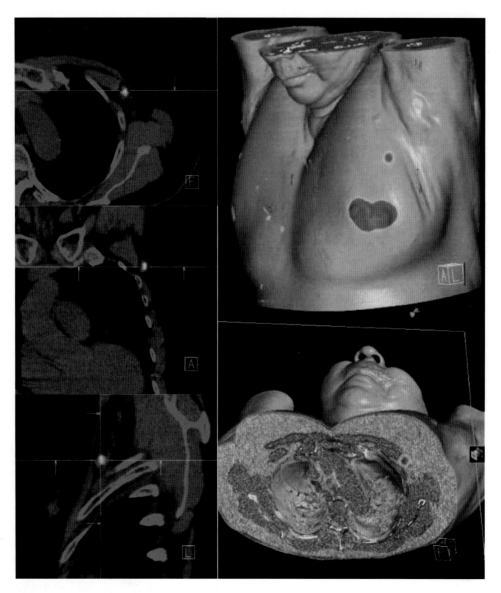

图 8-7-2　乳腺癌前哨淋巴结显像

（付占立　童冠圣　杨　志）

参考文献

[1] Moncayo V M，Aarsvold J N，Alazraki N P. Lymphoscintigraphy and sentinel nodes. J Nucl Med，2015，56：901-907.

第九章　感染与炎症

第一节　脑脓肿

【简要病史】　女，50岁，20天前无明显诱因突发四肢痉挛性抽搐伴意识丧失，数分钟后自然缓解，7天前再次发作并伴头痛。既往20年前曾经患"肺结核"。

【相关检查】　血常规及肿瘤标志物未见明显异常。

【影像表现】　躯体[18]F-FDG PET/CT显像（图9-1-1）示右肺多发斑片影，左肺多发实变及纤维条索影，代谢轻度增高。头部[18]F-FDG PET/CT显像（图9-1-2）示右额叶低密度灶伴"环形"放射性摄取增高。

【术后病理】　手术切除后病理示脑脓肿。

【讨论】　脑脓肿是化脓性细菌侵入脑内所形成的脓腔，其可发生于任何年龄，但以青壮年多

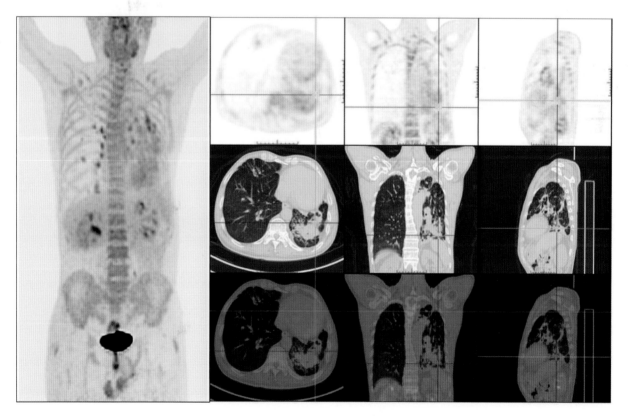

图9-1-1　躯体[18]F-FDG PET/CT显像示右肺多发斑片影，左肺多发实变及纤维条索影，[18]F-FDG摄取轻度增高

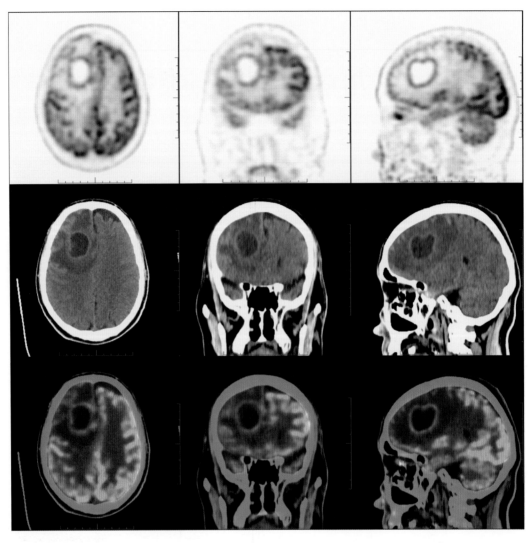

图 9-1-2 头部 ^{18}F-FDG PET/CT 显像示右侧额叶低密度病灶伴周围水肿，呈"环形"代谢增高

见。脑脓肿形成是一个连续的病理过程，一般分为 3 期：①局限性脑炎期，脑组织充血、水肿及炎性细胞浸润，随后部分脑组织软化、坏死，出现小液化区；②化脓期，液化区融合形成脓腔；③包膜形成期（一般 3～4 周后），脓腔周围由肉芽组织、纤维结缔组织及神经胶质细胞形成包膜，包膜周围的脑组织水肿，脓肿继续增大，压迫周围脑组织，可产生定位体征。其典型临床表现为发热、头痛及神经系统定位体征三联征[1]。脑脓肿与高级别脑胶质瘤是颅内常见的两大可以呈"环形"强化的占位性病变，[18]F-FDG PET 有

时对二者难以鉴别，[13]N-NH₃ PET 显像可能会提供帮助（见第十章第一节："脑胶质瘤及其与脑脓肿的鉴别诊断"部分）。

（王剑杰　梁英魁）

参考文献

[1] Brouwer MC, Coutinho JM, van de Beek D. Clinical characteristics and outcome of brain abscess: systematic review and meta-analysis. Neurology, 2014, 82: 806-813.

第二节　神经梅毒

【简要病史】　女，49岁，头痛、恶心、呕吐，走路不稳伴右眼视物重影2月余。

【相关检查】　1月前头颅MRI（图9-2-1）示左额叶、右桥小脑脚异常信号。

【影像表现】　躯干部[18]F-FDG PET/CT显像（图9-2-2a）示放射性分布未见明显异常；脑部显像示左额叶低密度灶，葡萄糖代谢减低（图9-2-2b），右桥小脑脚稍高密度灶，葡萄糖代谢增高（图9-2-2c）。

【治疗经过及临床诊断】　腰椎穿刺示脑脊液IgG、IgA、IgM增高，脑脊液细胞总数、白细胞总数、蛋白均增高；查梅毒快速血清反应素试验及梅毒血清特异抗体测定均阳性，考虑神经梅毒。给予头孢曲松治疗后症状明显好转，复查头颅MRI示病变体积明显缩小。临床诊断为：神经梅毒，梅毒树胶肿。

【讨论】　神经梅毒是梅毒螺旋体感染人体后出现的以脑脊膜、血管或脑脊髓实质损害为主的一组临床综合征，是晚期梅毒的重要表现。根据临床表现可将其分为间质型、实质型、视神经损害型、无症状型及先天性神经梅毒。本例树胶肿型神经梅毒属于间质型，基病理基础是动脉或动脉周围的局限性炎症反应以及肉芽肿样改变；神经组织受压时可出现颅内高压及神经功能障碍。树胶肿病灶可出现在脑内任何部位，但以大脑凸面最常见，且增强后呈"结节"样或"环型"强化，与脑脓肿、胶质瘤或转移瘤等难以鉴别，常导致误诊[1]。神经梅毒的诊断有赖于流行病学资料、临床表现、实验室以及影像学检查[2]。本例患者[18]F-FDG PET/CT显像，颅内病变一个表现为低密度、无强化、低代谢，另一个表现为稍高密度、有强化与高代谢，可能与病变所处的发展阶段和局部组织成分不同有关。

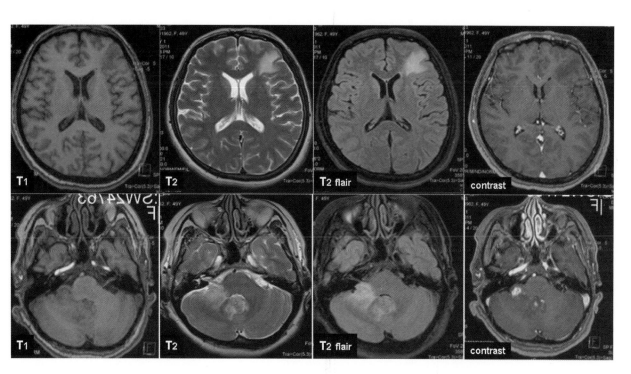

图9-2-1　头颅MRI示左额叶、右桥小脑脚异常信号，其中右桥小脑脚病灶可见强化

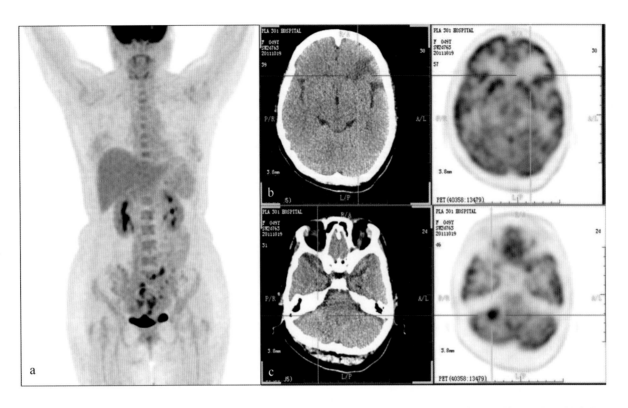

图 9-2-2 ^{18}F-FDG PET/CT 显像。躯干部 MIP（**a**）示放射性分布未见明显异常；脑断层显像示左额叶低密度灶，葡萄糖代谢减低（**b**），右桥小脑脚稍高密度灶，葡萄糖代谢增高（**c**）

（杨　晖　徐白萱）

参考文献

［1］夏海平，任乃勇，钱进军，等. 神经梅毒 38 例临床分析及文献复习. 中国临床新医学，2014，07：703-707.

［2］Fu Z，Zhang J，Li Q，et al. A case of secondary syphilis involving tonsil，pulmonary，and multiple lymph nodes：^{18}F-FDG PET/CT findings. Clin Nucl Med，2015，40：335-337.

第三节　结核病

【简要病史】　男，78 岁，咳嗽、咳痰 8 个月，左侧睾丸疼痛 7 个月。

【影像表现】　胸部 CT（图 9-3-1）示左肺上叶实变及"蜂窝"影，双肺多发斑片影。^{18}F-FDG PET/CT 显像（图 9-3-2）示双肺多发代谢增高灶，左侧睾丸代谢增高。

【病理结果】　超声引导下左肺上叶肿物穿刺，病理示结核。

【讨论】 结核病（tuberculosis，TB）是由结核分枝杆菌引起的慢性传染病，以肺部结核感染最常见，也可侵及肺外各器官，如淋巴结（图 9-3-3），胸、腹膜（图 9-3-4），骨、关节（图 9-3-5）等。结核病[18]F-FDG PET/CT 表现从形态学到代谢都具有多样性，代谢的高低与 TB 的活动程度相关[1]（图 9-3-6）。

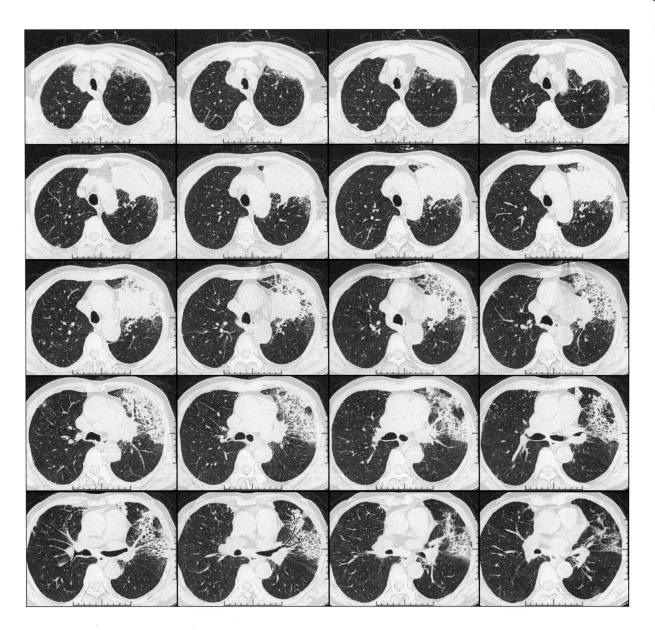

图 9-3-1 胸部 CT 示左肺上叶大片实变及"蜂窝"影，双肺多发小斑片影

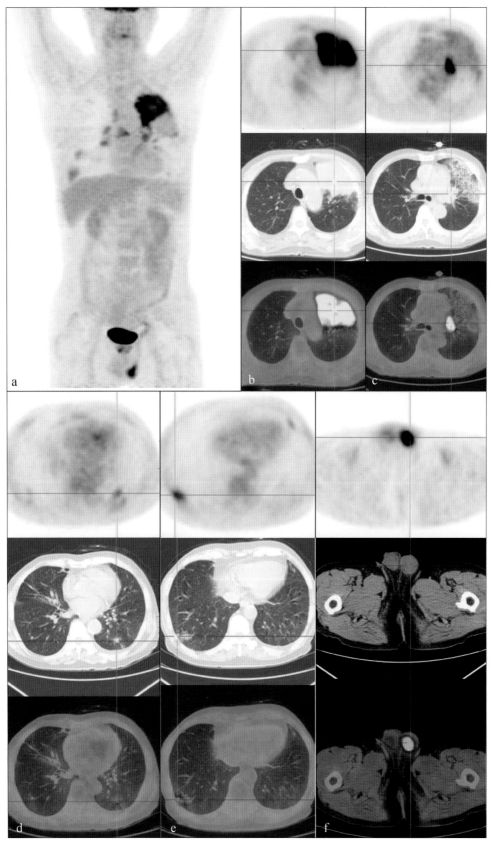

图 9-3-2 ^{18}F-FDG PET/CT 显像。MIP（**a**）示双肺及左侧睾丸区多发异常放射性浓聚影；断层显像示左肺上叶实变及"蜂窝"影伴代谢增高（**b，c**），双肺多发斑片影伴代谢增高（**d，e**），左侧睾丸代谢增高（**f**）

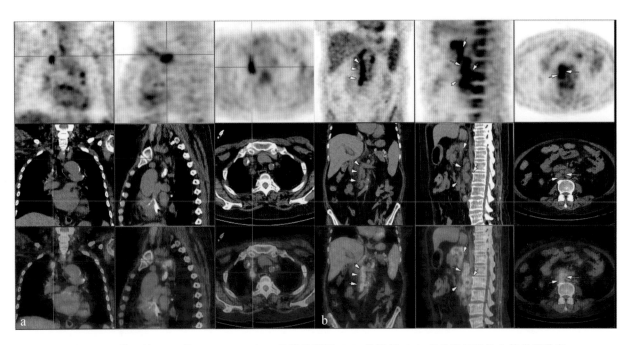

图 9-3-3 淋巴结 TB。^{18}F-FDG PET/CT 显像示纵隔（**a**）及腹部（**b**）多发淋巴结肿大伴代谢增高

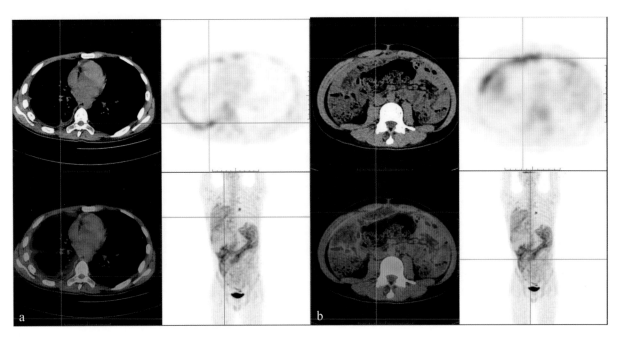

图 9-3-4 胸、腹膜 TB。^{18}F-FDG PET/CT 显像示胸膜（**a**）及腹膜（**b**）增厚，代谢增高

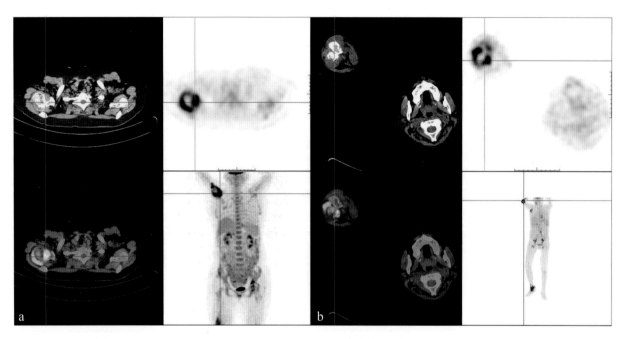

图 9-3-5 关节 TB 的[18]F-FDG PET/CT 显像。**a.** 右肩关节 TB；**b.** 右肘及右踝关节 TB

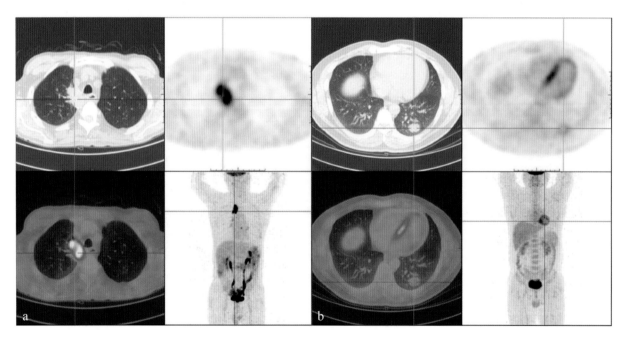

图 9-3-6 肺 TB 的[18]F-FDG PET/CT 显像。**a.** 右肺上叶 TB，代谢明显增高；**b.** 左肺下叶 TB，代谢轻度增高

（付占立）

参考文献

[1] 赵军，林祥通，管一晖，等．结核病[18]F-FDG PET 图像表现的多样性．中华核医学杂志，2003，23：37-39.

第四节 肺隐球菌感染

【简要病史】 男，61岁，体检发现"双肺多发占位"，无明显自觉症状。

【影像表现】 CT（图9-4-1）示双肺多发结节，纵隔多发密度稍高小淋巴结。^{18}F-FDG PET/CT显像（图9-4-2）示双肺多发代谢增高结节。

【病理及治疗转归】 （左下肺结节）CT引导下穿刺活检，病理示隐球菌病；给予伊曲康唑治疗，半年后复查CT（图9-4-3）示病变明显好转。

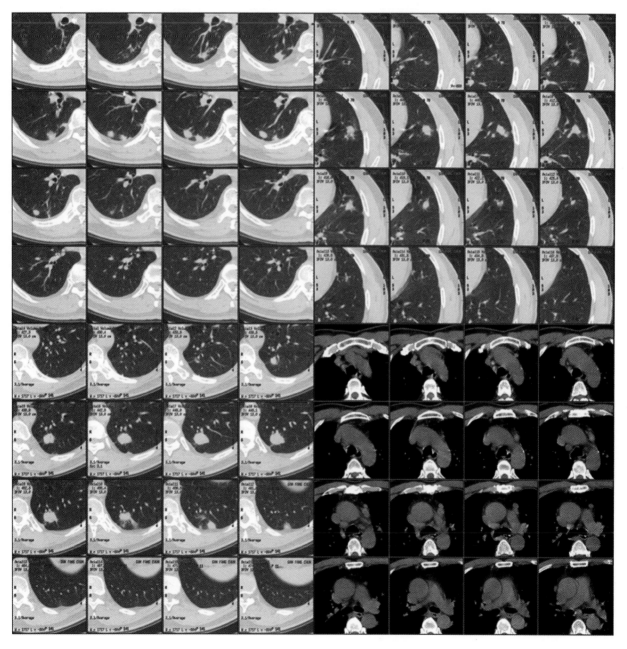

图9-4-1 胸部CT示双肺多发大小不等结节、类结节影，较大结节位于左肺下叶，可见分叶、毛刺及胸膜牵拉，部分结节周围见毛玻璃晕影；纵隔多发小淋巴结影，密度稍高

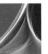
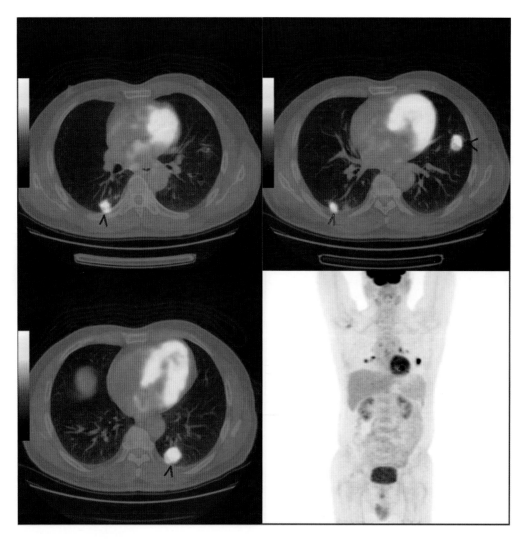

图 9-4-2 ^{18}F-FDG PET/CT 示双肺多发大小不等结节伴葡萄糖代谢增高；纵隔多发密度稍高小淋巴结伴葡萄糖代谢轻度增高

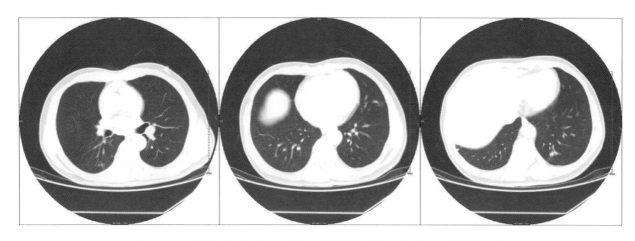

图 9-4-3 （半年后）复查 CT 示原双肺多发结节明显缩小，呈模糊斑片影

【讨论】 肺隐球菌病（pulmonary cryptococcosis，PC）为新型隐球菌感染引起的亚急性或慢性内脏真菌病，主要侵犯中枢神经系统和肺。PC 在整个肺部真菌病变中，仅次于肺曲菌病，占 20% 左右。过度劳累或有免疫缺损的慢性病患者，吸入真菌后在肺内形成病灶，可经血行播散至全身，且多侵入中枢神经系统[1]。PC 的 CT 最常见征象为单发或多发结节或肿块[2]。PC 肺病变在 ^{18}F-FDG PET/CT 显像可以表现为不同程度的葡萄糖代谢增高，可为临床穿刺活检部位选择及局部手术切除提供帮助。同时作为全身检查，可对其他脏器受累及病情评估提供重要信息[3-4]。

（雷　霄　梁英魁）

参考文献

[1] 施毅. 肺隐球菌病的诊断与治疗. 中华结核和呼吸杂志，2007，30：806-809.

[2] 谭国强，龙晚生，马雁秀，等. 肺隐球菌病的 CT 诊断及病理对照. 临床放射学杂志，2013，32：1272-1275.

[3] Chung-Jen H，Dong-Ling Y，Pei-Ing L，et al. Characteristics of integrated ^{18}F-FDG PET/CT in Pulmonary Cryptococcosis. Acta Radiologica，2009，50：374-378.

[4] 程瑾，杜湘珂. 肺隐球菌病的 CT 及 ^{18}F-FDG PET 影像表现. 实用放射学杂志，2013，29，28-31.

第五节　奴卡菌感染

【简要病史】 男，27 岁，多发骨痛 21 个月，发热 10 月；既往 2 年前有右髋扭伤史。

【相关检查】 实验室检查：白细胞（WBC）12.5×10^9/L，Hb 95g/L，血小板（PLT）268×10^9/L。红细胞沉降率（ESR）>140mm/h（参考值 0～15mm/h），高敏 C 反应蛋白（hsCRP）159.7mg/L（参考值 0～3mg/L），铁蛋白（SF）1190ng/ml（参考值 15～200ng/ml）。骨髓活检示造血组织明显减少，纤维组织增生。MRI 示右髂窝不规则团片状异常信号影，骶椎前占位，T2-L1 椎体、骶骨、双侧髂骨翼、髋关节骨髓信号异常。CT 示双肺多发大小不等结节，腹膜后、盆壁多发肿大淋巴结，骶前间隙肿块，右侧髂肌及闭孔内肌肿胀，骨盆多发骨质破坏。

【影像表现】 ^{18}F-FDG PET/CT 显像（图 9-5-1）示双肺多发代谢增高结节；全身多发肿大淋巴结，代谢增高；骶前间隙肿块，右侧髂肌及闭孔内肌肿胀，葡萄糖代谢增高；L2 椎体、右侧髂骨骨质硬化，代谢减低。

【临床诊断及治疗转归】 骶前肿物穿刺病原学提示奴卡菌感染。给予磺胺及复方阿莫西林（安灭菌）治疗后，患者体温控制可，骨痛明显减轻，无新发症状及体征，炎性指标下降。

【讨论】 奴卡菌为需氧菌，存在于土壤中，抗酸染色可为阳性；90% 的奴卡菌病是由星形奴卡菌引起的。奴卡菌是呼吸道的正常菌群，是条件致病菌，好发于抵抗力低下人群或有外伤史的患者。奴卡菌感染主要为慢性化脓性炎症，肉芽肿病变较少见。奴卡菌引起局部感染后，可经血循环播散至全身，出现全身造血系统增殖性反应。奴卡菌感染首选磺胺类药物治疗，疗程 6 个月[1]。

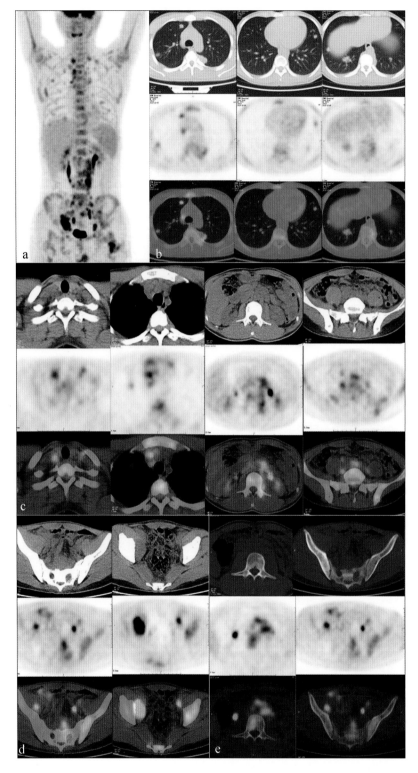

图 9-5-1 ^{18}F-FDG PET/CT 显像。MIP 显像（**a**）示全身多发葡萄糖代谢增高灶，脾大伴代谢增高，骨髓代谢普遍增高。断层显像示双肺多发结节，代谢增高（**b**）；颈部、纵隔、腹部及髂血管旁多发肿大淋巴结，代谢增高（**c**）；骶前间隙肿块，右侧髂肌及闭孔内肌肿胀，葡萄糖代谢增高（**d**）；L2 椎体、右侧髂骨骨质硬化，代谢减低（**e**）

（罗亚平　霍　力）

参考文献

[1] 刘学花，李玲. 肺奴卡菌病最新诊治进展. 国际呼吸杂志，2014，34：461-464.

第六节　隐源性机化性肺炎

【简要病史】　男，60 岁，查体发现肺内阴影。

【影像表现】　^{18}F-FDG PET/CT 显像（图 9-6-1）示左肺下叶高代谢结节。

【病理结果及临床诊断】　手术病理示"机化性肺炎"；临床诊断为"隐源性机化性肺炎"。

【讨论】　隐源性机化性肺炎（cryptogenic organizing pneumonia，COP）也称为特发性闭塞性细支气管炎伴机化性肺炎，属于特发性间质性肺炎的一种类型；临床上超过半数的机化性肺炎为 COP。COP 发病年龄以 50～60 岁为多，平均 55 岁，无性别差异。CT 表现为肺部斑片状实变、毛玻璃影、小结节阴影和支气管壁的增厚和扩张，主要分布在肺周围，尤其是肺下野；病变具有多发性、多态性、多变性等特点。由于病程中病灶内有不同程度的淋巴细胞和浆细胞浸润，故 ^{18}F-FDG PET/CT 显像可表现出不同程度的放射性摄取增高[1]。

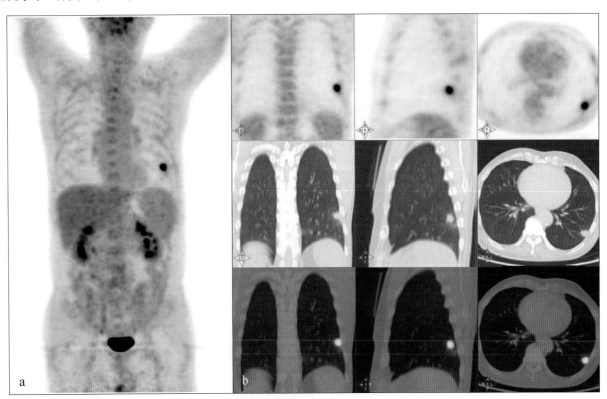

图 9-6-1　^{18}F-FDG PET/CT 显像。MIP（**a**）示左胸部代谢增高灶；断层显像（**b**）示左肺下叶胸膜下不规则软组织密度结节，大小约 1.7cm×1.3cm，代谢增高（SUV$_{max}$6.2）

（郑有璟　霍　力）

参考文献

[1] 韩佩，陈萍，王丽娟，等. 机化性肺炎[18]F-FDG

PET/CT 征象分析. 中国医学影像杂志，2013，21：81-84.

核医学病例图谱

第七节　结节病

【简要病史】　女，40 岁。3 年前发现肺内结节，胸腔镜活检确诊结节病，行激素治疗后好转；1 个月前复查 CT 提示双肺新发病灶。

【影像表现】　[18]F-FDG PET/CT 显像（图 9-7-1）示双侧颈部、双锁骨上、纵隔及双肺门淋巴结肿大，双肺多发结节，葡萄糖代谢增高。

【临床诊断】　结节病（复发）。

【讨论】　结节病（sarcoidosis）是一种全身多器官受累的非干酪样坏死性上皮细胞肉芽肿性疾病，病因不明。其最常受累的部位是肺和胸内淋巴结（90% 以上），其次为眼睛和皮肤（20%），少数累及肝、心脏、神经系统、涎腺、泪腺、骨关节和肾等。结节病好发于 20～45 岁女性，绝大多数起病隐匿，症状较轻，表现为轻

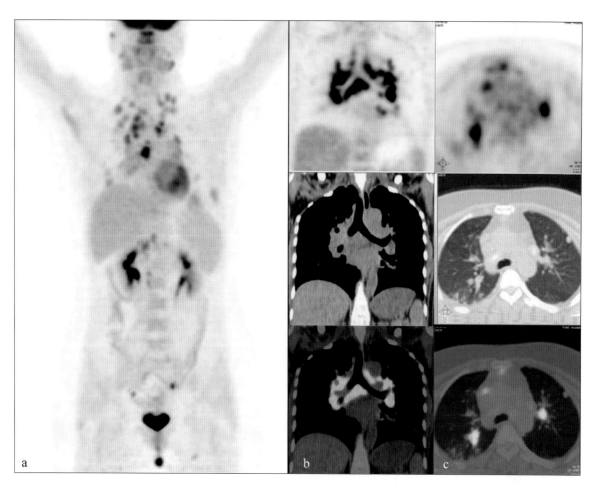

图 9-7-1　[18]F-FDG PET/CT 显像。MIP（**a**）示双侧颈部、双锁骨上、纵隔、双肺门淋巴结及双肺多发葡萄糖代谢增高灶。断层显像示纵隔及双肺门淋巴结肿大伴代谢增高（**b**），双肺多发结节伴葡萄糖代谢增高（**c**）

微干咳，胸闷不适，偶有胸闷和咯血。肺外表现以眼部、皮肤及浅表淋巴结肿大常见[1]。结节病的肺部 CT 表现多样，可有毛玻璃影、结节及网状影、实变、纤维化、空气潴留、淋巴结肿大[2]。受累部位的葡萄糖代谢增高，且代谢增高程度与病变活动性相关，故[18]F-FDG PET/CT 显像可用于结节病的诊断与指导临床治疗[3]。

（霍　力）

参考文献

[1] Clement DS，Postma G，Rothova A. et al. Intraocular

sarcoidosis of clinical characteristics of uveitis with positive chest high-resolution computed tomography findings. Br J Ophthalmol，2010，94：219-222.

[2] Lynch DA，Jung JI，Chung MH，et al. Typical and atypical manifestation of introthoracic sarcoidosis. Korean J Radiol，2009，10：623-631.

[3] Adams H，Keijsers RG，Korenromp IH，et al. FDG PET for gauging of sarcoid disease activity. Semin Respir Crit Care Med，2014，35：352-361.

第八节　类风湿关节炎相关肺损害

【简要病史】　男，62 岁，咳嗽、咳痰，伴盗汗、乏力 2 月余；外院诊断为类风湿关节炎，曾给予雷公藤、美卓乐、白芍总苷、来氟米特治疗。

【相关检查】　ESR 95mm/h（参考值 0～15mm/h），CRP 25mg/L（参考值 0～10mg/L），类风湿因子（RF）179.1U/ml（参考值 0～20U/ml），抗环瓜氨酸肽抗体（CCP）2293U/ml（参考值＜25U/ml）。

【影像表现】　[18]F-FDG PET/CT 显像（图9-8-1）示双肺多发结节与斑片影，双侧坐骨结节旁软组织肿胀，葡萄糖代谢不同程度增高。

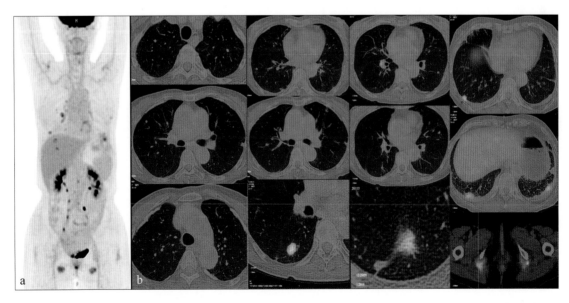

图 9-8-1　[18]F-FDG PET/CT 显像。MIP（**a**）及断层显像（**b**）示双肺多发结节，0.3～1.5cm，部分代谢增高；双肺下叶斑片影，代谢轻度增高；双侧坐骨结节旁软组织肿胀，代谢增高

【临床诊断及治疗随访】 临床诊断为类风湿关节炎相关肺损害；给予美卓乐、泼尼龙、泼尼松龙及环磷酰胺治疗后咳嗽、咳痰症状好转，复查 ESR 4mm/h，复查胸部 CT（图 9-8-2）示肺内病变明显好转。

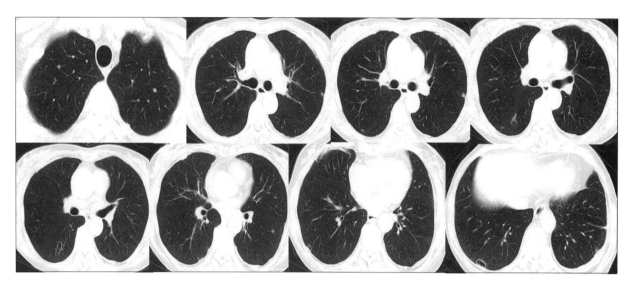

图 9-8-2 （治疗后）胸部 CT 示肺内结节数量明显缩小、减少

【讨论】 类风湿关节炎（rheumatoid arthritis，RA）是一种以滑膜炎为病理基础，以慢性侵蚀性关节炎为特征的全身性自身免疫病。RA 经常伴有关节外器官受累，较常见的肺部病变有胸膜炎、肺间质纤维化、结节性肺病及类风湿性肺炎和肺泡炎，肺血管炎及肺动脉高压亦可见于 RA，但相对少见。肺部病变的发病机制为脉管炎和免疫复合物沉积，病理改变主要是血管、细支气管周围和间质的淋巴细胞浸润[1]，故 RA 患者肺部病变可有不同程度的 ^{18}F-FDG 摄取增高。RA 相关肺损害可以在出现关节炎症状之前发生[1]，RA 病情控制后肺部结节可以明显减少，也有部分结节未经治疗自发消退，与局部脉管炎缓解或免疫复合物沉积减少有关。

（霍　力　潘青青）

参考文献

[1] Cavagna L，Monti S，Grosso V，et al. The multi-faceted aspects of interstitial lung disease in rheuma-toid arthritis. Biomed Res Int，2013，2013：759760.

第九节　大动脉炎

【简要病史】 女，57 岁，不明原因发热 1 年余。

【相关检查】 ESR 129mm/h（参考值 0～20mm/h），hsCRP 137.3mg/L（参考值＜10mg/L）。CTA 示腹主动脉近全程管壁弥漫性环形增厚、毛糙，腹腔干管壁可疑增厚。

【影像表现】 ^{18}F-FDG PET/CT 显像（图 9-9-1）示主动脉及分支管壁放射性摄取不均匀

增高。

【临床诊断】 大动脉炎。

【讨论】 大动脉炎（Takayasu arteritis, TA）是指主动脉及其主要分支和肺动脉的慢性非特异性炎性疾病[1]。其中以头臂血管、肾动脉、胸腹主动脉及肠系膜上动脉为好发部位，常呈多发性，因病变部位不同而临床表现各异[2]，可引起不同部位动脉狭窄、闭塞，少数可导致动脉瘤。TA多发于年轻女性，病因不明，可能由感染引起的免疫损伤所致；病变为以淋巴细胞浸润为主的炎症肉芽组织形成及凝固性坏死。TA的[18]F-FDG PET/CT显像可表现为受累动脉的管壁增厚、狭窄、闭塞或动脉瘤形成，代谢增高程度与炎症活动度相关。[18]F-FDG PET/CT显像对TA的诊断、病情评估及指导治疗均有重要意义[3-5]。

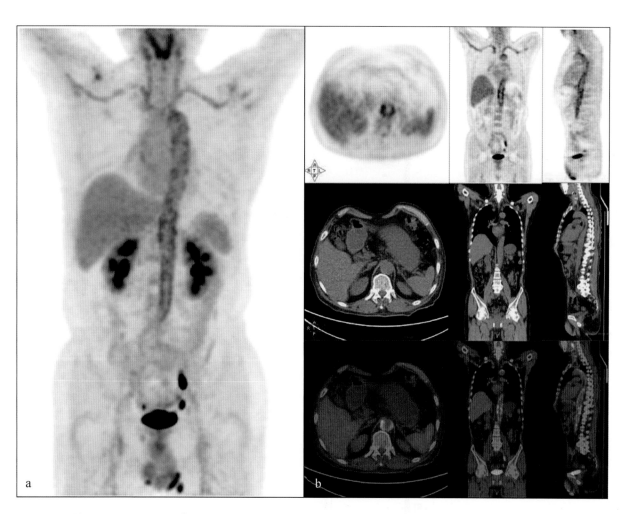

图 9-9-1 ^{18}F-FDG PET/CT 显像。MIP（**a**）及断层显像（**b**）示主动脉及分支（从胸主动脉起始处至髂动脉分叉处、头臂干、双侧颈总动脉、锁骨下动脉）管壁代谢不均匀增高（SUV$_{max}$ 1.5～3.9）

（霍　力　张　伟）

参考文献

[1] de Souza AW，de Carvalho JF. Diagnostic and classification criteria of Takayasu arteritis. J Autoimmun，2014，48-49：79-83.

[2] Alibaz-Oner F，Direskeneli H. Update on Takayasu's arteritis. Presse Med，2015，44：e259-265.

[3] Pacheco CMC，Minguez VM，Martinez CA，et al. Early diagnosis of large vessel vasculitis：usefulness of positron emission tomography with computed tomo-graphy. Reumatol Clin，2013，9：65-68.

[4] Soussan M，Nicolas P，Schramm C，et al. Management of large-vessel vasculitis with FDG-PET：a systematic literature review and meta-analysis. Medicine (Baltimore)，2015，94：e622.

[5] Lee KH，Cho A，Choi YJ，et al. The role of (18) F-fluorodeoxyglucose-positron emission tomography in the assessment of disease activity in patients with takayasu arteritis. Arthritis Rheum，2012，64：866-875.

第十节　白塞病

【简要病史】　男，37 岁，间断上腹疼痛伴发热 2 个月，加重 1 个月。

【相关检查】　查体见口腔溃疡（图 9-10-1a）。大便潜血试验（＋）。胃镜示食管下段近贲门深凿样溃疡（图 9-10-1b）；结肠镜见以回盲瓣为中心的巨大溃疡（图 9-10-1c）。

【影像表现】　^{18}F-FDG PET/CT 显像（图 9-10-2）示食管下段、回盲部、肠系膜淋巴结、回肠多发代谢增高灶；脾大，代谢轻度增高。

【病理及临床诊断】　结肠镜活检（回肠末端）示黏膜重度急性及慢性炎，可见多量肉芽组织，黏膜下层多个静脉壁内皮细胞显著肿胀，血管壁内大量淋巴细胞、中性粒细胞、组织细胞浸润，符合血管炎改变，考虑为白塞病可能；临床

诊断"白塞病"。给予糖皮质激素及沙利度胺治疗，症状明显缓解，2 个月后复查胃镜及结肠镜溃疡基本愈合。

【讨论】　白塞病（Behcet's disease，BD）是一种以血管炎为病理基础的多系统性疾病。临床特点是反复发作的口腔痛性溃疡和（或）生殖器溃疡，皮肤和眼病变，又称为眼-口-生殖器综合征；可伴有关节、胃肠道、神经、心血管、肺、肾等多系统病变。白塞病的病因不明，免疫学检查发现患者带有多种自身抗体，如抗口腔黏膜抗体、抗动脉壁抗体等，故认为本病是一种自身免疫性疾病。白塞病的肠道损害发生率各家报道不一，通常表现为穿凿样溃疡，可孤立存在或多发，病变可发生在消化道的任何部位，但以回盲

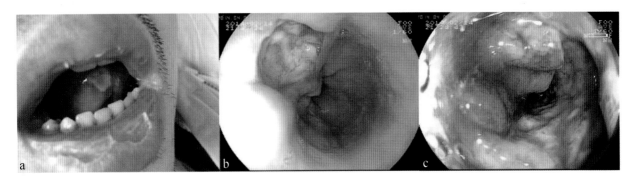

图 9-10-1　口腔溃疡（a）；食管下段溃疡（b）；回盲部溃疡（c）

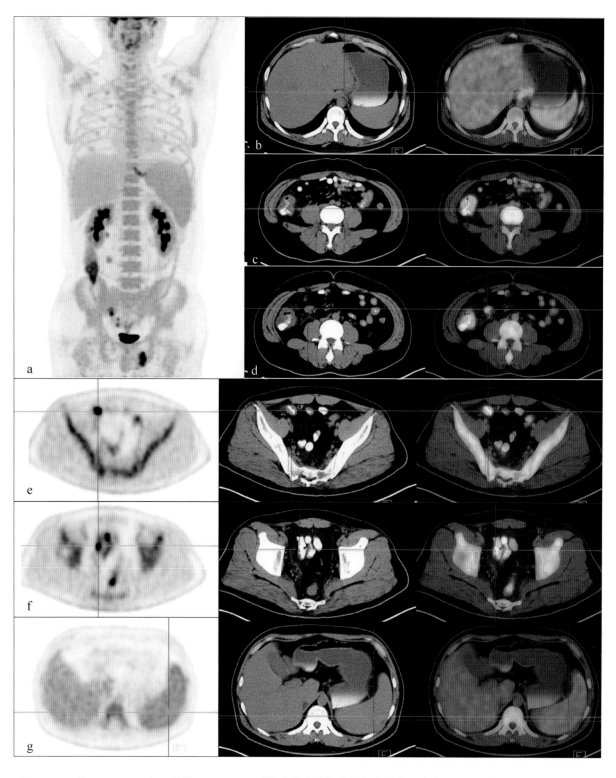

图 9-10-2 ¹⁸F-FDG PET/CT 显像。MIP（**a**）示脾大伴葡萄糖代谢轻度增高，食管下段、回盲部及右下腹多发葡萄糖代谢增高灶。横断面图像示食管下段（**b**）、回盲部（**c**）、肠系膜淋巴结（**d**）、右下腹小肠（**e，f**）多发代谢增高灶，脾大伴代谢轻度增高（**g**）

部为多见，其次为结肠、空回肠、胃、十二指肠和食管，可出现消化道出血、穿孔或感染性休克[1-3]。白塞病累及肠道最终的诊断需要结合临床症状、体征、内镜及影像学检查综合诊断。18F-FDG PET/CT 显像可以为白塞病临床诊断提供线索，给肠镜活检指示部位，并可用于观察病变累及范围和疗效评估。

（李文婵　姚稚明）

参考文献

[1] Fujita H，Kiriyama M，Kawamura T，et al. Massive hemorrhage in a patient with intestinal Behcet'disease：report of a case. Surg Today，2002，32：378-382.

[2] Turan M，Sen M，Koyuncu A，et al. Sigmoid colon perforation as an unusual complication of Behcet's syndrome：report of a case. Surg Today，2003，33：383-386.

[3] Haller C，Guenot C，Odman M，et al. Recurrent anal abscess and cecal perforation as a first presentation of Behcet's disease. Gastroenterol Clin Biol，2003，27：940-943.

第十一节　IgG4 相关性特发性腹膜后纤维化

【简要病史】　男，45 岁，右腹痛 8 月余。

【影像表现】　MRI（图 9-11-1a，b）示右肾门及前上间隙占位伴强化；18F-FDG PET/CT 显像（图 9-11-1c，d）示上述部位代谢明显增高。

【手术及病理结果】　术中暴露腹膜后间隙，见肿物呈浸润性生长，与十二指肠粘连明显，并将右肾动、静脉完全包裹，与下腔静脉壁紧密粘连；右肾明显缩小；介入超声证明下腔静脉内无瘤栓。术后病理：可见大量淋巴细胞聚集、席状纤维化及血管闭塞；免疫组化可见 IgG4 阳性浆细胞散在分布，IgG4＋细胞（12/HP），IgG＋细胞（20/HP），IgG4＋/IgG＋比值为 60％，符合 IgG4 相关性特发性腹膜后纤维化。

【讨论】　IgG4 相关性疾病（IgG4-related disease，IgG4-RD）是一种与 IgG4 淋巴细胞增生密切相关的慢性、系统性疾病；该病以血清 IgG4 水平升高和多器官 IgG4 阳性细胞浸润为特征，进而导致组织硬化和纤维化。IgG4-RD 可累及多个器官与系统，如泪腺、胰腺和腹膜后间隙等，受累器官或组织由于慢性炎症及纤维化可弥漫性肿大。该病主要见于男性，中位发病年龄 58 岁，对皮质激素治疗反应良好。18F-FDG PET/CT 显像在 IgG4-RD 中，可用于评估全身病灶分布情况，指导微创组织活检，监测疗效以及辅助鉴别诊断等[1-2]。

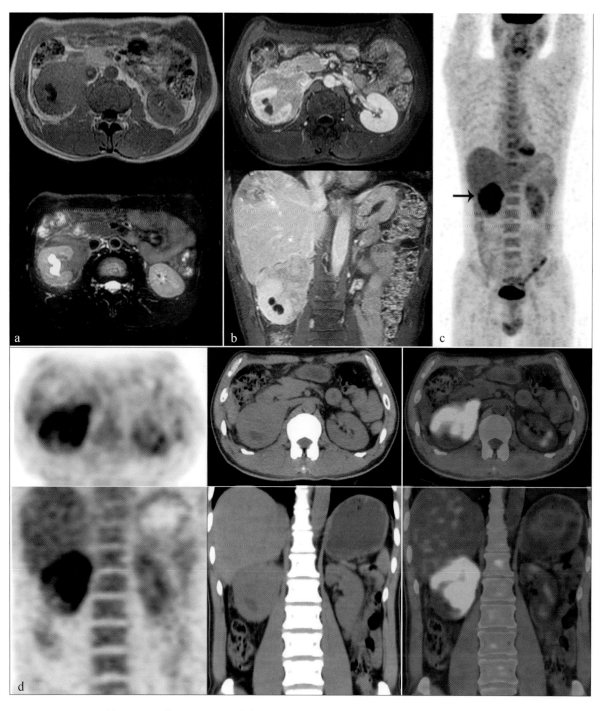

图 9-11-1　MRI 平扫（**a**）及增强（**b**）示右肾门及右肾前上间隙软组织肿物，强化明显；^{18}F-FDG PET/CT 显像 MIP（**c**）及断层（**d**）影像示肿物代谢明显增高（SUV$_{max}$ 6.4）

（付占立）

参考文献

[1] Moroni G1，Castellani M，Balzani A，et al. The value of ^{18}F-FDG PET/CT in the assessment of active idiopathic retroperitoneal fibrosis. Eur J Nucl Med Mol Imaging，2012，39：1635-1642.

[2] Nakatani K1，Nakamoto Y，Togashi K. Utility of FDG PET/CT in IgG4-related systemic disease. Clin Radiol，2012，67：297-305.

第十二节　自身免疫性胰腺炎

【简要病史】　女，64 岁，纳差、腹痛 3 个月，皮肤黄染 15 天。

【相关检查】　查体见全身皮肤黏膜黄染。实验室检查示贫血、白细胞计数下降；血谷丙转氨酶、谷草转氨酶升高，总胆红素、直接胆红素、总胆固醇及葡萄糖升高；自身抗体检测阴性。

【影像表现】　胰腺 MRI（图 9-12-1）示胰腺形态饱满，信号正常，未见异常强化病灶。躯干部^{18}F-FDG PET/CT 显像（图 9-12-2）示胰腺形态饱满，呈弥漫放射性浓聚；肝门部胆管扩张。

【临床诊断及治疗经过】　临床诊断自身免疫性胰腺炎。患者经糖皮质激素治疗后症状消失，黄疸消退，体重增加；复查胰腺 MRI（图 9-12-3）示胰腺形态恢复正常。

【讨论】　自身免疫性胰腺炎（autoimmune pancreatitis，AIP）是一种与自身免疫相关的特殊类型慢性胰腺炎[1-2]，目前认为是 IgG4 相关性疾病中的一种类型。AIP 好发于老年男性，占慢性胰腺炎发病率的 5%～6%[3]。该病的组织学特点是淋巴细胞、浆细胞浸润导管周围，在胰腺和其他受累组织中可发现 IgG4 阳性浆细胞[1]。AIP 典型的^{18}F-FDG PET/CT 显像表现为胰腺弥漫的放射性摄取增高，部分病例尚可看到胰腺外器官放射性摄取增高，包括胆管（80%）、肾（35%）、腹膜后（10%）、唾液腺（15%）、肺、淋巴结、胃肠道等[4-5]。

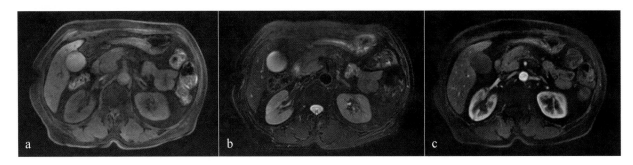

图 9-12-1　MRI 平扫（**a**，T1；**b**，T2）示胰腺形态饱满，信号正常；增强 MRI（**c**）未见异常强化病灶

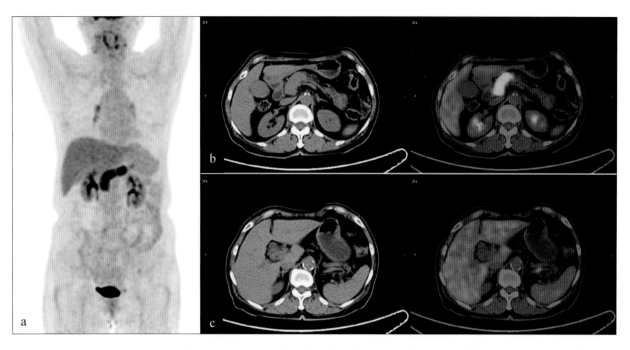

图 9-12-2　^{18}F-FDG PET/CT 显像。MIP（**a**）示胰腺弥漫性代谢增高；断层影像（**b**）示胰腺形态饱满，呈弥漫放射性浓聚（SUV$_{max}$ 12.3）；肝门部胆管扩张（**c**）

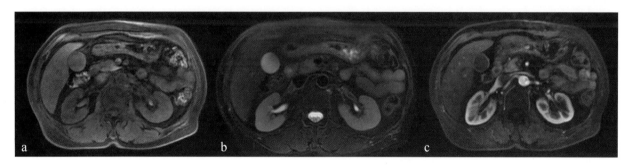

图 9-12-3　（治疗后）MRI（a，T1；b，T2；c，增强）示胰腺形态恢复正常

（杨　晖　梁英魁）

参考文献

［1］Finkelberg DL，Sahani D，Deshpande V，et al. Autoimmune pancreatitis. N Engl J Med，2006，355：2670-2676.

［2］Kim KP，Kim MH，Kim JC，et al. Diagnostic criteria for autoimmune chronic pancreatitis revisited. World J Gastroenterol，2006，12：2487-2496.

［3］Kim KP，Kim MH，Song MH，et al. Autoimmune chronic pancreatitis. Am J Gastroenterol，2004，99：1605-1616.

［4］Bodily KD，Takahashi N，Fletcher JG，et al. Autoimmune pancreatitis：pancreatic and extrapancreatic imaging findings. AJR Am J Roentgenol，2009，192：431-437.

［5］陈雯，姚稚明，杨正汉. 自身免疫性胰腺炎的临床诊断及影像学特征. 中国医药导报，2011，08：12-14.

第十章　肿　　瘤

第一节　颅内肿瘤

一、脑胶质瘤及其与脑脓肿的鉴别诊断

【显像方法】　静脉注射 ^{13}N-NH$_3$ 10min 后行头颅 PET/CT 显像，随后静脉注射 ^{18}F-FDG 45min 后行头颅 PET/CT 显像；择日静脉注射 ^{11}C-蛋氨酸（MET）10min 后行头颅 PET/CT 显像。

（一）胶质母细胞瘤

【简要病史】　男，43 岁，外院头颅 CT 提示颅内多发占位。

【影像表现】　增强 MRI（图 10-1-1）示颅内多发结节及肿块，强化明显。头颅 PET/CT 显像（图 10-1-2a，b）示：右侧颞叶内侧病灶，^{18}F-FDG 及 ^{13}N-NH$_3$ 轻-中度摄取增高，^{11}C-MET 明显摄取增高；躯干部 ^{18}F-FDG PET/CT 显像（图 10-1-2c）未见高代谢病灶。颅内病变符合高级别胶质瘤代谢特点。

【病理结果】　小细胞胶质母细胞瘤（Ⅳ级）。

（二）脑脓肿

【简要病史】　男，52 岁，头痛 2 个月。7 年前有第 7 胸椎椎管内髓外肿瘤手术切除史。

【影像表现】　MRI 及增强 CT（图 10-1-3）示右侧颞叶囊实性肿块，环形强化。头颅 PET/CT 显像（图 10-1-4）示：右侧颞叶囊实性肿块，囊壁 ^{18}F-FDG 摄取中度增高，^{13}N-NH3 摄取未见增高，^{11}C-MET 摄取中-重度增高，符合脑脓肿代谢特征。

【手术结果】　脑脓肿。

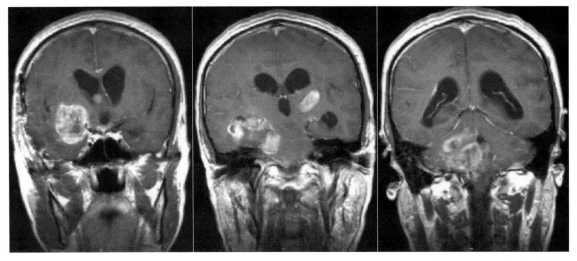

图 10-1-1　增强 MRI 示右前透明隔旁、右侧基底节区、左侧丘脑、右侧颞叶、右侧小脑脚及右侧小脑半球多发明显强化病灶

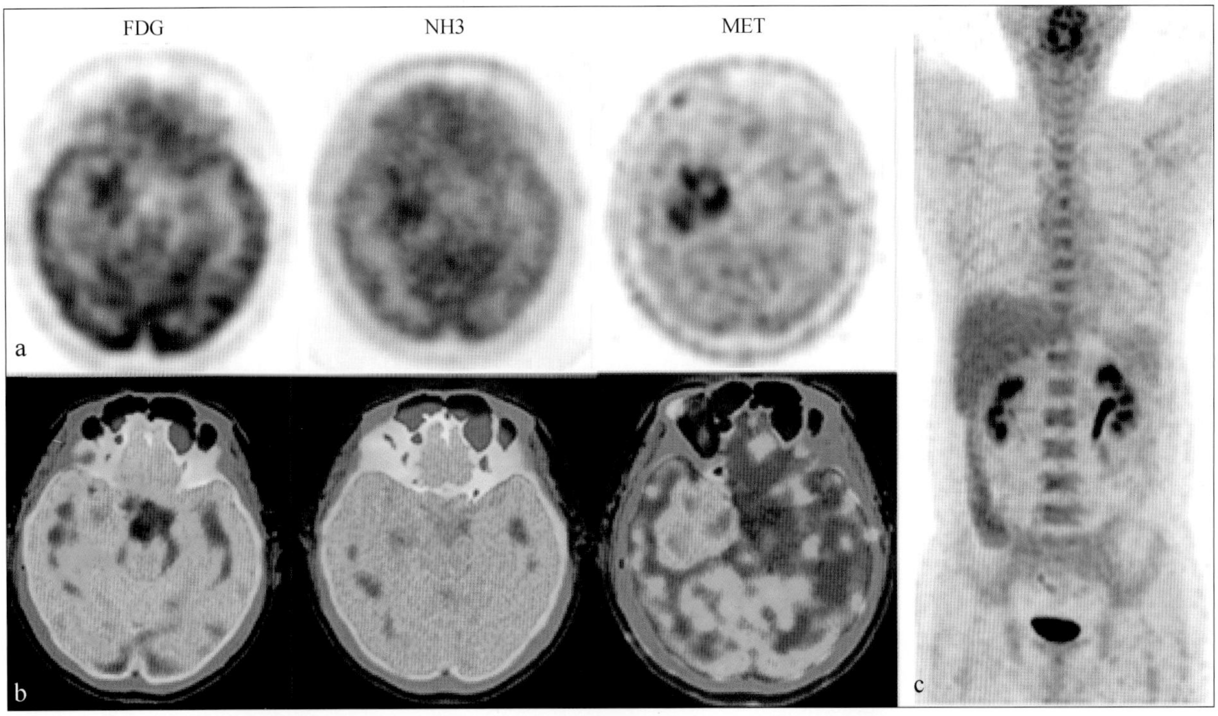

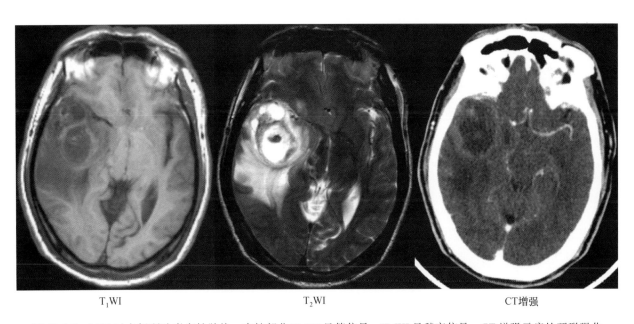

图 10-1-2 脑 PET/CT（**a**，**b**）示右侧颞叶病灶，^{18}F-FDG、^{13}N-NH$_3$ 及 ^{11}C-MET 摄取均增高，以 ^{11}C-MET 为著；躯干部^{18}F-FDG PET 图像（**c**）未见恶性肿瘤征象

图 10-1-3 MRI 示右侧颞叶囊实性肿块，实性部分 T$_1$WI 呈等信号，T$_2$WI 呈稍高信号；CT 增强示病灶环形强化

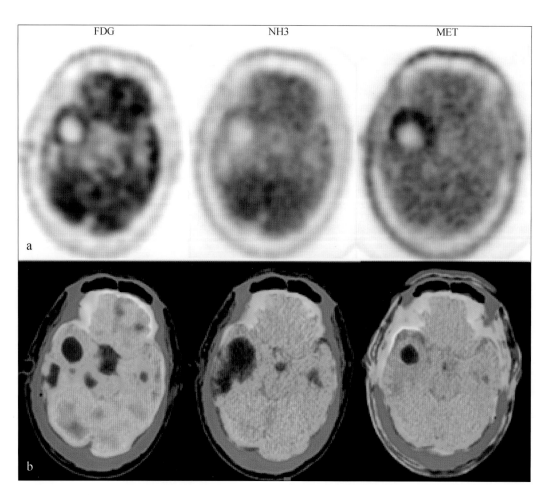

图 10-1-4　脑 PET/CT（a、b）示右侧颞叶病灶实性部分[18]F-FDG 及[11]C-MET 摄取均增高（以[11]C-MET 明显），[13]N-NH₃ 摄取未见增高

【讨论】 脑胶质细胞瘤（脑胶质瘤）起源于神经胶质细胞，是最常见的原发性脑肿瘤，占所有原发性颅内肿瘤的 40%～50%，包括星形细胞瘤、少突胶质细胞瘤、混合性胶质瘤、室管膜瘤等。组织病理学上，脑胶质瘤分级为 Ⅰ～Ⅳ 级，Ⅰ 级为良性，Ⅱ 级为良、恶性交界性肿瘤，Ⅲ～Ⅳ 级为恶性。脑胶质瘤、脑脓肿是脑内两大常见的可以呈环形强化的占位性病变，其病变性质迥异，治疗方法、手术范围完全不同。典型的脑胶质瘤、脑脓肿影像诊断及鉴别诊断较容易，但一些Ⅲ～Ⅳ级胶质瘤和脑脓肿在常规影像学上有很大的相似性，鉴别诊断困难。[18]F-FDG 可用于脑胶质瘤的诊断，但其缺乏特异性。[11]C-MET 对脑肿瘤检测具有很高的灵敏度，且能很好地显示肿瘤的边界，但亦被报道在非肿瘤性病变中有摄取[1-2]。[13]N-NH₃ 通过细胞内的谷氨酰胺合成反应而滞留于细胞，已被证实在脑肿瘤（尤其是脑胶质瘤）中具有重要的应用价值，且其能有效区分高级别胶质瘤与脑脓肿[3-6]。

（张祥松）

二、垂体瘤

（一）病例 1

【简要病史】 女，30 岁，出现泌乳 1 月余。

【相关检查】 血泌乳素（PRL）132.6ng/ml（参考值＜20ng/ml）。

【影像表现】 MRI（图 10-1-5a）显示垂体占位。[18]F-FDG PET 显像（图 10-1-5b）示垂体中心

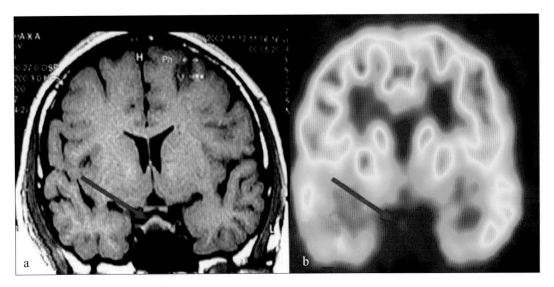

图 10-1-5　**a.** MRI 示鞍区囊性占位。**b.** ^{18}F-FDG PET 脑显像示垂体正中偏右代谢增高灶（SUV$_{max}$ 2.0）

略偏右葡萄糖代谢增高灶。

【手术及病理】　行经口鼻蝶窦垂体瘤切除术，术中见瘤体位于鞍内偏右侧及鞍底偏后方，大小 8mm×7mm。病理为垂体腺瘤，免疫组化：PRL（＋＋）。促肾上腺皮质素（ACTH）（±）。

（二）病例 2

【简要病史】　男，40 岁，近 3 年来出现颜面、四肢增大伴有手脚多汗，1 个月前出现头痛，加重 4 天。

【相关检查】　血生长激素（GH）15.55ng/ml（参考值＜3ng/ml）。

【影像表现】　MRI（图 10-1-6a）示鞍区囊性占位病变。^{18}F 标记的酪氨酸（^{18}F-FET）PET 脑显像（图 10-1-6b）示垂体区域不规则状放射性增高。^{18}F-FDG PET 脑显像（图 10-1-6c）示病变区呈弧形代谢增高。

【手术及病理】　行经口鼻蝶窦垂体瘤切除术，术中在鞍隔表面多方位细针穿刺，均穿出无色透明液体，垂体组织被挤压成薄层状贴附于四周鞍壁及鞍隔表面。术后病理为"垂体瘤卒中"。

（三）病例 3

【简要病史】　女，40 岁。出现颜面、四肢增大 1 年余。

【相关检查】　血生长激素（GH）9.6ng/ml（参考值＜3ng/ml）。

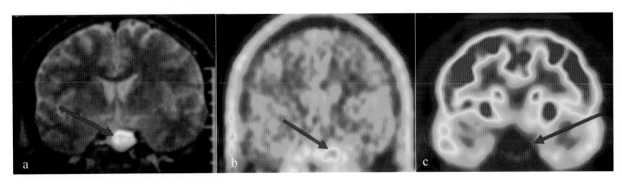

图 10-1-6　MRI（**a**）示鞍区囊性病变；^{18}F-FET PET 显像（**b**）示垂体区条片状代谢增高（SUV$_{max}$ 1.1）；^{18}F-FDG PET 显像（**c**）示病变下缘弧形代谢轻度增高（SUV$_{max}$ 2.3）

【影像表现】 MRI（图 10-1-7a）示垂体占位。^{18}F-FET PET 脑显像（图 10-1-7b）示病变区域不规则状放射性增高，边界清楚。^{18}F-FDG PET 脑显像（图 10-1-7c）示相应区域放射性分布增高，与左侧颞叶分界不清。

【手术及病理】 行经口鼻蝶窦垂体瘤切除术。病理为垂体瘤，免疫组化：GH（＋），ACTH（＋），PRL（＋）。

【讨论】 正常垂体呈椭圆形，横径为 9～12mm，前后径 7～10 mm，高 6～9 mm，重约 0.5g。正常垂体对 ^{18}F-FDG 的摄取明显低于周围的颞叶和脑干，表现为接近本底的低代谢区，所以只要垂体部位出现异常的代谢增高，在 ^{18}F-FDG PET 图像上就可以清晰地显示（病例 1）。垂体周围组织对 ^{18}F-FET 的摄取与垂体本身的摄取相似，所以病变区的代谢活性如果不是明显升高，则与周围组织分界欠清晰（病例 2）；对于病变突入周围皮质的垂体病变（病例 3），^{18}F-FET 显像比 ^{18}F-FDG 在显示病变范围方面则更有优势[7]。

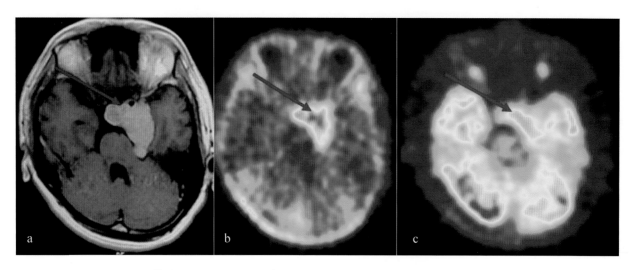

图 10-1-7 MRI（**a**）示垂体窝、鞍上池、左侧鞍旁、左侧颞极旁占位，大小 39mm×49mm。^{18}F-FET PET 显像（**b**）示病变区代谢异常增高（SUV$_{max}$ 1.3）。^{18}F-FDG PET 显像（**c**）示病变区代谢增高（SUV$_{max}$ 2.6）

（程　欣）

参考文献

[1] Kawai N，Okauchi M，Miyake K，et al. [^{11}C－methionine positron emission tomography in nontumorous brain lesions]. No Shinkei Geka，2010，38：985-995.

[2] Chung J K，Kim Y K，Kim S K，et al. Usefulness of 11C-methionine PET in the evaluation of brain lesions that are hypo-or isometabolic on ^{18}F-FDG PET. Eur J Nucl Med Mol Imaging，2002，29：176-182.

[3] Shi X，Yi C，Wang X，et al. ^{13}N-ammonia combined with ^{18}F-FDG could discriminate between necrotic high-grade gliomas and brain abscess. Clin Nucl Med，2015，40：195-199.

[4] Khangembam B C，Sharma P，Karunanithi S，et al. 13N-Ammonia PET/CT for detection of recurrent glioma：a prospective comparison with contrast-enhanced MRI. Nucl Med Commun，2013，34：1046-1054.

[5] Shi X，Zhang X，Yi C，et al. The combination of 13N-ammonia and 18F-FDG in predicting primary central nervous system lymphomas in immunocompetent patients. Clin Nucl Med，2013，38：98-102.

[6] Xiangsong Z，Weian C，Dianchao Y，et al. Usefulness of（13）N-NH（3）PET in the evaluation of

brain lesions that are hypometabolic on（18）F-FDG PET. J Neurooncol，2011，105：103-107.

[7] 程欣，周前，党永红，等. [18]FDG 和[18]FET PET 脑

显像诊断垂体腺瘤。中华核医学杂志，2003，23：263-265.

第二节　颈部肿瘤

一、喉癌

【简要病史】　男，62 岁，咽喉部不适 2 个月。

【相关检查】　喉镜示左侧杓状软骨（披裂）及梨状窝菜花样新生物。

【影像表现】　[18]F-FDG PET/CT 显像（图

10-2-1）示左侧梨状窝及双侧颈部淋巴结多发代谢增高灶。

【手术及病理】　患者行全喉切除及颈部淋巴结清扫术，病理示（喉）高-中分化鳞癌伴淋巴结转移。

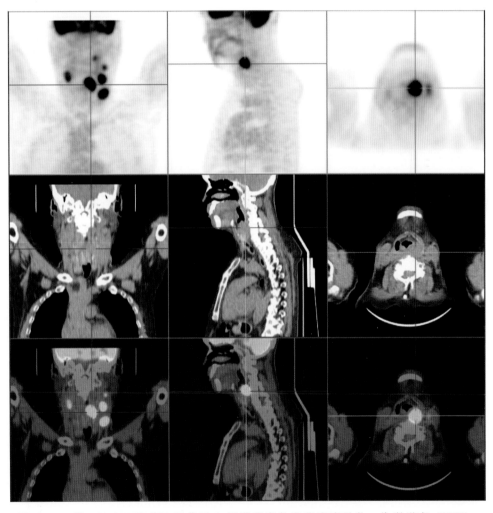

图 10-2-1　[18]F-FDG PET/CT 显像示左侧梨状窝软组织密度肿物，代谢增高（SUV_{max} 17.3）；双侧颈部淋巴结肿大，代谢增高（SUV_{max} 8.9）

【讨论】 喉癌分为声门上型、声门型、声门下型和跨声门型，以鳞癌为多见；声嘶为主要症状，治疗以手术为主，辅以放、化疗。^{18}F-FDG PET/CT 有助于喉癌的早期诊断（特别是梨状窝黏膜下恶性病变）、临床分期、活检及放疗定位[1]。由于各种原因导致的一侧声带麻痹，对侧声带由于代偿作用，可以有病理生理性的代谢增高（图 10-2-2），临床需加以鉴别。

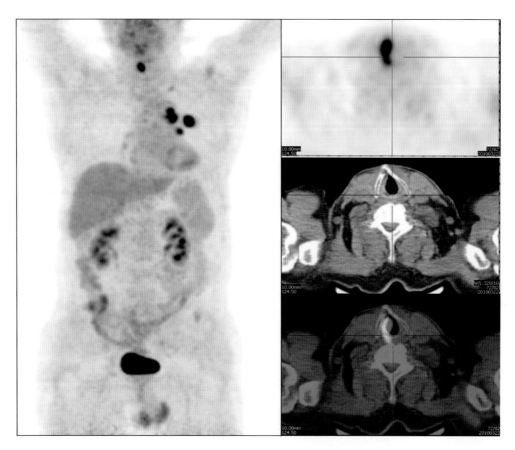

图 10-2-2 左肺癌伴纵隔淋巴结转移累及左侧喉返神经，致左侧声带麻痹患者，^{18}F-FDG PET/CT 显像示右侧声带代偿性代谢增高

（霍 力）

二、甲状腺癌

【简要病史】 女，57 岁，患者于 2010 年 4 月因左叶甲状腺癌行甲状腺双叶全切术，病理为甲状腺滤泡癌。2011 年 3 月骨显像及 MRI 示左侧腓骨转移。曾两次服用^{131}I 100mCi 及 150mCi 治疗。因血甲状腺球蛋白（Tg）进行性增高，于 2012 年 6 月停用优甲乐 1 个月后拟行第 3 次^{131}I 治疗。

【相关检查】 停用优甲乐 1 个月后血总 T3、总 T4、游离 T3、游离 T4 明显减低，TSH＞100mIU/L（参考值 0.52～6.89mIU/L），Tg-Ab 0.0IU/ml（参考值 0～4IU/ml），Tg 169.93ng/ml（参考值 1.15～130.8ng/ml）。胸部 CT 示纵隔及右肺门多发肿大淋巴结，考虑转移。

【影像表现】 患者口服^{131}I（150mCi）7 天后全身显像（图 10-2-3）示未见明显异常摄碘灶。

【临床随访及诊断】 患者第三次^{131}I 治疗后连续 3 个月复查血 Tg 均较治疗前未见明显减低，

且有进行性增高趋势。行 ^{18}F-FDG PET/CT 显像（图 10-2-4）示纵隔及右肺门多发肿大淋巴结伴葡萄糖代谢增高。临床诊断甲状腺滤泡状癌失分化，纵隔及右肺门淋巴结转移。

【讨论】　分化型甲状腺癌（differentiated thyroid carcinoma，DTC）患者术后可根据 TNM 分期，选择性实施 ^{131}I "清甲"治疗，治疗后可进行 ^{131}I 全身显像，观察残留甲状腺及肿瘤转移情况[2]。^{131}I 全身显像可进一步评估肿瘤分期，发现常规检查可能遗漏的转移病灶[3-4]。对于有摄碘功能的 DTC 转移灶，由于其糖代谢水平较低，^{18}F-FDG PET/CT 显像的增益价值不大，故临床不常规推荐使用[5]（图 10-2-5）。对于失分化的 DTC 患者，会出现转移病灶不摄取 ^{131}I 的现象，而此时肿瘤的葡萄糖代谢多会增高，因此 ^{18}F-FDG PET/CT 显像对其敏感性较高。对于血清 Tg 水平增高（＞10ng/ml）而 ^{131}I 全身显像为阴性的患者，如通过常规的颈部超声、胸部 CT 等检查仍不能明确转移病灶者，可考虑使用 ^{18}F-FDG PET/CT 显像进一步评估病变[6]。

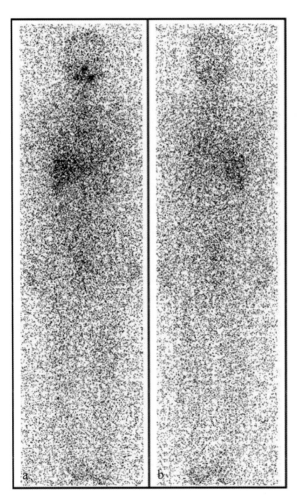

图 10-2-3　^{131}I 全身显像示未见明显异常摄碘灶

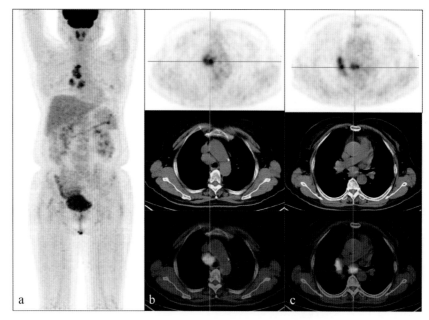

图 10-2-4 ^{18}F-FDG PET/CT 显像示纵隔（**a** 至 **c**）及右肺门（**a**，**c**）多发肿大淋巴结影，较大者约 3.2cm×2.8cm，葡萄糖代谢异常增高（SUV$_{max}$ 4.8）

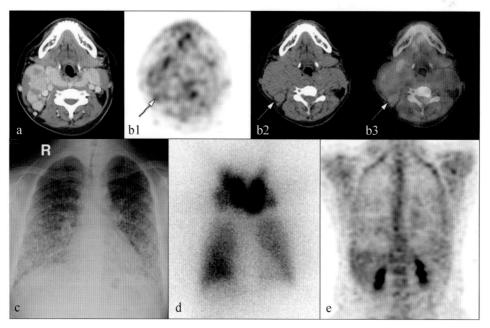

图 10-2-5 乳头状甲状腺癌（男，19 岁）。颈部增强 CT（**a**）示颈部多发肿大淋巴结伴强化；^{18}F-FDG PET/CT 显像（**b**1～**b**3）示颈部肿大淋巴结仅见轻度代谢增高。胸部 X 线片（**c**）示双肺弥漫性多发转移；^{131}I 显像（**d**）示颈部及双肺多发异常摄碘灶；^{18}F-FDG PET 显像（冠状位）（**e**）示双肺代谢轻度增高

（雷　霄　付占立　梁英魁）

参考文献

[1] 张梅，刘松涛. 喉癌 F-18 FDG PET/CT 显像的临床应用价值. 医学影像学杂志，2012，25：1428-1431.

[2] Schlumberger MJ. Papillary and follicular thyroid carcinoma. N Engl J Med，1998，338：297-306.

[3] Fatourechi V，Hay ID，Mullan BP，et al. Are post-therapy radioiodine scans informative and do they influence subsequent therapy of patients with differentiated thyroid cancer? Thyroid，2000，10：573-577.

[4] Souza Rosario PW，Barroso AL，Rezende LL，et al. Post I-131 therapy scanning in patients with thyroid carcinoma metastases：an unnecessary cost or a relevant contribution? Clin Nucl Med，2004，29：795-798.

[5] Larson SM，Robbins R. Positron emission tomography in thyroid cancer management. Semin Roentgenol，2002，37：169-174.

[6] Leboulleux S，Schroeder PR，Busaidy NL，et al. Assessment of the incremental value of recombinant TSH stimulation before FDG PET/CT imaging to localize residual differentiated thyroid cancer. J Clin Endocrinol Metab，2009，94：1310-1316.

第三节　肺部肿瘤

一、肺黏液腺癌

【简要病史】　男，49 岁，体检发现肺占位。

【相关检查】　肿瘤标志物癌胚抗原（CEA）、CA724、CA125、CA153、甲胎蛋白（AFP）均（－），CA199 337.70kU/L（参考值 0.1～37kU/L）。

【影像表现】　CT 示肺部多发占位，其中左下肺病变为大片实变灶（图 10-3-1）。[18]F-FDG PET/CT 显像（图 10-3-2）示双肺多发结节及实变影，代谢轻度增高。

【病理结果】　左肺肿物穿刺活检，病理示中-高分化黏液腺癌。

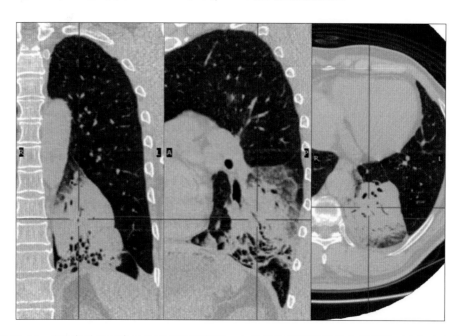

图 10-3-1　CT 多平面重建示左肺下叶实变影，内见多发扩张僵直的支气管影（充气支气管征），病变下部见多发小空泡，呈"蜂窝"样改变，病变周围可见多发毛玻璃影，边界清晰

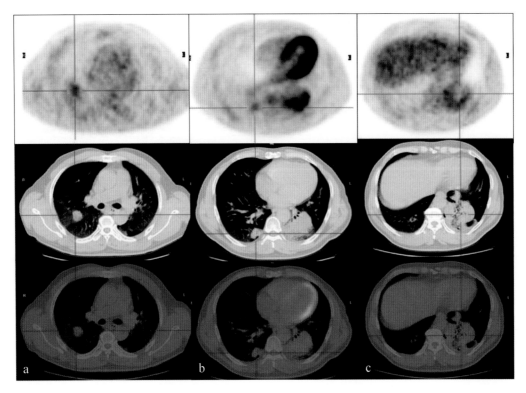

图 10-3-2　^{18}F-FDG PET/CT 显像示右肺上叶后段（**a**）及下叶背段结节（**b**），左肺下叶实变灶（**c**），^{18}F-FDG 摄取轻度增高（SUV$_{max}$分别为 2.9、1.2、4.0）

【讨论】　肺黏液腺癌是 2011 年肺腺癌国际多学科分类中一个新的术语，相当于原分类中的黏液性细支气管肺泡癌，起源于柱状上皮细胞或杯状细胞，为浸润性腺癌变异型的一种，在所有分化良好的腺癌中占 30%。黏液腺癌分化好、发展慢，故临床症状多出现较晚且病程长。黏液腺癌在影像学上可分为孤立型及弥漫型[1]。典型的孤立型黏液腺癌 CT 表现为实性或部分实性结节，少见为纯毛玻璃影。肺黏液腺癌较其他类型肺癌更易发展成为弥漫性病变，是唯一在影像学上可以实变为表现的肺癌，可为多灶性或肺段/叶的实变影，可见"支气管充气"征和"血管造影"征。黏液腺癌的^{18}F-FDG 摄取较其他肺癌低，PET 显像可以表现为假阴性[2]，因此，^{18}F-FDG PET 只能作为参考，定性诊断需结合 CT 等其他检查。

（郭　烽　梁英魁　赵文锐）

二、肺上皮样血管内皮细胞瘤

【简要病史】　女，51 岁，发现双肺多发结节 2 个月，给予正规抗结核治疗未见好转。

【相关检查】　肿瘤标志物检查［CA199、神经元特异性烯醇化酶（NSE）、CEA、CA724、CA125、CA153］均为阴性。痰涂片见少量异型细胞，考虑癌可能性大。

【影像表现】　CT（图 10-3-3）示双肺上叶结节。^{18}F-FDG PET/CT 显像（图 10-3-4，图 10-3-5）示双肺结节葡萄糖代谢轻度增高。

【术后病理】　胸腔镜结节切除后病理（图 10-3-6）示肺上皮样血管内皮细胞瘤。

【讨论】　上皮样血管内皮细胞瘤是一种介于血管瘤和血管肉瘤之间的低度恶性肿瘤，可多个器官同时或相继受累，如肺、肝、肾、骨及软组织等。肺上皮样血管内皮细胞瘤（pulmonary

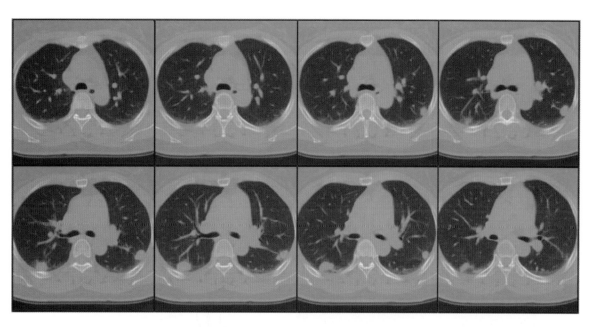

图 10-3-3 CT 示左上肺尖段结节（1.5cm×1.0cm）及右上肺结节（1.5cm×2.1cm）

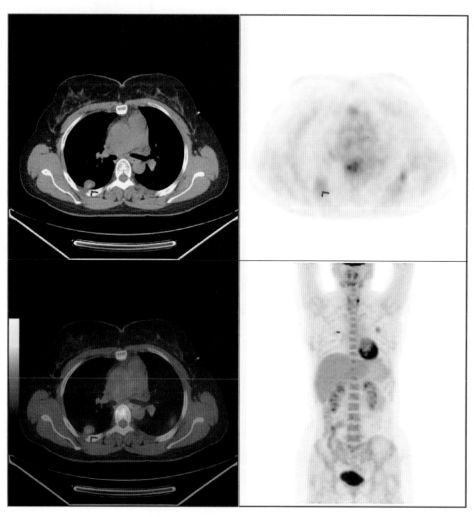

图 10-3-4 ^{18}F-FDG PET/CT 显像。右肺上叶结节，中心见点状钙化，放射性摄取轻度增高

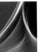

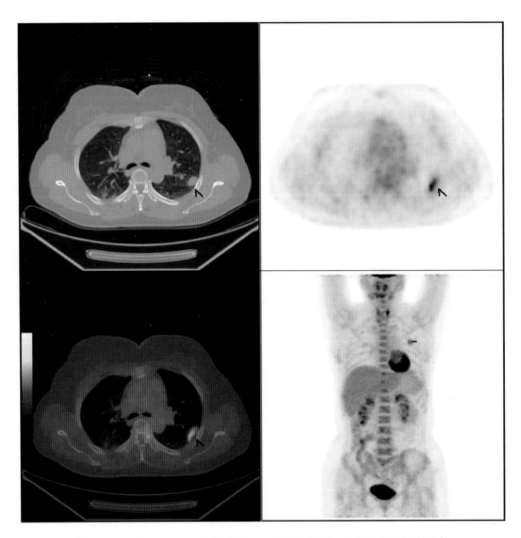

图 10-3-5 ^{18}F-FDG PET/CT 显像。左肺上叶结节，放射性摄取轻度增高

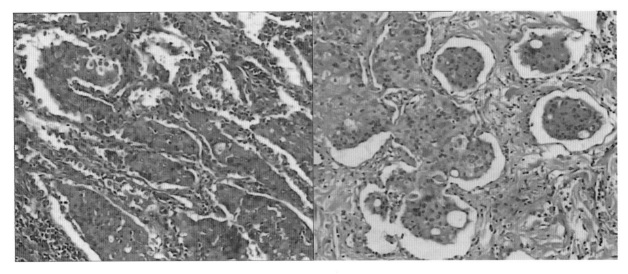

图 10-3-6 病理示肺上皮样血管内皮细胞瘤

epithelioid hemangioendothelioma，PEH）多见于女性，平均发病年龄为 40 岁，大多数无症状，常在体检中发现[3-4]。PEH 常见表现为双肺多发小结节，病灶沿血管及支气管分布，以两下肺为重，结节大小一般为 0.1～3.0cm，可伴有钙化，少数可累及胸膜并出现胸腔积液[5]。PEH 对[18]F-FDG 摄取程度不一，可表现为轻度摄取或无摄取，可能与结节的大小及恶性程度有关[6]。虽然 PEH 的[18]F-FDG PET/CT 表现缺乏明显特征，但可为临床穿刺活检部位选择及局部手术切除提供帮助，同时作为全身检查，对其他脏器受累及病情评估提供重要信息。

（雷　霄　梁英魁）

参考文献

[1] 王迪，于红. 肺黏液腺癌的影像学与病理学研究进展. 国际医学放射学杂志，2012，35：426-429.

[2] Sung YM, Lee KS, Kim BT, et al. Lobar mucinous bronchioloalveolar carcinoma of the lung showing negative FDG uptake on integrated PET/CT. Eur Radiol, 2005, 15：2075-2078.

[3] 廖秋林，王卓才，王炜，等. 肺上皮样血管内皮细胞瘤临床及病理特征. 中华结核和呼吸杂志，2011，34：187-191.

[4] 陶梅梅，周云芝，王洪武. 肺上皮样血管内皮细胞瘤研究进展. 中华医学杂志，2012，92：2157-2159.

[5] 李蒙，吴宁，刘瑛. 肺上皮样血管内皮瘤的影像学表现. 癌症进展，2012，10：450-456.

[6] Yang M, Nguyen B D, Roarke M C. Pulmonary epithelioid hemangioendothelioma：Nuclear medicine and ^{18}F-FDG PET/CT findings. Rev Esp Med Nucl Imagen Mol, 2015, 34：393-395.

第四节　胸腺瘤

一、胸腺瘤-A 型

【简要病史】　女，70 岁，咳嗽、胸闷、气短 2 个月；胸部 CT 发现右前上纵隔占位，给予正规抗结核治疗未见好转。

【影像表现】　胸部 CT（图 10-4-1a）示前纵隔占位；[18]F-FDG PET/CT 显像（图 10-4-1b）示前纵隔软组织密度占位伴钙化，葡萄糖代谢轻度增高。

【病理结果】　超声引导下穿刺活检病理示胸腺瘤-A 型。

二、胸腺瘤-B₁ 型

【简要病史】　男，48 岁，胸闷、气短 1 个月；胸部 CT 发现前纵隔占位。

【相关检查】　肿瘤标志物：NSE 23.62ng/ml（参考值 0～16.3ng/ml），鳞状上皮细胞癌抗原（SCC）2.00ng/ml（参考值＜1.5ng/ml）。

【影像表现】　胸部 CT（图 10-4-2a）示前纵隔占位，纵隔淋巴结肿大，右侧胸腔积液；[18]F-FDG PET/CT 显像（图 10-4-2b～d）示前纵隔软组织密度占位伴纵隔淋巴结肿大，葡萄糖代谢增高。

【病理结果】　CT 引导下穿刺活检病理为胸腺瘤-B₁ 型。

【讨论】　胸腺瘤起源于胸腺上皮，是最常见的前上纵隔原发性肿瘤，约占成人所有纵隔肿瘤的 20%～40%；发病高峰年龄在 40～50 岁，男女比例为 1：1。胸腺瘤可合并多种副瘤综合征，其中以重症肌无力最常见，发生率约为 10%～46%。

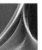

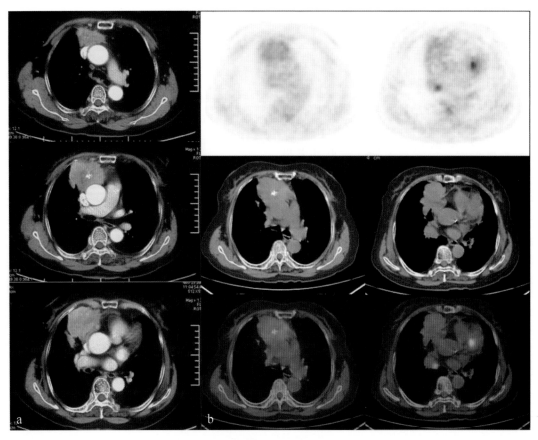

图 10-4-1 胸部增强 CT（**a**）示前上纵隔软组织密度占位伴强化；^{18}F-FDG PET/CT 显像（**b**）示前上纵隔软组织密度肿物伴钙化，葡萄糖代谢轻度增高

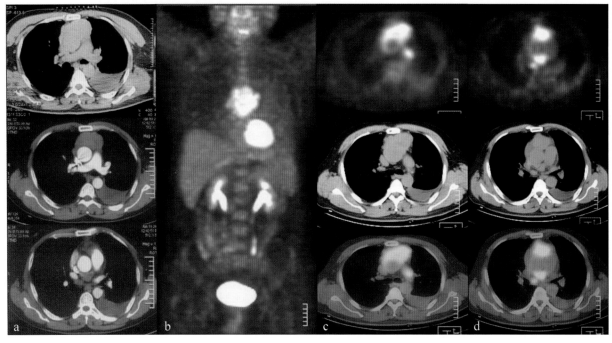

图 10-4-2 胸部 CT（**a**）示前纵隔占位，轻度强化，纵隔淋巴结肿大，右侧胸腔积液；^{18}F-FDG PET/CT 显像（**b** 至 **d**）示前纵隔肿物伴纵隔淋巴结肿大，葡萄糖代谢增高

胸腺瘤在病理上可以分为以下类型：A、AB、B（又分为 B_1、B_2、B_3）及 C 型（胸腺癌），其中 A 型和 AB 型为良性肿瘤，B_1 型为低度恶性，B_2 型为中度恶性，B_3 型与胸腺癌（C 型）均为高度恶性。由于胸腺肿瘤的影像学表现多样，根据常规影像学表现进行诊断与分型比较困难[1]。研究表明，胸腺肿瘤的侵袭性与其葡萄糖代谢水平密切相关（代谢越高，侵袭性越强），故 ^{18}F-FDG PET/CT 显像可用于胸腺肿瘤的良、恶性鉴别[2-3]；此外，[18]F-FDG PET/CT 显像还能够发现胸膜与心包的种植转移，纵隔淋巴结及远隔转移，用于恶性胸腺瘤的分期。

（郭　烽　张敬勉　梁英魁　赵文锐）

参考文献

[1] Jeong YJ，Lee KS，Kim J，et al. Does CT of thymic epithelial tumors enable us to differentiate histologic subtypes and predict prognosis. AJR Am J Roentgenol，2004，183：283-289.

[2] Igai H，Matsuura N，Tarumi S，et al. Usefulness of ［18F］ fluoro-2-deoxy-D-glucose positron emission tomography for predicting the World Health Organization malignancy grade of thymic epithelial tumors. Eur J Cardiothorac Surg，2011，40：143-145.

[3] Terzi A，Bertolaccini L，Rizzardi G，et al. Usefulness of 18-F FDG PET/CT in the pre-treatment evaluation of thymic epithelial neoplasms. Lung Cancer，2011，74：239-243.

第五节　肝肿瘤

一、肝细胞癌

【简要病史】　男，69 岁，右上腹隐痛半年；既往丙型肝炎病史 9 年，1 年前行胆囊切除术。

【相关检查】　AFP 明显升高。

【影像表现】　CT（图 10-5-1a）示肝右叶占位，动脉期轻度强化；[18]F-FDG PET 显像（图 10-5-1b）示病变区不规则放射性摄取增高；[11]C-乙酸盐（AC）PET 显像（图 10-5-1c）示病变处放射性分布减低。

【手术病理】　低分化肝细胞癌。

【讨论】　正常肝组织对 ^{18}F-FDG 呈中等程度摄取，使 ^{18}F-FDG PET/CT 在诊断分化较好及小于 1cm 的肝细胞癌（hepatocellular carcinoma，HCC）方面存在明显不足。[11]C-AC PET 显像对高中分化 HCC 诊断的准确性可以达到 95％以上（图 10-5-2）[1]，两种显像剂联合应用可以明显提高 PET 对 HCC 的诊断效能，准确率可以达到 90％以上[2]。但许多肝良性肿瘤（肝结节增生、腺瘤、血管平滑肌脂肪瘤等）对 ^{11}C-AC 也可有较高摄取率而表现为假阳性[3]。在常规 ^{11}C-AC（注射后 10～20min）显像前增加早期显像（注射后即刻开始）的双时相显像对肝癌的鉴别诊断可能会有一定帮助[4-5]。

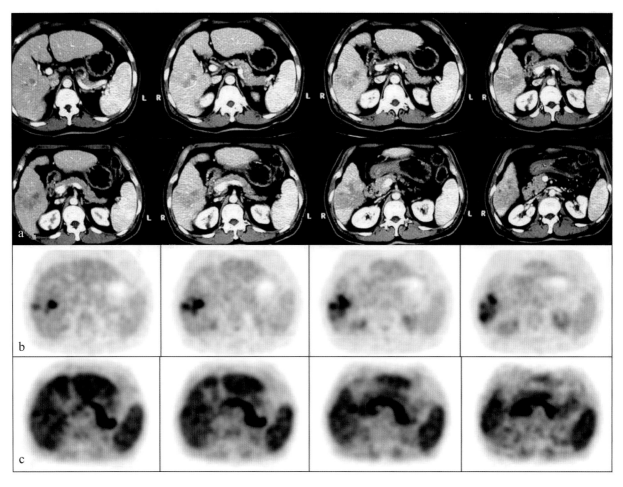

图 10-5-1 增强 CT（**a**）示肝右叶不规则肿物，动脉期轻度强化。^{18}F-FDG PET 显像（**b**）示病变区不均匀放射性摄取增高（SUV$_{max}$ 7.6，肝 SUV$_{max}$ 1.6）。^{11}C-AC PET 显像（**c**）示病变部位呈不规则放射性分布减低区（SUV$_{max}$ 2.9，肝 SUV$_{max}$ 3.4）

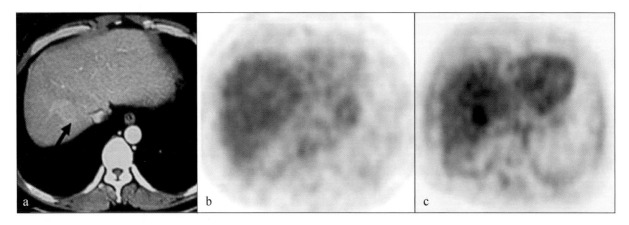

图 10-5-2 高分化 HCC。增强 CT（**a**）示肝右叶占位伴强化；^{18}F-FDG PET 显像（**b**）示病变区放射性分布未见明显异常。^{11}C-AC PET 显像（**c**）示病变部位代谢增高

（霍　力）

二、肝内胆管细胞癌

【简要病史】 男，40岁，查体发现肝占位2周余。

【相关检查】 血AFP（阴性）。

【影像表现】 CT（图10-5-3a，b）示肝内低密度占位，轻度强化；MRI（图10-5-3c，d）示病灶为长T2信号，动脉期强化。¹⁸F-FDG PET显像（图10-5-4a）示病变区代谢增高；¹¹C-AC PET显像（图10-5-4b）示病变部位放射性分布未见明显异常。

【手术病理】 手术切除左半肝，病理示中低分化腺癌，考虑为胆管来源。

【讨论】 肝内胆管细胞癌（intrahepatic cholangiocarcinoma，ICC）是指起源于二级胆管及其分支上皮的腺癌，发病率仅次于HCC，约占肝原发恶性肿瘤的10%～15%。¹⁸FDG PET对1cm以上ICC的诊断效能较高，准确率可以达到96.3%，高于增强CT（45.5%）和MRI（66.7%）[6]；但对分化好的ICC可能会有假阴性结果[7]。¹¹C-AC PET显像对ICC的诊断效能较差，准确率只有40%左右[1]。

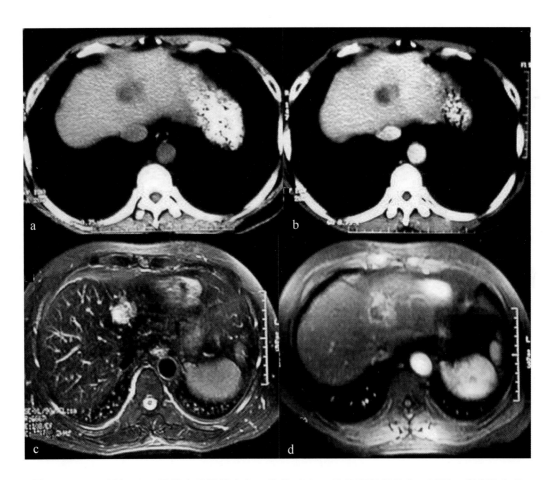

图10-5-3 CT平扫（**a**）示肝内低密度占位，增强（**b**）示动脉期轻度强化；MRI示该病灶为长T2信号（**c**），可见不均匀强化（**d**）

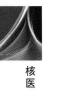

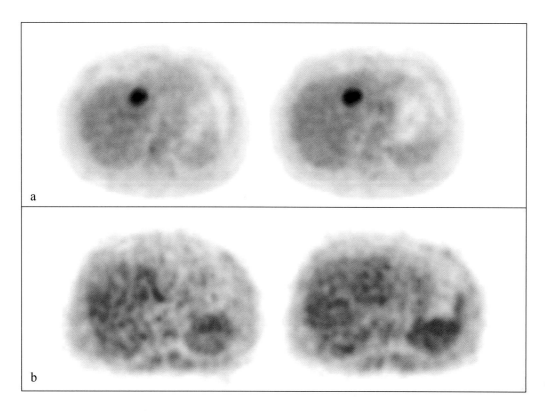

图 10-5-4 ^{18}F-FDG PET（**a**）示病变部位代谢增高（SUV_{max} 8.1）；^{11}C-AC PET 显像（**b**）示病变区放射性分布未见明显异常

（霍　力）

参考文献

［1］霍力，党永红，崔瑞雪，等. 158 例肝肿瘤患者影像学检查的比较研究. 中华医学杂志，2014，94：364-367.

［2］霍力，周前，党永红，等. ^{11}C-Acetate 与 ^{18}FDG PET 联合显像在肝肿瘤诊断中的作用. 中国肿瘤，2007，16：184-186.

［3］霍力，党永红，崔瑞雪，等. 肝肿瘤氟-18 脱氧葡萄糖与碳-11 乙酸盐 PET 联合显像误诊原因分析. 肿瘤学杂志，2012，18：233-235.

［4］Huo L，Dang Y，Lv J，et al. Application of dual phase imaging of ^{11}C-acetate positron emission tomography on differential diagnosis of small hepatic lesions. PLOS ONE，2014，09（5）：e96517.

［5］Huo L，Guo J，Dang Y，etc. Kinetic analysis of dynamic ^{11}C-acetate PET/CT imaging as a potential method for differentiation of depatocellular carcinoma and benign liver lesions. Theranostic，2015，05：371-373.

［6］霍力，党永红，崔瑞雪，等. 158 例肝肿瘤患者影像学检查的比较研究. 中华医学杂志，2014，94：364-367.

［7］霍力，党永红，崔瑞雪，等. 肝肿瘤氟-18 脱氧葡萄糖与碳-11 乙酸盐 PET 联合显像误诊原因分析. 肿瘤学杂志，2012，18：233-235.

第六节 胰腺实性假乳头状瘤

【简要病史】 女，21岁，间断上腹痛1月余。

【相关检查】 超声检查提示胰头部囊实性占位。

【影像表现】 增强CT（图10-6-1）示胰头部囊实性占位，血供丰富。^{18}F-FDG PET/CT显像（图10-6-2）示胰头囊实性占位，实性成分放射性摄取异常增高。

【病理结果】 术后病理为胰头部实性假乳头状瘤伴出血囊性变。

【讨论】 胰腺实性假乳头状瘤（solid pseudopaillary tumor of the pancreas，SPTP）是一种发病率较低的具有恶性倾向或低度恶性的肿瘤，

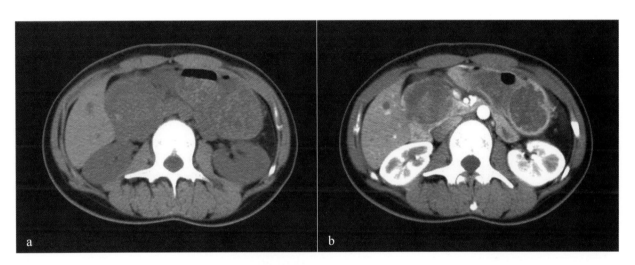

图10-6-1 CT平扫（a）示胰头部囊实性占位，增强扫描（b）示肿物实性部分血供丰富

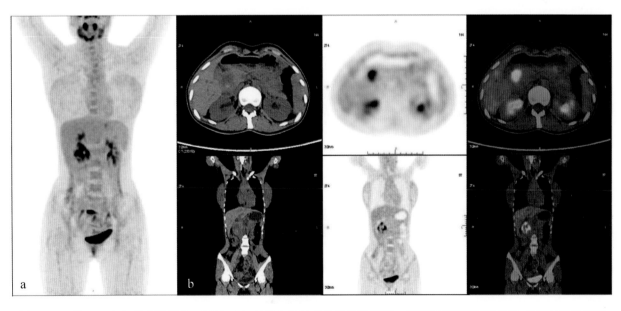

图10-6-2 ^{18}F-FDG-PET/CT显像。MIP（a）示胰头部异常放射性浓聚影；横断面及冠状断面显像（b）示胰头部囊实性占位，实性成分代谢异常增高；胰腺体尾部形态及放射性分布正常，胰管无扩张

223

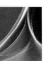
占胰腺囊实性病变的 9%，占胰腺外分泌肿瘤的 1%～2.25%；好发于年轻女性，常以腹部肿块为首发症状；多发生于胰体尾部，呈膨胀性生长，体积较大时可并发出血、囊变以及钙化[1-2]。影像检查呈囊实性，形态规则，边界清楚，可伴有内部囊变、边缘钙化，增强后实性部分及囊壁常显著强化，很少出现胆管、胰管扩张。¹⁸F-FDG PET/CT 显像，肿瘤实性部分¹⁸F-FDG 摄取增高，而囊变及出血区域放射性摄取稀疏[3-4]；实性部分的葡萄糖代谢增高程度不一[5]，可能和分化程度、大小、炎性细胞浸润程度等有关，部分转移灶也可表现为放射性摄取增高[1-2]。尽管既往文献误诊率较高，但结合患者¹⁸F-FDG PET/CT 图像表现与临床资料，该类病变较易与其他胰腺肿瘤相鉴别。

（杨　晖　徐白萱）

参考文献

[1] Moo K C，Kyung Sik K，Sub C J，et al. Solid pseu-

[1] Moo K C，Kyung Sik K，Sub C J，et al. Solid pseudopapillary tumor of the pancreas suggesting malignant potential. [J]. Pancreas, 2006，32：276-280.

[2] 罗亚平，霍力，李方，等. 胰腺实性假乳头状瘤¹⁸F-FDG PET/CT 显像二例. 中华核医学与分子影像杂志，2012，32：465-466.

[3] 吴江，王中秋，朱虹，等. 乳腺实性假乳头状瘤的影像学表现与鉴别诊断. 中国医学影像技术，2009，25：642-645.

[4] Lakhtakia R，Wahaibi K，Zahid KF，et al. Solid Pseudopapillary Neoplasm of the Pancreas：A Case Report with Review of the Diagnostic Dilemmas and Tumor Behavior. Oman Med J，2013，28：441-444.

[5] Roldán-Valadez E，Rumoroso-García A，Vega-González I，et al. Non-resected solid papillary epithelial tumor of the pancreas：¹⁸F-FDG PET/CT evaluation at 5 years after diagnosis. Rev Esp Med Nucl，2007，26：160-164.

第七节　肾肿瘤

一、肾透明细胞癌

【简要病史】　男，75 岁，体检发现右肾占位。

【影像表现】　CT（图 10-7-1a）示右肾下极占位伴强化；¹⁸F-FDG PET/CT 显像（图 10-7-1b）示病变部位放射性摄取减低；¹¹C-AC 显像（图 10-7-1c）示病变部位显像剂摄取增高。

【手术病理】　右肾切除术后病理为肾透明细胞癌。

【讨论】　泌尿系统肿瘤的诊断是¹⁸F-FDG PET 显像的一大难点，除因为¹⁸F-FDG 经泌尿系统排泄外，另一个重要原因是占肾恶性肿瘤 85% 的透明细胞癌大多对¹⁸F-FDG 无摄取，诊断准确性只有 20%～30%[1]。¹¹C-AC 对肾透明细胞癌诊断的准确性约 70%～80%，明显高于¹⁸F-FDG，但诊断灵敏度与特异度仍低于 CT 及 MRI，主要原因是存在较多假阴性（图 10-7-2）及假阳性病例[2-3]（图 10-7-3）。

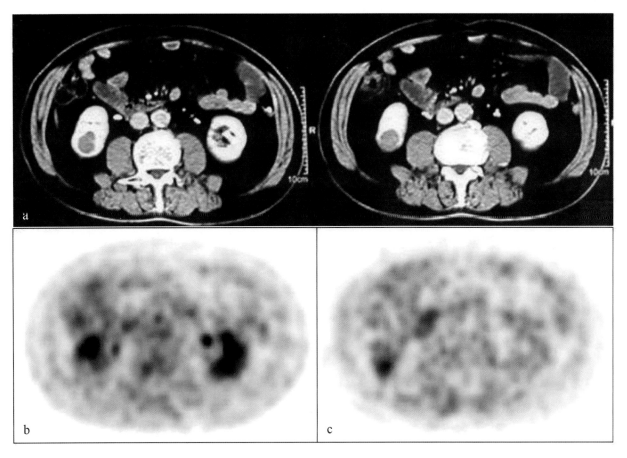

图 10-7-1 增强 CT（a）示右肾下极肿物，直径 2cm，边界清晰，动脉期可见强化；^{18}F-FDG PET/CT 显像（b）示病变部位放射性摄取低于周围肾皮质；^{11}C-AC PET/CT 显像（c）示病变部位显像剂摄取增高

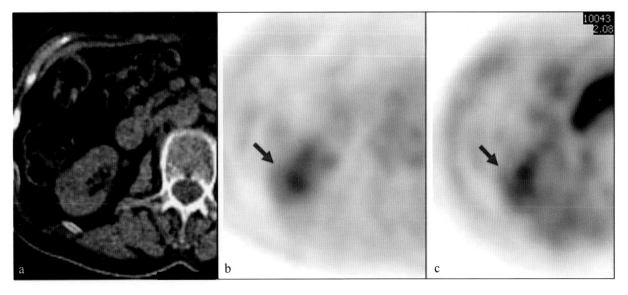

图 10-7-2 右肾透明细胞癌。CT（a）示右肾占位，直径约 2.5cm；^{18}F-FDG PET（b）及 ^{11}C-AC PET（c）显像均阴性

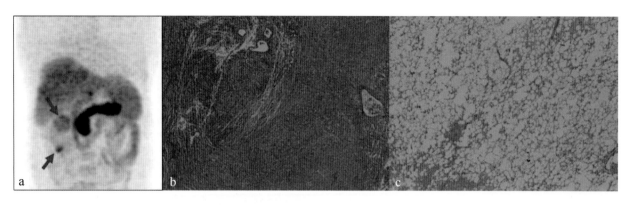

图 10-7-3 右肾上、下极多发血管平滑肌脂肪瘤。[11]C-AC PET 显像（**a**）示右肾上、下极代谢增高灶；术后病理示上极病灶（**b**）镜下可见大量平滑肌成分及少量脂肪成分，下极病灶（**c**）镜下可见大量脂肪组织及少量平滑肌细胞，均为血管平滑肌脂肪瘤

（霍　力）

二、肾嫌色细胞癌

【简要病史】　男，33 岁，体检发现右肾占位。

【相关检查】　B 超示右肾低回声占位，大小约 10cm×9.9cm×9.5cm，周边条状血流信号。

【影像表现】　CT（图 10-7-4）示右肾上极软组织密度巨大占位伴强化。[18]F-FDG PET/CT 显像（图 10-7-5）示右肾上极肿物放射性摄取略高于正常肾皮质。

【手术病理】　肾嫌色细胞癌

【讨论】　肾嫌色细胞癌（chromophobe renal cell carcinoma）发病平均年龄为 60 岁，男女发病率大致相等，约占肾细胞癌的 4%～10%。肿瘤多为单发性实体肿瘤，无包膜但边界清楚。CT 显示瘤体常较大，增强扫描肿瘤强化不明显，内部密度均匀，多无坏死和钙化，肾静脉内很少出现癌栓[4]。肾嫌色细胞癌病灶对[18]F-FDG 的摄取与肿瘤大小有关，瘤体较大时，呈中等程度放射性摄取，略高于正常肾皮质；瘤体小时，放射性摄取略低于肾皮质，与透明细胞癌鉴别困难[5]。

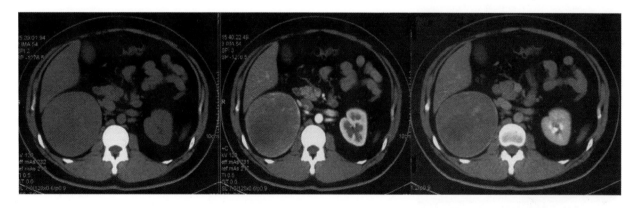

图 10-7-4　增强 CT 示右肾上极软组织密度占位，边界清晰，动脉期有轻度强化，延迟强化更明显

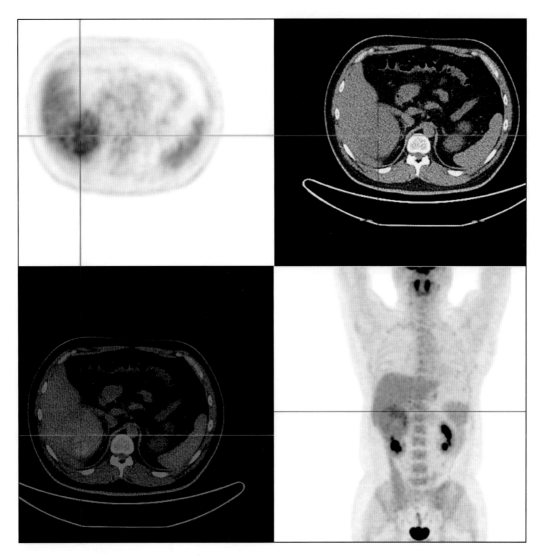

图 10-7-5 ^{18}F-FDG PET/CT 显像示右肾上极肿物，放射性摄取略高于正常肾皮质（SUVmax 3.5，正常肾皮质 3.0）

（霍　力）

三、肾盂输尿管上皮癌

【简要病史】　女，60 岁，无明显诱因出现左腹部及左腰部疼痛 2 个月。

【影像表现】　CT（图 10-7-6a）示左肾积水，左肾盂、输尿管占位，动脉期有轻度强化。^{18}F-FDG PET/CT 显像（图 10-7-6b）示病变处放射性摄取明显增高。^{11}C-AC PET 显像（图 10-7-6c）示病变部位显像剂摄取未见明显增高。

【手术病理】　术后病理示左肾盂及输尿管移行细胞癌Ⅲ级，伴广泛坏死，累及输尿管肌层，并侵透肾盂，侵及肾实质达肾包膜。

【讨论】　肾盂和输尿管上皮癌中移行细胞癌占 90%，其次为鳞状上皮细胞癌和腺癌，具有多中心性发生的特点，可同时或先后伴发输尿管、膀胱或对侧肾盂的移行上皮细胞癌。由于肾盂、输尿管壁薄，周围有丰富的淋巴组织，肿瘤容易向腹主动脉旁及颈部淋巴结转移；血行转移的主

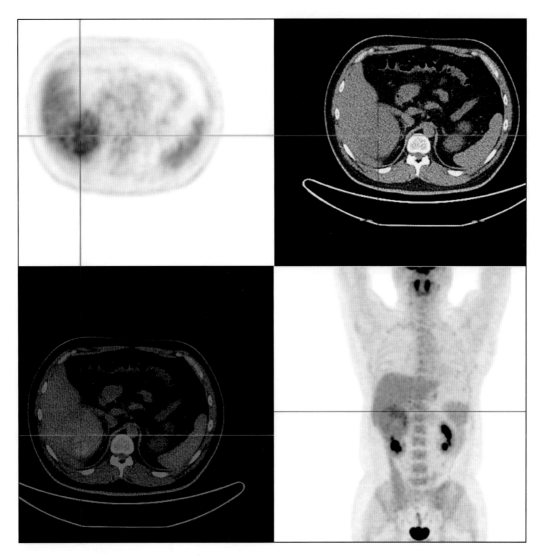

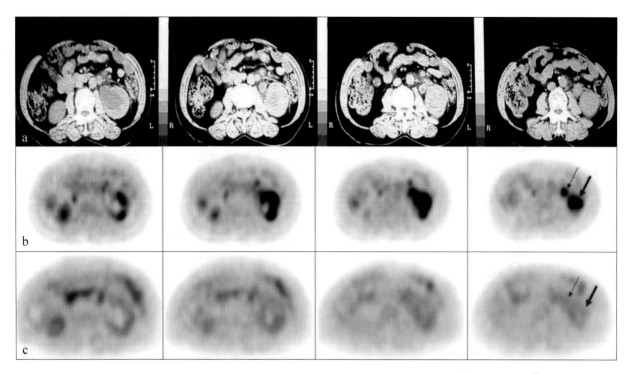

图 10-7-6 增强 CT（**a**）示左肾积水，左肾盂-输尿管占位，动脉期轻度强化。^{18}F-FDG PET/CT 显像（**b**）示左肾盂及输尿管病变处放射性摄取明显增高。^{11}C-AC PET 显像（**c**）示病变部位未见明显显像剂摄取增高

要脏器是肺、肝及骨骼。^{18}F-FDG 对高级别的肾盂输尿管肿瘤原发灶及转移灶的诊断能力均较强[6]，但需要排除尿液内的放射性干扰，可采取大量饮水和（或）使用呋塞米（速尿）后进行延迟显像的方法。^{11}C-AC PET 对高级别癌的诊断灵敏度较差；低级别移行细胞癌对 ^{11}C-AC 摄取较高，且显像剂不通过泌尿系统排泄，故 ^{11}C-AC PET 显像对此类肿瘤的诊断效果较好[7]（图 10-7-7）。

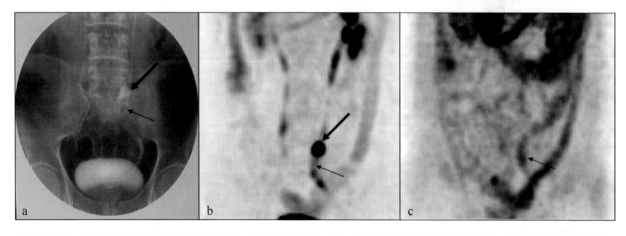

图 10-7-7 左输尿管中下段移行细胞癌Ⅰ级。静脉肾盂造影（**a**）示左输尿管下段造影剂滞留，管腔扩张，其下游管腔内可见充盈缺损。^{18}F-FDG PET 显像（**b**）示扩张输尿管内放射性尿液滞留，其下游输尿管可见放射性分布增高（但无法鉴别是肿瘤摄取，还是显像剂滞留）。^{11}C-AC PET 显像（**c**）示输尿管内无显像剂滞留，病变部位显像剂摄取增高

（霍　力）

参考文献

[1] 霍力，党永红，崔瑞雪，等. 核医学 FDG-PET（PET/CT）在肾肿瘤患者术前诊断中的作用. 实用肿瘤杂志，2013，28：583-586.

[2] Shreve PD, Chiao PC, Humes HD, et al. Carbon-11-Acetate PET imaging in renal disease. J Nucl Med，1995，36：1595-1601.

[3] 霍力，周前，吴战宏，等. ¹¹C-Acetate PET 显像在肾脏肿瘤诊断中的作用. 中华核医学杂志，2006，26：85-88.

[4] Cindolo L, de la Taille A, Schips L, et al. Chromo-phobe renal cell carcinoma：comprehensive analysis of 104 cases from multicenter European database. Urology，2005，65：681-686.

[5] 霍力，周前，吴战宏，等. ¹¹C-Acetate PET 显像在肾脏肿瘤诊断中的作用. 中华核医学杂志，2006，26：85-88.

[6] 霍力，党永红，崔瑞雪，等. 核医学 FDG-PET（PET/CT）在肾肿瘤患者术前诊断中的作用. 实用肿瘤杂志，2013，28：583-586.

[7] 霍力，周前，吴战宏，等. ¹¹C-Acetate PET 显像在肾脏肿瘤诊断中的作用. 中华核医学杂志，2006，26：85-88.

第八节　妇科肿瘤

一、宫颈癌

（一）病例 1

【简要病史】　女，43 岁，阴道异常出血 2 个月。

【相关检查】　超声示宫颈肿物；血清 SC-CAg 42.3ng/ml（参考值 0～1.5ng/ml）。

【影像表现】　¹⁸F-FDG PET/CT 显像（图 10-8-1）示宫颈区肿物及右侧髂血管旁肿大淋巴结，葡萄糖代谢增高。

【术后病理】　术后病理示宫颈鳞癌伴右侧髂血管旁淋巴结转移。

（二）病例 2

【简要病史】　女，69 岁，宫颈癌术后、放化疗后 5 个月。

【相关检查】　超声提示锁骨上淋巴结肿大。

【影像表现】　¹⁸F-FDG PET/CT 显像（图 10-8-2）示左锁骨上、纵隔、腹腔、腹主动脉旁多发肿大淋巴结伴葡萄糖代谢增高。

【临床诊断】　宫颈癌术后淋巴结转移。

（三）病例 3

【简要病史】　女，45 岁，宫颈癌术后、放化疗后 7 个月。

【相关检查】　CT 提示肝占位。

【影像表现】　¹⁸F-FDG PET/CT 显像（图 10-8-3）示左肺上叶、肝右叶、腹主动脉右旁、左上腹部降结肠旁、右侧盆壁多发葡萄糖代谢增高灶。

【临床诊断及治疗转归】　临床诊断为"宫颈癌术后复发"，行放、化疗后 3 个月复查 PET/CT（图 10-8-4）示原左肺上叶及肝多发转移灶较前缩小，代谢活性较前减低，原腹主动脉右旁、降结肠旁及右髂血管旁转移淋巴结葡萄糖代谢增高灶基本消失。

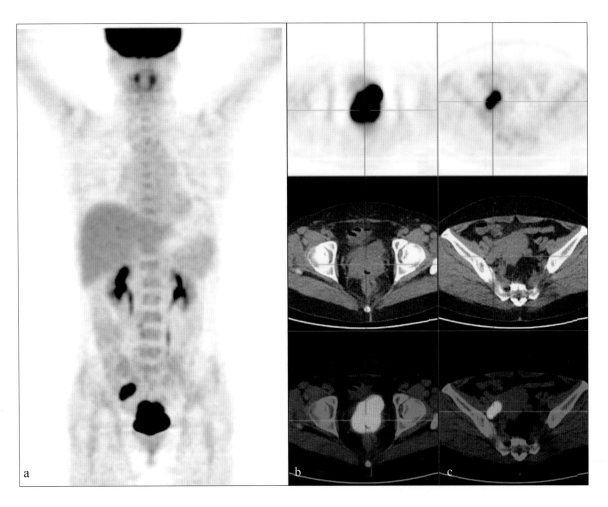

图 10-8-1　^{18}F-FDG PET/CT 显像。MIP（a）示盆腔多发葡萄糖代谢增高灶；横断图像示宫颈区肿物（b）及右侧髂血管旁肿大、融合淋巴结（c），葡萄糖代谢增高

【讨论】　宫颈癌（cervical cancer）是女性最常见恶性肿瘤之一。宫颈癌早期一般临床症状不明显，直到病变侵及周围组织出现疼痛、接触性阴道流血或异常分泌物时才被发现；此外，宫颈癌容易复发，大约有 1/3 的宫颈癌患者在初次治疗后两年内出现复发。宫颈癌分期基于肿瘤大小、周围组织器官受累（宫旁、阴道、膀胱、直肠）及远处转移情况；早期准确的诊断分期和及时精准的疗效评估与治疗效果密切相关。^{18}F-FDG PET/CT 是宫颈癌诊疗中的一种敏感而特异的分子影像手段，可以提供原发灶、转移灶的代谢活跃信息以及远处器官受累情况，有助于疾病的分期、疗效评估及预后判断[1-4]。

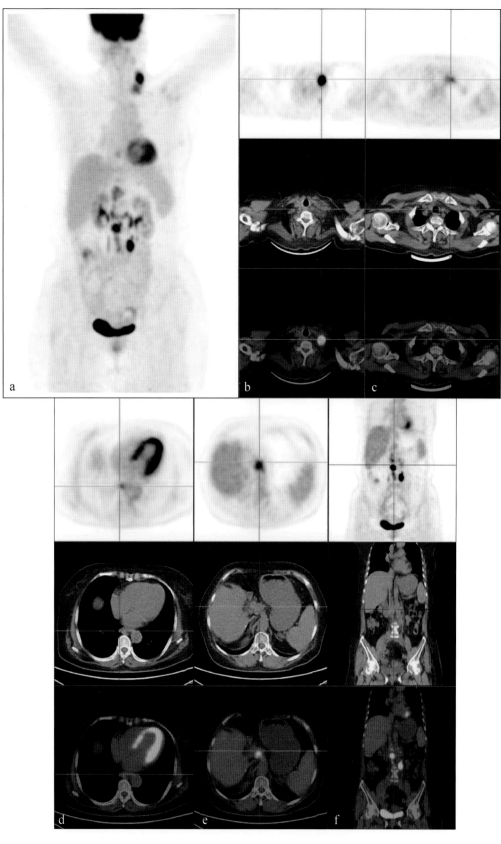

图 10-8-2　^{18}F-FDG PET/CT 显像。MIP（**a**）示躯干部多发葡萄糖代谢增高灶；断层图像示左锁骨上（**b**），纵隔 1L 区（**c**）、8 区（**d**），腹腔（**e**），腹主动脉旁（**f**）多发肿大淋巴结，葡萄糖代谢增高

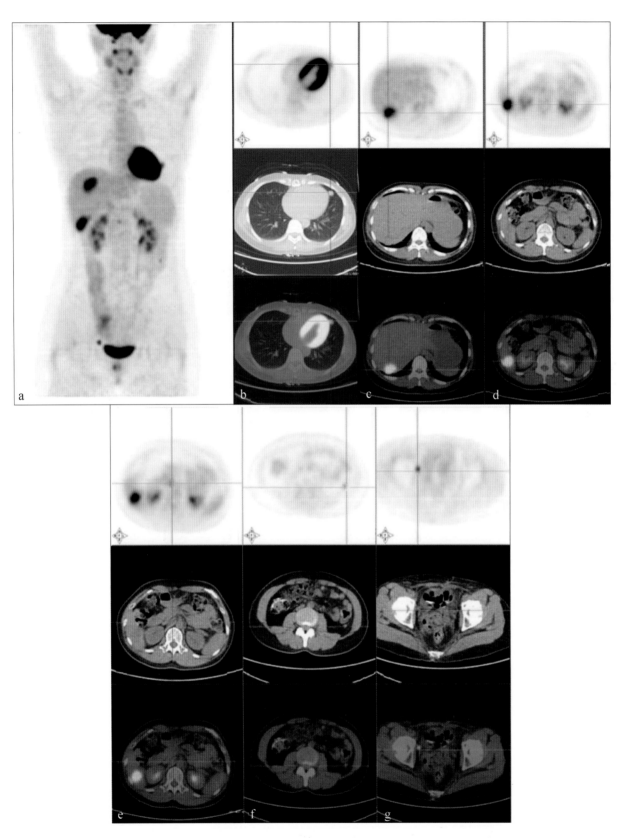

图 10-8-3 ^{18}F-FDG PET/CT 显像。MIP（**a**）示躯干部多发葡萄糖代谢增高灶；横断面图像示左肺上叶舌段（**b**）、肝右叶近膈顶（**c**）及下缘（**d**），腹主动脉右旁（**e**）、左上腹部降结肠旁（**f**）、右侧髂血管旁（**g**）淋巴结多发葡萄糖代谢增高灶

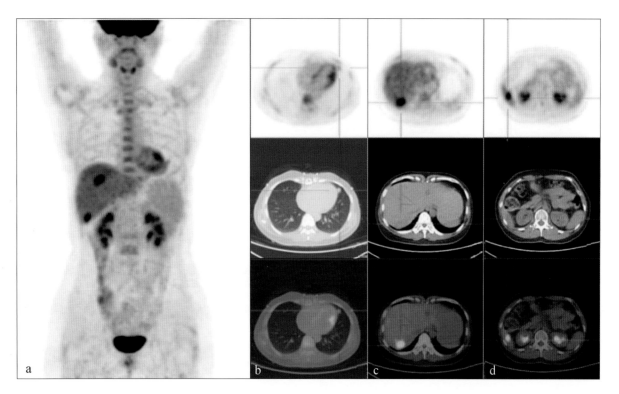

图 10-8-4 （放、化疗后 3 个月复查）^{18}F-FDG PET/CT 显像。MIP（a）示左肺及肝内葡萄糖代谢较前降低，原腹主动脉右旁、降结肠旁及右髂血管旁淋巴结葡萄糖代谢增高灶消失；横断面图像示原左肺上叶舌段转移灶（b），原肝多发转移灶（c，d）较前缩小，代谢活性较前减低

（程午樱）

二、卵巢癌

（一）病例 1

【简要病史】 女，67 岁，发现下腹部包块 3 个月。

【相关检查】 超声示盆腔囊实性占位；血清 CA125 7322U/ml（参考值 0～35U/ml）。

【影像表现】 ^{18}F-FDG PET/CT 显像（图 10-8-5）示盆腔巨大肿物，葡萄糖代谢不均匀增高；腹膜后多发肿大结节，葡萄糖代谢增高。

【术后病理】 高级别浆液性卵巢癌，盆腔淋巴结转移，乙状结肠受累。

（二）病例 2

【简要病史】 女，59 岁，卵巢癌术后 1 年半，化疗后 9 个月。

【相关检查】 血清 CA125 410U/ml（参考值 0～35U/ml）。

【影像表现】 ^{18}F-FDG PET/CT 显像（图 10-8-6）示肝包膜、右侧髂血管旁淋巴结、乙状结肠表面多发葡萄糖代谢增高灶。

【临床诊断】 卵巢癌复发、转移。

（三）病例 3

【简要病史】 女，75 岁，卵巢癌术后 1.5 年，化疗后 10 个月。

【相关检查】 MRI 怀疑腹、盆腔多发转移。

【影像表现】 ^{18}F-FDG PET/CT 显像（图 10-8-7）示双侧锁骨上、纵隔、腋窝、腹主动脉及髂血管旁淋巴结肿大伴葡萄糖代谢增高；肝、脾、胃窦部及十二指肠、腹膜、肠系膜多发葡萄糖代谢增高灶。

【临床诊断】 卵巢癌复发、转移。

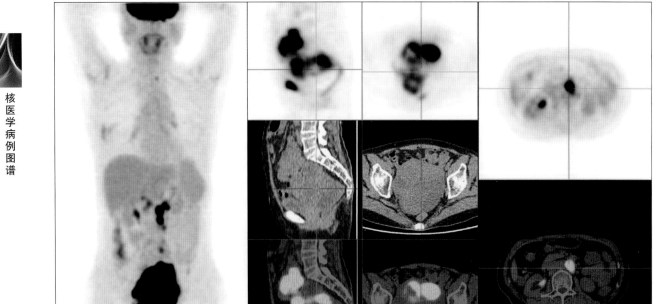

图 10-8-5 ^{18}F-FDG PET/CT 显像。MIP（**a**）示腹、盆腔多发葡萄糖代谢增高灶；断层图像示盆腔内巨大囊实性肿物，肿物与子宫及乙状结肠界限不清，实性部分葡萄糖代谢增高（**b**），腹膜后肿大结节伴葡萄糖代谢增高（**c**）

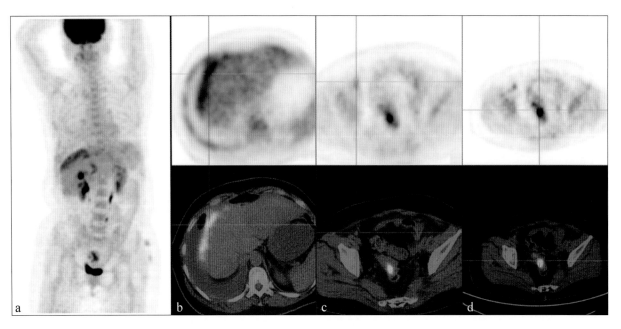

图 10-8-6 ^{18}F-FDG PET/CT 显像。MIP（**a**）示腹、盆部多发葡萄糖代谢增高灶；断层图像示右侧胸腔积液，肝包膜条片状葡萄糖代谢增高灶（**b**），右侧髂血管旁淋巴结（**c**）、乙状结肠表面（**d**）葡萄糖代谢增高灶

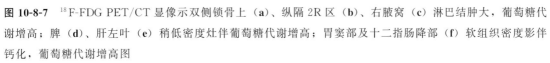

图 10-8-7　^{18}F-FDG PET/CT 显像示双侧锁骨上（**a**）、纵隔 2R 区（**b**）、右腋窝（**c**）淋巴结肿大，葡萄糖代谢增高；脾（**d**）、肝左叶（**e**）稍低密度灶伴葡萄糖代谢增高；胃窦部及十二指肠降部（**f**）软组织密度影伴钙化，葡萄糖代谢增高图

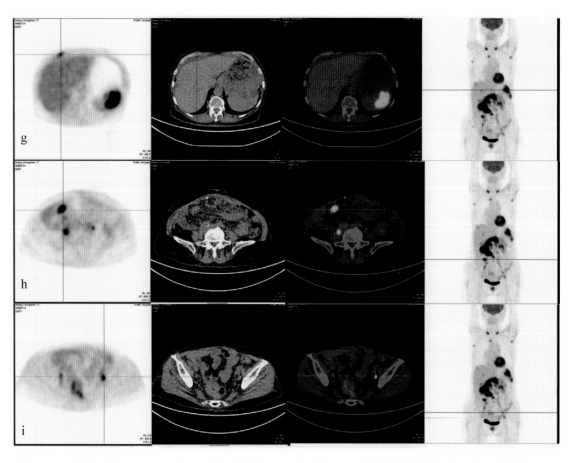

图 10-8-7（续） ¹⁸F-FDG PET/CT 显像示腹膜（**g**）、肠系膜（**h**）葡萄糖代谢增高灶；腹主动脉旁（**f**）及双侧髂血管（**h**、**i**）多发肿大淋巴结伴葡萄糖代谢增高

【讨论】 卵巢恶性肿瘤（ovarian malignant tumor）在妇科恶性肿瘤中发病率为第三位，但其死亡率却位列榜首。卵巢恶性肿瘤中主要为上皮癌，其次为恶性生殖细胞肿瘤。卵巢癌早期症状不明显，且容易复发和转移，病灶隐匿，为临床诊疗造成了许多困难。卵巢癌的转移方式主要有淋巴结转移、直接侵犯周围脏器（包括子宫、直肠等）及腹盆腔种植转移，晚期还可出现血行转移，累及肺、肝、骨等。¹⁸F-FDG PET/CT 显像为卵巢癌的分期、疗效评估、预后判断等方面提供了重要的肿瘤代谢及病变累及范围的信息[5-8]。

（程午樱）

三、子宫内膜癌

【简要病史】 女，66 岁，不规律阴道流血 1 年余。

【相关检查】 MRI 示子宫腔内占位，考虑恶性病变；右侧髂血管旁肿大淋巴结，不除外转移。

【影像表现】 ¹⁸F-FDG PET/CT 显像（图 10-8-8）示子宫内膜弥漫性葡萄糖代谢增高；腹膜后多发淋巴结肿大伴葡萄糖代谢增高。

【术后病理】 子宫高级别浆液性腺癌，侵及肌壁全层，局灶侵犯浆膜，伴腹膜后多发淋巴结转移。

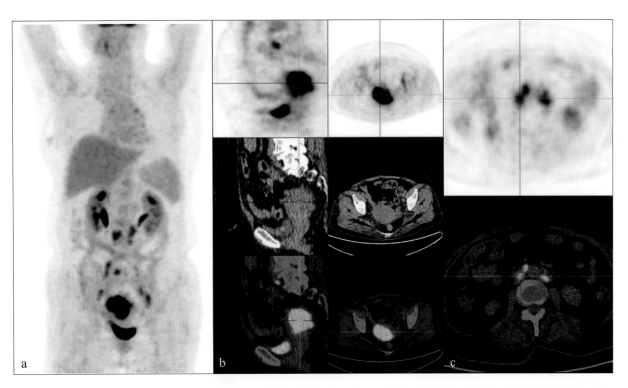

图 10-8-8 ¹⁸F-FDG PET/CT 显像。MPI（**a**）示子宫及双侧髂血管旁、腹主动脉旁淋巴结多发葡萄糖代谢增高；断层图像示子宫内膜及后壁肌层弥漫性葡萄糖代谢增高（**b**），腹主动脉旁多发肿大淋巴结伴葡萄糖代谢增高（**c**）

【讨论】 子宫内膜癌（endometrial cancer）是常见的女性生殖系统恶性肿瘤。早期、准确的诊断和分期有助于制订合理的治疗策略；及时的疗效评估可使患者尽早调整治疗方案，从而延长生存时间，提高生存率。¹⁸F-FDG PET/CT 能够为临床提供宫旁浸润、淋巴结转移、远处脏器（肝、肺、脑等）转移及病灶代谢活跃程度的重要信息，为肿瘤的分期、疗效及预后判断提供依据[9-11]。

（程午樱）

四、库肯勃瘤

【简要病史】 女，45 岁，体检超声发现盆腔肿物 3 个月。

【相关检查】 血清 CA125 88.6U/ml（参考值 0～35U/ml），CA199 42.7U/ml（参考值 0～37U/ml）；CT 示双侧附件囊实性占位，肠系膜、大网膜结节样增厚。

【影像表现】 ¹⁸F-FDG PET/CT 显像（图 10-8-9）示胃窦部大弯侧胃壁稍增厚，葡萄糖代谢轻度增高；腹膜、大网膜不均匀增厚，葡萄糖代谢增高；双侧附件区可见巨大囊实性肿物伴葡萄糖代谢不均匀增高。

【病理结果及临床诊断】 胃镜活检病理示（窦体交界）胃低分化腺癌；临床诊断为"胃癌伴广泛腹膜转移、双侧卵巢转移（库肯勃瘤）"。

【讨论】 库肯勃瘤（Krukenberg tumor）是一类富含印戒细胞的转移性卵巢癌，因由德国病理学家 Krukenberg 于 1896 年最先报道而得名。库肯勃瘤原发灶主要来自胃、结直肠、乳腺等，其中来源于胃的转移最为常见[12]；转移途径尚不明确，有淋巴转移、血行转移及腹膜种植等多种观点。库肯勃瘤的临床表现不特异，常无症状或伴腹水、腹膜广泛转移，无特异性实验室检查，临床上与原发性卵巢癌较难鉴别，易误诊。由于库肯勃瘤病灶癌细胞膜上的葡萄糖转运蛋白表达水平低，且实性细胞成分相对较少，因此

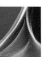

^{18}F-FDG PET/CT 显像代谢往往不是很高。对于临床提示有单侧或双侧附件占位的患者，^{18}F-FDG PET/CT 图像判读时要考虑到库肯勃瘤的可能，鉴别要点如下[13-14]：①库肯勃瘤多发生于绝经前女性，发病年龄平均 40～45 岁，低于原发性卵巢癌。②血 CA125 升高情况往往低于原发性卵巢癌。③常以双侧卵巢转移为主，最大径通常为 5～10cm，包膜较为完整，多为实性或囊实性，病灶代谢不均匀性轻度增高，可伴有腹水、腹膜及大网膜弥漫代谢稍增高的转移灶；而原发性卵巢癌囊壁不光整，常伴液化坏死，实性部分呈明显高代谢。④患者有相关胃肠道印戒细胞癌、黏液腺癌或乳腺癌病史。

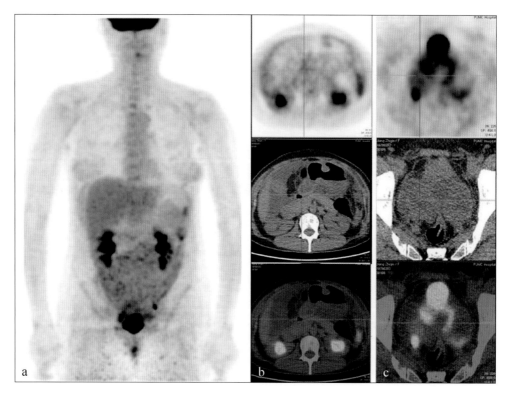

图 10-8-9 ^{18}F-FDG PET/CT 显像。MIP（**a**）示腹、盆部弥漫性不均匀葡萄糖代谢增高；断层图像示胃窦部胃壁稍增厚伴放射性摄取轻度增高，腹膜、大网膜不均匀增厚伴放射性摄取增高（**b**）；双侧附件区可见巨大囊实性肿物，实性部分放射性摄取不均匀增高（**c**）

（程午樱）

参考文献

[1] Guo F, Yang R, Tian J, Fan L. The role of F-fluorodeoxyglucose（FDG）positron emission tomography-computed tomography（PET/CT）in the screening of cervical cancer: a literature review. Cell biochemistry and biophysics, 2014, 69: 197-201.

[2] Leseur J, Devillers A, Williaume D, et al. [（18）F-fluorodeoxyglucose PET/CT in cervix cancer: lymph node assessment and prognostic/predictive value of primary tumour analysis]. Cancer radiotherapie, 2011, 15: 699-708.

[3] Akkas BE, Demirel BB, Vural GU. Clinical impact of（1）（8）F-FDG PET/CT in the pretreatment evaluation of patients with locally advanced cervical carcinoma. Nuclear medicine communications, 2012, 33: 1081-1088.

［4］ Kidd EA，Siegel BA，Dehdashti F，et al. Pelvic lymph node F-18 fluorodeoxyglucose uptake as a prognostic biomarker in newly diagnosed patients with locally advanced cervical cancer. Cancer，2010，116：1469-1475.

［5］ Kitajima K，Suzuki K，Senda M，et al. FDG-PET/CT for diagnosis of primary ovarian cancer. Nuclear medicine communication，2011，32：549-553.

［6］ Bristow RE，Giuntoli RL 2nd，Pannu HK，et al. Combined PET/CT for detecting recurrent ovarian cancer limited to retroperitoneal lymph nodes. Gynecologic oncology，2005，99：294-300.

［7］ Yuan Y，Gu ZX，Tao XF，et al. Computer tomography，magnetic resonance imaging，and positron emission tomography or positron emission tomography/computer tomography for detection of metastatic lymph nodes in patients with ovarian cancer：a meta-analysis. Eur J Radiol，2012，81：1002-1006.

［8］ Antunovic L，Cimitan M，Borsatti E，et al. Revisiting the clinical value of ^{18}F-FDG PET/CT in detection of recurrent epithelial ovarian carcinomas：correlation with histology，serum CA-125 assay，and conventional radiological modalities. Clinical nuclear medicine，2012，37：e184-188.

［9］ Antonsen SL，Jensen LN，Loft A，et al. MRI，PET/CT and ultrasound in the preoperative staging of endometrial cancer - a multicenter prospective comparative study. Gynecologic oncology，2013，128：300-308.

［10］ Kitajima K，Kita M，Suzuki K，et al. Prognostic significance of SUVmax（maximum standardized uptake value）measured by ［（18）F］FDG PET/CT in endometrial cancer. European journal of nuclear medicine and molecular imaging，2012，39：840-845.

［11］ Lee HJ，Ahn BC，Hong CM，et al. Preoperative risk stratification using （18）F-FDG PET/CT in women with endometrial cancer. Nuclear medicine，2011，50：204-213.

［12］ Kiyokawa T，Young RH，Scully RE. Krukenberg tumors of the ovary：a clinicopathologic analysis of 120 cases with emphasis on their variable pathologic manifestations. The American journal of surgical pathology，2006，30：277-299.

［13］ Brown DL，Zou KH，Tempany CM，et al. Primary versus secondary ovarian malignancy：imaging findings of adnexal masses in the Radiology Diagnostic Oncology Group Study. Radiology，2001，219：213-218.

［14］ Jiang R，Tang J，Cheng X，et al. Surgical treatment for patients with different origins of Krukenberg tumors：outcomes and prognostic factors. European journal of surgical oncology，2009，35：92-97.

第九节　外周神经鞘瘤

【简要病史】　男，62 岁，体检发现左侧盆壁占位。

【影像表现】　盆部 CT（图 10-9-1）示左侧梨状肌前方囊实性肿物，轻度强化。^{18}F-FDG PET/CT 显像（图 10-9-2）示右侧结肠肠壁旁、左侧梨状肌前方、右侧股四头肌间多发结节样肿物，葡萄糖代谢增高。

【病理结果】　右侧股四头肌间结节穿刺活检病理示梭形细胞肿瘤，结合免疫组化结果，考虑神经鞘瘤可能性大。

【讨论】　神经鞘瘤又名施万细胞瘤（Schwannoma），是一种生长缓慢的良性肿瘤，好发年龄 20～50 岁。一般为单发，多发较少见。外周神经鞘瘤可发生于身体任何部位的神经干或神经根，以脊柱旁、椎管内（图 10-9-3）、后纵隔、腹膜后、四肢肌间隙较多见，可有坏死、囊变、出血等改变。临床症状主要为受累神经支配区的疼痛、麻木，也可无症状，可合并一侧或双

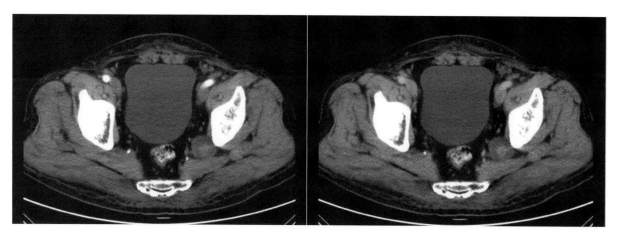

图 10-9-1 盆腔 CT 示左侧梨状肌前方囊实性占位，不均匀轻度强化

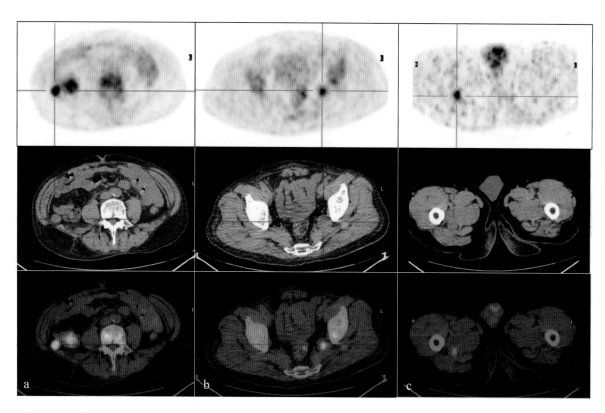

图 10-9-2 ^{18}F-FDG PET/CT 显像示右侧结肠肠壁旁（**a**）、左侧梨状肌前方（**b**）、右侧股四头肌间（**c**）多发软组织密度结节，葡萄糖代谢不同程度增高

侧听神经瘤，有家族遗传倾向。极少数周围神经鞘瘤可恶变为恶性神经鞘膜瘤，并可发生淋巴结及血行转移。[18]F-FDG PET/CT 显像外周神经鞘瘤代谢增高程度不定，SUV 值变化范围较大，可能取决于细胞与微血管密度以及肿瘤血管渗透性等[1]，因此单纯根据代谢增高程度判断肿瘤良恶性的价值有限[2]。

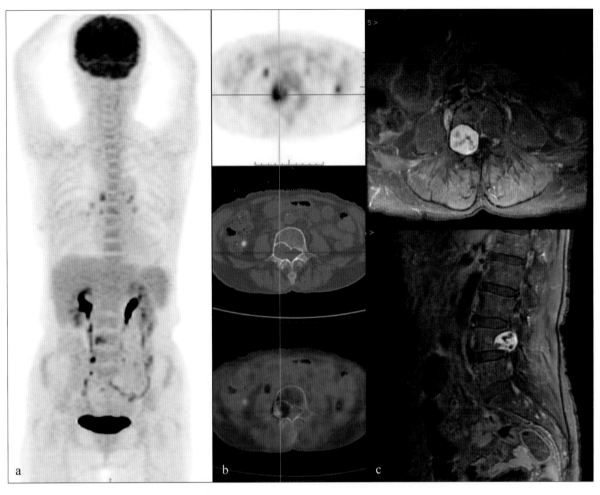

图 10-9-3 椎管内神经鞘瘤。¹⁸F-FDG PET/CT 显像（**a**，**b**）示椎管内占位伴代谢增高；增强 MRI（**c**）示肿瘤明显强化

（王　升　付占立　梁英魁）

参考文献

［1］ Gonzalez M，Prior JO，Rotman S，eta al. Benign intrapulmonary schwannoma：aspect on F-18 fluoro-deoxyglucose PET/CT. Clin Nucl Mcd，2011，36：465-467.

［2］ Benz MR，Czernin J，Dry SM，et al. Quantitative F18-fluorodeoxyglucose positron emission tomography accurately characterizes peripheral nerve sheath tumors as malignant or benign. Cancer，2010，116：451-458.

第十节　神经内分泌肿瘤

一、嗜铬细胞瘤伴棕色脂肪显影

【简要病史】　女，23 岁，间断头痛 1 年，发现血压升高、双肾上腺占位 2 周。

【影像表现】　^{99}Tc^m-MIBI 甲状旁腺显像（图 10-10-1）示双侧锁骨上（下）区及上纵隔弥漫性异常放射性浓聚（棕色脂肪摄取），未见甲状旁腺瘤征象。^{18}F-FDG PET/CT 显像（图 10-10-2）示右叶甲状腺占位伴葡萄糖代谢增高；双侧肾上腺区占位，代谢未见明显增高；颈部、锁骨上（下）区、双侧脊柱旁、心包周围、肾周及肾上腺肿物周围、大网膜可见多发棕色脂肪显影。

【病理结果】　右叶甲状腺肿物术后病理为"甲状腺乳头状癌"；双侧肾上腺占位术后病理为"多发嗜铬细胞瘤"。

【讨论】　人体内脂肪组织可以分为白色脂肪组织（white adipose tissue，WAT）与棕色脂肪组织（brown adipose tissue，BAT）。WAT 主要分布在皮下、内脏及性腺周围，具有储存能量与机械保护的功能。新生儿 BAT 含量丰富，分布广泛，但随年龄增长逐渐减少，成人主要分布在颈部、锁骨上（下）区、主动脉周围、椎旁及腹膜后。BAT 有丰富的毛细血管及交感肾上腺素能神经分布；在寒冷或交感神经兴奋刺激下，BAT 对脂质及葡萄糖的分解、氧化代谢增高，通过解偶联蛋白 1（UCP1）介导产生热量，而不转变为化学能。BAT 不仅能被 ^{18}F-FDG 显影，也能被 ^{99}Tc^m-MIBI、^{131}I-MIBG、^{18}F-DA 所显示[1]。非嗜铬细胞瘤患者 ^{18}F-FDG PET 显像，BAT 显影的概率很低（3.7%）[2]，容易发生在环境温度较低的季节[3]。嗜铬细胞瘤分泌的大量肾上腺素能激素，能够促进 BAT 的增生与代谢，因此在 ^{18}F-FDG PET 显像时，BAT 显影的概率较非嗜铬细胞瘤明显增高（22%）[1]，而且显像剂浓聚程度较非嗜铬细胞瘤更高，分布范围也更广泛，可以出现在心包、肠系膜、大网膜等十分少见的部位[4]。应用 β 受体阻滞剂（如普萘洛尔）可以减少或消除 BAT 对 ^{18}F-FDG 的摄取[4]。

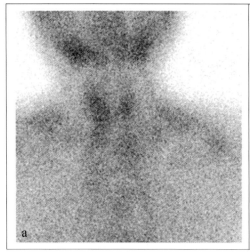 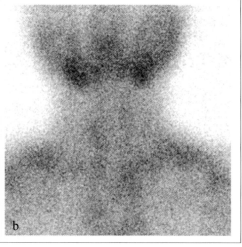

图 10-10-1　甲状旁腺显像示早期（a）及延迟（b）影像可见双侧锁骨上（下）区及上纵隔弥漫性异常显像剂浓聚

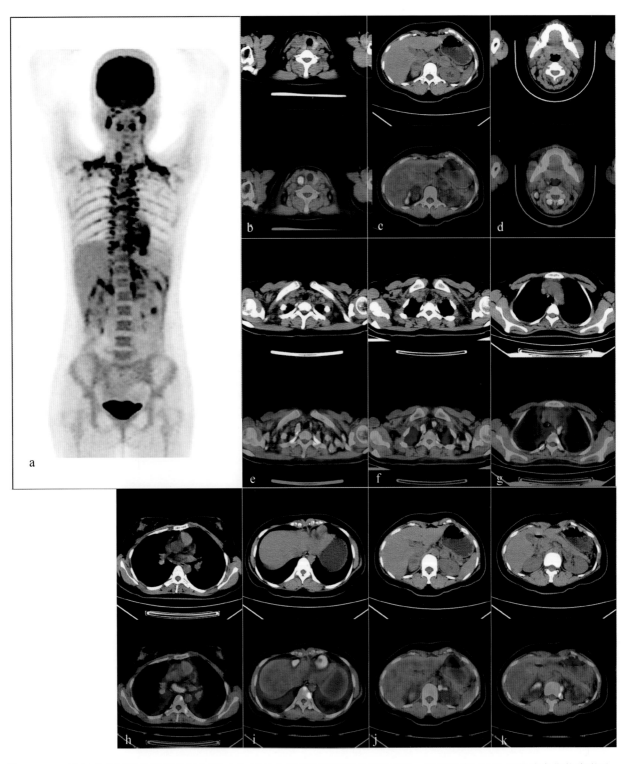

图 10-10-2　^{18}F-FDG PET/CT 显像示 MIP（**a**）可见全身多发葡萄糖代谢增高区；断层图像示右叶甲状腺占位伴代谢增高（**b**）；双侧肾上腺肿物，代谢未见明显异常（**c**）；颈部（**d**）、锁骨上（下）区（**e**）、腋窝（**f**）、双侧脊柱旁（**e~i**）、心包周围（**h，i**）、双侧肾上腺肿物周围（**j**）及肾周（**k**）、大网膜（**j，k**）多发棕色脂肪显影

（付占立）

二、肺神经内分泌肿瘤

【简要病史】 女，55岁，咳嗽、咳痰半年，出现痰中带血1个月。

【影像表现】 CT（图10-10-3）示左上肺占位。18F-FDG PET/CT显像（图10-10-4）示左肺上叶纵隔旁软组织密度肿物，18F-FDG摄取异常增高。

【术后病理】 （左上肺切除）术后病理示非典型类癌，肿瘤大小4cm×3cm×3cm；癌组织侵入支气管内，未见淋巴结转移。

【讨论】 肺神经内分泌肿瘤（pulmonary neu-roendocrine tumors，pNET）起源于支气管黏膜上皮或黏膜下腺体中的神经内分泌细胞。pNET分为低度恶性的典型类癌（typical carcinoma，TC）、中度恶性的不典型类癌（atypical carcinoma，

AC）以及高度恶性的大细胞神经内分泌癌（large cell neuroendocrine carcinoma，LCNEC）和小细胞肺癌（small cell lung cancer，SCLC）[5]。pNET约占所有肺内恶性肿瘤的20%～25%，其中SCLC约占15%～20%，是最常见的pNET；大细胞肺癌占3%左右，类癌约占1%～2%，而非典型类癌仅占类癌的10%[5]。pNET的影像学表现多样，与其病理类型密切相关，无明显特异性。CT扫描可见肿瘤钙化（TC钙化发生率可达30%，LCNEC约为10%），可伴有阻塞性肺炎或肺不张，可有淋巴结及远隔转移。18F-FDG PET显像中pNET的代谢活性与其生物学特征相关，一般肿瘤的级别越高，葡萄糖代谢越旺盛[6]。

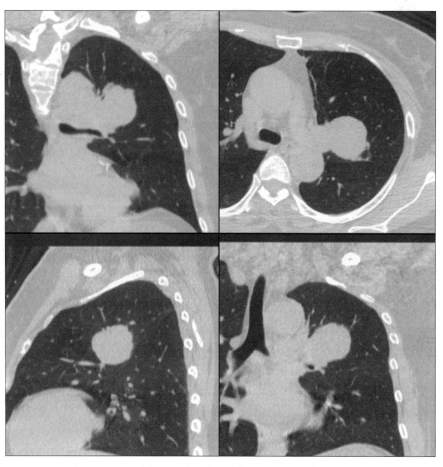

图10-10-3 胸部CT示左肺上叶软组织肿物，密度较均匀

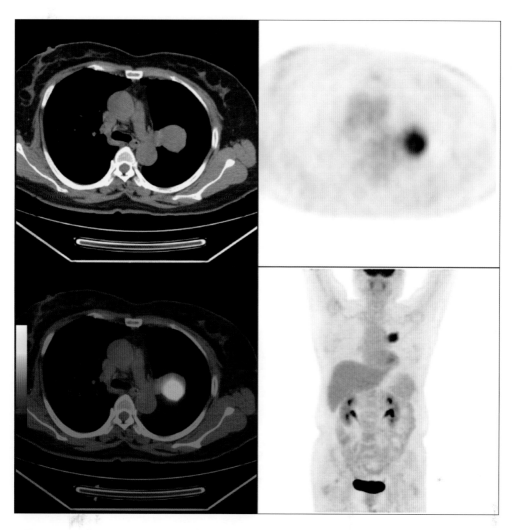

图 10-10-4 ^{18}F-FDG PET/CT 显像示左肺上叶肿物，^{18}F-FDG 摄取异常增高（SUV$_{max}$ 26.0）

（郭　烽　梁英魁　赵文锐）

三、胰腺神经内分泌肿瘤

【简要病史】　男，51 岁，上腹部隐痛 1 个月。

【相关检查】　腹部 CT 提示胰腺体尾部增大，伴钙化。

【影像表现】　腹部增强 MRI（图 10-10-5）示胰体部乏血供病变。躯干部 ^{18}F-FDG PET/CT 显像（图 10-10-6）示胰体部高代谢灶伴钙化，腹膜后多发肿大淋巴结，代谢增高。

【病理结果】　腹膜后淋巴结穿刺示神经内分泌肿瘤（G2）。

【讨论】　胰腺神经内分泌肿瘤（pancreatic neuroendocrine neoplasms，pNEN）较罕见，可单发或多发，按是否具有内分泌功能分为功能性和无功能性。无功能性 pNEN 占 75%～85%，起病隐匿，早期诊断困难，多为偶然发现，50% 的患者确诊时已为晚期，65% 的患者在确诊后 5 年内死亡[7]。pNEN 按组织分化程度与细胞增殖活性可以分为低级别（G1）、中级别（G2）和高级别（G3）。不同级别 pNEN 在 ^{18}F-FDG

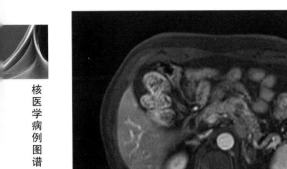
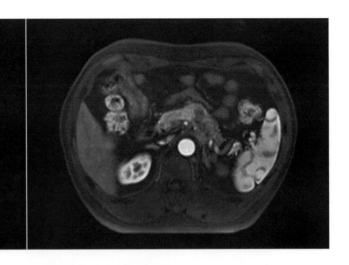

图 10-10-5 增强 MRI 示胰体部乏血供病变，胰尾萎缩

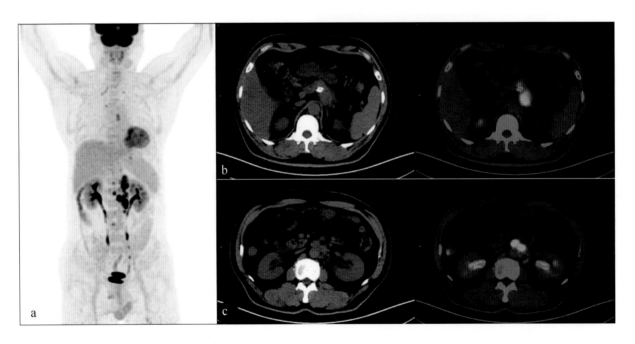

图 10-10-6 ^{18}F-FDG PET/CT 显像。MIP（**a**）示左上腹部多发葡萄糖代谢增高灶；断层影像示胰体部高代谢灶伴钙化（**b**），腹膜后多发肿大淋巴结，代谢增高（**c**）

PET/CT 显像时的代谢增高程度不同，一般肿瘤的级别越高，代谢增高越明显。[18]F-FDG PET/CT 显像可用于 pNEN 分级与分期[8]（图 10-10-7，图 10-10-8），但对于低级别 pNEN，[68]Ga-DOTA-TATE 显像较[18]F-FDG 显像更具优势[9]（图 10-10-7，图 10-10-8）。

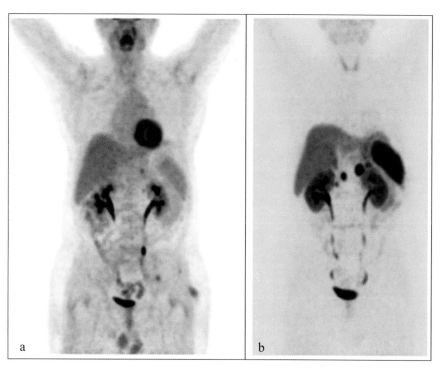

图 10-10-7 胰腺神经内分泌肿瘤（G1）伴腹腔淋巴结转移。¹⁸F-FDG PET 显像
（**a**）阴性；⁶⁸Ga-DOTA-TATE PET 显像（**b**）阳性

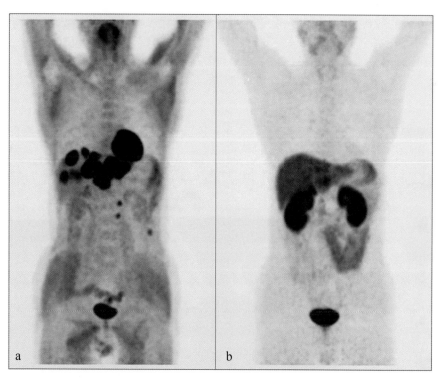

图 10-10-8 胰腺神经内分泌肿瘤（G3）伴腹腔淋巴结及肝转移。¹⁸F-FDG PET
显像（**a**）阳性；⁶⁸Ga-DOTA-TATE PET 显像（**b**）阴性

（杨　晖　霍　力　徐白萱）

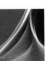

四、消化道神经内分泌肿瘤

（一）食管小细胞癌

【简要病史】 男，78 岁，进行性吞咽困难 3 个月，发病以来体重下降 10kg。

【相关检查】 胃镜示距门齿 30～34cm 处食管黏膜粗糙，可见菜花样肿物，触之易出血，镜身通过困难。

【影像表现】 ^{18}F-FDG PET/CT 显像（图 10-10-9）示食管中下段占位、肝多发占位、腹腔多发肿大淋巴结，葡萄糖代谢增高。

【病理结果】 （食管）活检病理示瘤细胞呈短梭形或卵圆形，细胞核大小相等且染色深，形似裸核，核分裂象多见，胞质极少，可见灶性鳞癌分化；考虑食管小细胞癌。

（二）阑尾类癌

【简要病史】 女，46 岁，右下腹不适 3 个月，无腹痛、腹泻、发热等。

【影像表现】 ^{18}F-FDG PET/CT 显像（图 10-10-10）示右下腹升结肠后（阑尾区）类圆形软组织密度结节伴代谢增高。

【病理结果】 术后病理示瘤细胞呈多边形，细胞较小，核小、形态均匀一致，核分裂象少见，细胞排列成巢状或条索状；免疫组化：CgA（＋），NSE（＋），灶周系膜部分受侵；考虑（回盲部）阑尾类癌。

（三）直肠类癌

【简要病史】 男，57 岁，无明显诱因出现乏力和体重减轻 6 个月。

【相关检查】 腹部超声、CT 及 MRI 均提示肝内多发实性及囊实性占位，考虑转移瘤可能。

【影像表现】 ^{18}F-FDG PET/CT 显像（图 10-10-11a）示未见异常代谢增高灶；行 ^{68}Ga-DOTA-TATE PET/CT 显像（图 10-10-11b，c）示直肠右侧壁、髂血管旁及肝内多发异常浓聚灶。

【病理结果及治疗随访】 结肠镜检查发现距肛门 5cm 处直肠黏膜下肿物，大小 1.2cm×1.5cm，活检病理示直肠类癌。行腹腔镜下 Dixon＋横结肠造口术，后再行 46 周期醋酸奥曲肽（善龙）化疗，术后 3 年间多次 CT 随访提示肝内转移灶较前缓慢进展。

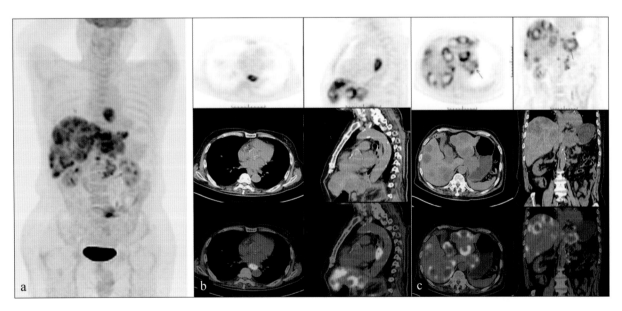

图 10-10-9 ^{18}F-FDG PET/CT 显像。MIP（**a**）示胸、腹部多发葡萄糖代谢增高灶。断层影像示食管中下段管壁增厚，代谢增高（**b**）；肝多发低密度占位，呈环形代谢增高（**c**），腹腔多发肿大淋巴结，代谢不均匀增高（**c**）

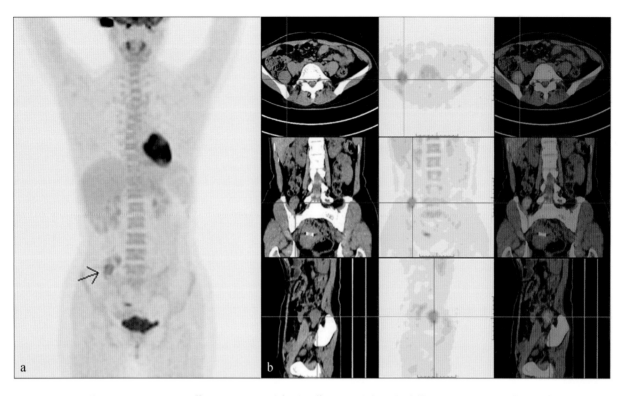

图 10-10-10　^{18}F-FDG PET/CT 显像。MIP（a）及断层显像（b）示右下腹升结肠后（阑尾区）类圆形软组织密度占位，葡萄糖代谢增高

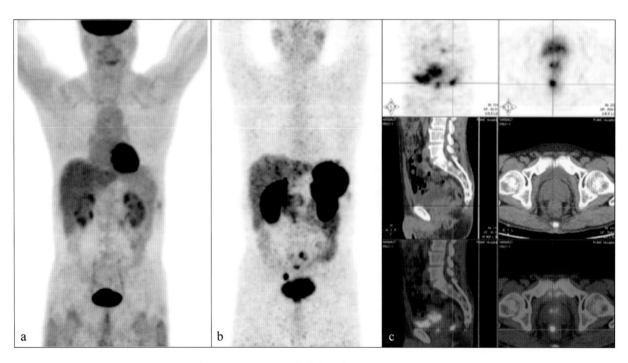

图 10-10-11　^{18}F-FDG PET/CT 显像 MIP（a）未见异常代谢增高灶；^{68}Ga-DOTA-TATE PET/CT 显像 MIP（b）及断层影像（c）示直肠右侧壁、髂血管旁及肝内多发异常浓聚灶

【讨论】 原发性食管小细胞癌（primary small cell carcinoma of the esophagus，PESC）是非常少见的食管癌病理类型，属于食管神经内分泌肿瘤的一种类型，其恶性程度高，预后差。发病年龄以中老年人为主，近期有年轻化的趋势。目前认为PESC起源于食管黏膜的多潜能干细胞，并且具有向上皮和神经内分泌肿瘤双向分化的特性。

类癌（carcinoid）是神经内分泌肿瘤中组织分化较好、生长较缓慢的低度恶性肿瘤；超过70％的类癌发生在消化道[10]。阑尾类癌位于阑尾的黏膜下层，是胃肠道类癌最常见的部位（约占40％），约占所有类癌的20％，占同期阑尾恶性肿瘤的50％～70％。本病好发于女性，男女比例为1：4～1：2，平均发病年龄38岁，发病高峰年龄15～29岁；多数临床症状不明显，预后较好。直肠类癌发病率仅次于阑尾和小肠类癌，约占消化道类癌的17％～25％；平均发病年龄52岁，发病高峰41～70岁，男性略多于女性，绝大多数位于距肛缘8cm以内，一般不发生类癌综合征。

消化道神经内分泌肿瘤的葡萄糖代谢情况与肿瘤的分化程度有关，对于分化程度较高的肿瘤（如类癌），^{18}F-FDG PET/CT显像可能会出现假阴性，此时进行^{68}Ga-DOTA-TATE PET/CT显像可能会提供帮助[11]。

（王剑杰　霍　力）

参考文献

[1] Hadi M，Chen CC，Whatley M，et al. Brown fat imaging with（18）F-6-fluorodopamine PET/CT，(18) F-FDG PET/CT，and（123）I-MIBG SPECT：a study of patients being evaluated for pheochromocytoma. J Nucl Med，2007，48：1077-1083.

[2] Yeung HW，Grewal RK，Gonen M，et al. Patterns of（18）F-FDG uptake in adipose tissue and muscle：a potential source of false-positives for PET. J Nucl Med，2003，44：1789-1796.

[3] Cohade C，Mourtzikos KA，Wahl RL. "USA-Fat"：prevalence is related to ambient outdoor temperature-evaluation with 18F-FDG PET/CT. J Nucl Med，2003，44：1267-1270.

[4] Cheng W，Zhu Z，Jin X，et al. Intense FDG activity in the brown adipose tissue in omental and mesenteric regions in a patient with malignant pheochromocytoma. Clin Nucl Med，2012，37：514-515.

[5] Cueto A，Burigana F，Nicolini A，et al. Neuroendocrine tumors of the lung：histological classification，diagnosis，traditional and new therapeutic approaches. Curr Med Chem，2014，02：1107-1116.

[6] Lococo F，Cesario A，Paci M，et al. PET/CT assessment of neuroendocrine tumors of the lung with special emphasis on bronchial carcinoids. Tumour Biol，2014，35：8369-8377.

[7] 王静，赵延涛，赵念博，等. 胰腺神经内分泌肿瘤的MSCT表现. 中国医学计算机成像杂志，2014，20：339-343.

[8] 吴江，朱虹，王中秋，等. 胰腺神经内分泌肿瘤的CT、MRI、^{18}F-FDG PET/CT表现与鉴别诊断. 中国医学影像杂志，2009，17：325-328.

[9] Kaemmerer D，Wirtz RM，Fischer EK，et al. Analysis of somatostatin receptor 2A immunohistochemistry，RT-qPCR，and in vivo PET/CT data in patients with pancreatic neuroendocrine neoplasm. Pancreas，2015，44：648-54.

[10] Lawrence B，Kidd M，Svejda B，et al. A clinical perspective on gastric neuroendocrine neoplasia. Curr Gastroenterol Rep，2011，13：101-109.

[11] Wild D，Bomanji JB，Benkert P，et al. Comparison of 68Ga-DOTANOC and 68Ga-DOTATATE PET/CT within patients with gastroenteropancreatic neuroendocrine tumors. J Nucl Med，2013，54：364-372.

第十一节　血液系统肿瘤

一、POEMS 综合征

【简要病史】　男，69 岁，持续双足麻木、疼痛 2 年余，皮肤变硬、双下肢乏力、吞咽困难 1 年。4 月前因双足痛行"椎管内神经电极置入术"，疗效欠佳。既往 6 年前颈淋巴结活检示"Castleman 病（浆细胞型）"。

【相关检查】　查体：左下颌、右颈后可触及肿大淋巴结；双上臂、双手、双小腿及足背部皮肤较硬、干燥，表面有脱屑及色素沉着；腹水症阳性。血、尿免疫蛋白电泳可见单克隆免疫球蛋白区带 IgA λ；血清游离 T3、T4 降低，TSH 升高；血清睾酮降低；双上、下肢肌电图示广泛周围神经损害。B 超示肝、脾大，胸腔积液、腹水。

【影像表现】　^{18}F-FDG PET/CT 显像（图 10-11-1）示颈部、锁骨上多发淋巴结肿大伴代谢增高；骶骨、坐骨、胸骨、脊柱多发代谢增高灶，部分伴溶骨性破坏（本病例图像部分发表在《中华核医学与分子影像杂志》，详见参考文献 [3]）。

【病理结果及临床诊断】　右颈部淋巴结活检病理提示 Castleman 病伴异常浆细胞增生；右坐骨病变活检"浆细胞瘤"。临床诊断：Castleman 病（多发骨髓瘤转化），POEMS 综合征。

【讨论】　Castleman 病（Castleman's disease，CD）是一种以不明原因淋巴结肿大为特征的慢性淋巴组织增生性疾病，亦称巨大淋巴结增生症或血管淋巴滤泡组织增生症。临床上根据肿大淋巴结分布和器官受累情况分为单中心型（unicentric CD，UCD）和多中心型（multicentric CD，MCD）；病理可分为透明血管型、浆细胞型和混合型。UCD 多无明显临床症状或症状轻微，病理类型以透明血管型多见，手术切除后大多预后良好，很少需要辅以放、化疗；MCD 多伴有明显的全身症状或多系统受累，约 15% 的患者合并有 POEMS 综合征 [多发性周围神经病（polyneuropathy）、脏器肿大（organomegaly）、内分泌障碍（endocrinopathy）、M 蛋白（monoclonal protein）血症、皮肤病变（skin changes）]，病理类型以浆细胞型和混合型为主，需进行化疗和（或）放疗，且预后较差 [1]。尽管大多数 CD 病例为良性病程，但仍有少数病例（特别是 MCD）在病程发展过程中会转化为其他类型的恶性肿瘤，如：淋巴瘤、浆细胞瘤、树突状网织细胞肉瘤、卡波西肉瘤等，而且一旦发生转化，患者的预后很差 [2]。由于已发生转化的 CD 患者可能会出现 CD 病变与新发生的肿瘤病变并存的现象，因此，对于那些临床可疑发生转化的 CD 病例，如何进行准确而有效的活组织检查是临床面临的难题。^{18}F-FDG PET/CT 显像可以评估 CD 的累及范围，评价疗效，并可根据病灶的代谢水平及其变化，评估可能发生转化的 CD 病例，指导临床活组织检查的部位 [3]。

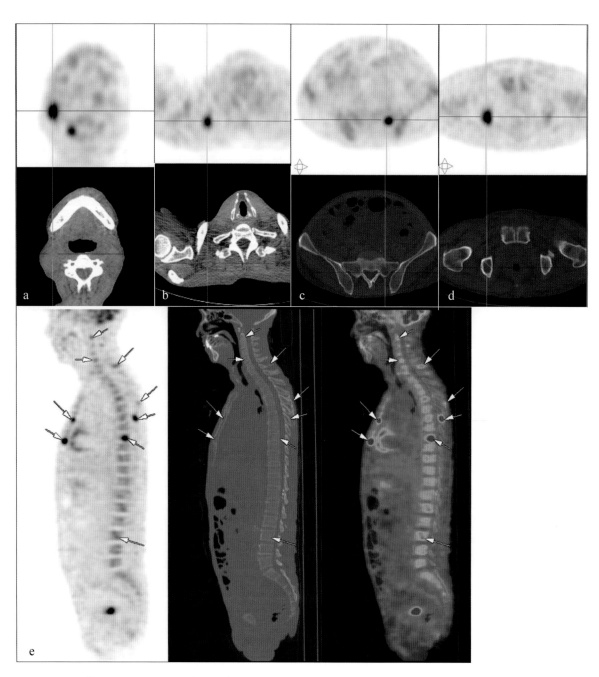

图 10-11-1　¹⁸F-FDG PET/CT 显像示颈部（**a**）、锁骨上（**b**）多发淋巴结肿大伴代谢增高；骶骨（**c**）、右坐骨（**d**）溶骨性骨破坏伴代谢增高；胸骨及脊柱（**e**）多发代谢增高灶，骨质密度未见明显异常

（付占立）

二、朗格汉斯组织细胞增生症

【简要病史】　男，4 岁，间断发热伴浅表淋巴结肿大 2 个月。

【影像表现】　¹⁸F-FDG PET/CT 显像（图 10-

11-2）示颈、胸、腹部淋巴结肿大，代谢增高；胸腺、脾大，代谢增高；右侧肩胛骨代谢增高。

【病理结果】　颈部淋巴结穿刺活检示朗格汉斯组织细胞增生症。

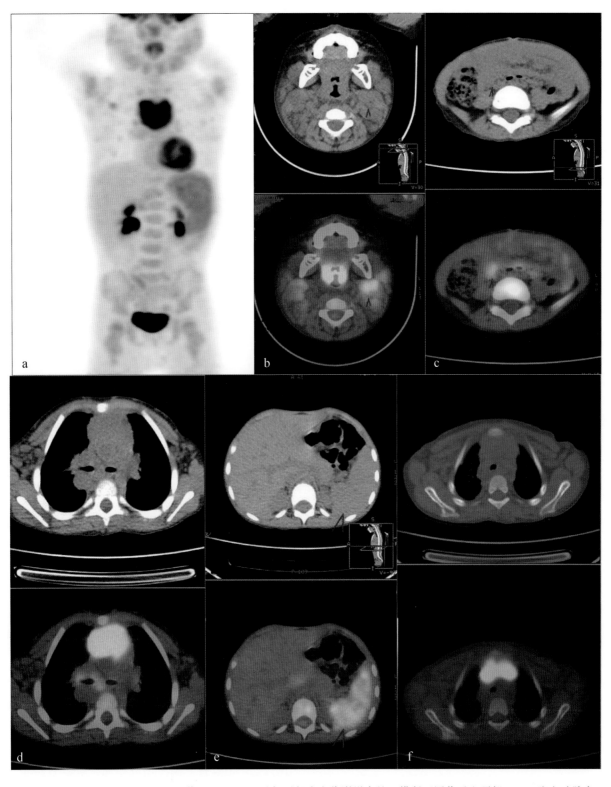

图 10-11-2 ¹⁸F-FDG PET/CT 显像。MIP（**a**）示躯干部多发代谢增高灶；横断面图像示左颈部（**b**）、腹主动脉旁（**c**）、纵隔及右肺门（**d**）多发淋巴结肿大，代谢增高；胸腺（**d**）及脾（**e**）肿大，代谢增高；右侧肩胛骨（**f**）局限性代谢增高，骨质未见明显异常

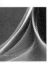
【讨论】 朗格汉斯组织细胞增生症（Lange-rhans cell histiocytosis，LCH）是一组病因未明的以朗格汉斯细胞异常增生为主要病理特征的疾病。朗格汉斯细胞的胞质中存在典型的Birbeck颗粒及S-100蛋白和CD1a表达。LCH年发病率（0.02～0.4）万，好发于1～3岁婴幼儿，男女之比2：1；根据不同临床表现，LCH又分为嗜酸性肉芽肿、韩-薛-柯病、勒-雪病三种临床亚型。嗜酸性肉芽肿通常累及单骨或少量骨，为局限型良性骨破坏，占LCH的70％以上，发病高峰年龄10～14岁。韩-薛-柯病通常累及多骨，为慢性复发性疾病，占LCH的20％左右，多见于1～5岁儿童；10％～15％的患者可出现典型的颅骨缺损、尿崩、突眼三联症。勒-雪病为朗格汉斯细胞暴发性侵犯网状内皮系统，占LCH的10％，多见于2岁以下的婴幼儿；临床发病迅速，弥漫性多器官、多系统受累，常合并肝、脾、淋巴结肿大，皮疹，发热，贫血等表现。^{18}F-FDG PET/CT显像可用于LCH的诊断与疗效评价[4]。

（梁英魁 付占立）

三、Erdheim-Chester病

【简要病史】 男，40岁，左侧肢体乏力5月余。

【相关检查】 大动脉CT血管造影示"主动脉夹层动脉瘤"及"双肾动脉狭窄（左侧为著）"。

【影像表现】 ^{18}F-FDG PET/CT显像（图10-11-3）示肱骨、锁骨、肩胛冈及股骨近端骨质硬化伴代谢增高；双侧臀部皮下脂肪、肾周脂肪囊、降主动脉壁受累，代谢增高。^{99}Tc^{m}-MDP全身骨显像（图10-11-4）示四肢长骨、锁骨、肩胛冈、双侧跟骨弥漫性、对称性显像剂摄取增高。

【临床诊断】 Erdheim-Chester病。

【讨论】 Erdheim-Chester病（Erdheim-Chester disease，ECD）为非朗格汉斯组织细胞增生症。骨骼受累最常见，主要表现为四肢长骨的骨皮质增厚与硬化。此外，病变还可累及纵隔，表现为纵隔增宽；累及肾周或腹膜后脂肪组织造成肾盂积水、肾衰竭；侵犯眼球后组织，引起突眼和眼底病变；侵犯垂体造成尿崩症；侵犯中枢神经系统，引起神经系统症状；侵犯皮肤，引起皮疹；亦有侵犯肝、结肠浆膜、肾上腺的报道[5-9]。本例患者除有四肢长骨受累及外，还有双侧肩胛骨与跟骨、主动脉壁以及双侧臀部皮下脂肪的受累；双肾动脉狭窄也可能是肾动脉受累所致；此外，该患者主诉"左侧肢体乏力"，由于未进行头颅影像学检查，因此不除外有脑血管受累。

^{18}F-FDG PET/CT不仅可以观察ECD全身骨骼的受累情况（骨质密度、糖代谢），还可以观察其他组织器官的累及状况，有助于对病情的全面、准确、客观的评价；此外，^{18}F-FDG PET/CT还可用于指导ECD活检部位与疗效评估[10-11]。由于ECD骨病变最早起源于骨髓，在有些情况下^{18}F-FDG PET/CT所发现的骨病变可能较X线、CT，甚至骨扫描更早。此外，^{18}F-FDG PET/CT还可以评价病灶糖代谢活动，但其临床意义还有待进一步观察（图10-11-5）。

（付占立 米宏志 焦建）

四、淋巴瘤

（一）临床分期

【简要病史】 女，20岁，发热2月余，血肌酐、血压升高1周。

【相关检查】 腹部超声示双肾体积增大；腹部MR示双肾弥漫增大，多发结节，腹膜后多发肿大淋巴结。

【影像表现】 ^{18}F-FDG PET/CT显像（图10-11-6）示双肾、淋巴结（颈部、纵隔及腹主动脉旁）及骨（胸椎、肋骨、双侧股骨等）多发代谢增高。

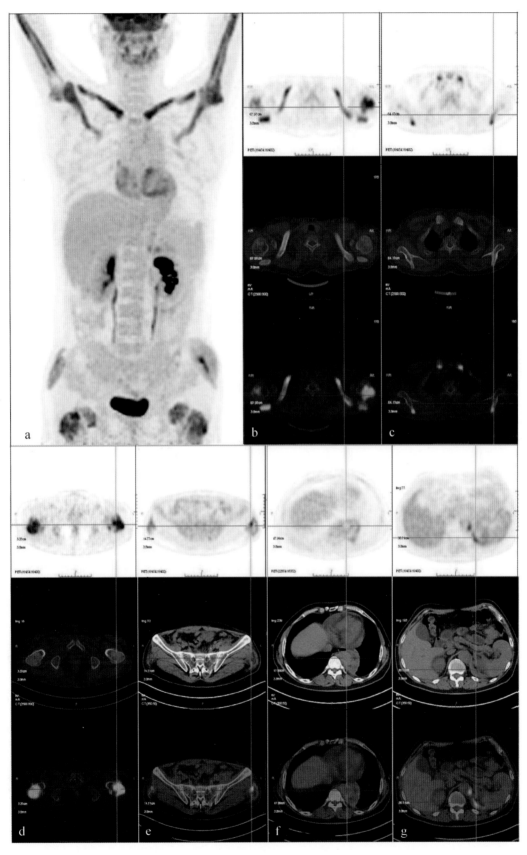

图 10-11-3　¹⁸F-FDG PET/CT 显像，MIP（**a**）及断层图像示双侧锁骨（**b**）、肩胛冈（**c**）、股骨近端（**d**）骨质硬化伴代谢增高；双侧臀部皮下（**e**）、降主动脉周围（**f**）、左肾脂肪囊（**g**）软组织密度影伴代谢增高

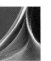
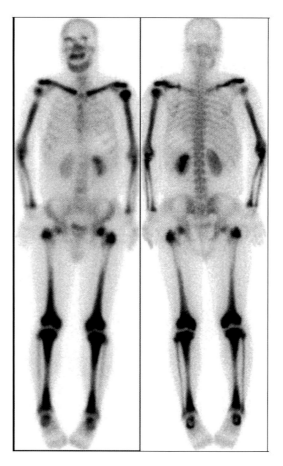

图 10-11-4 全身骨显像示四肢长骨、锁骨、肩胛冈、双侧跟骨代谢弥漫性、对称性放射性摄取增高

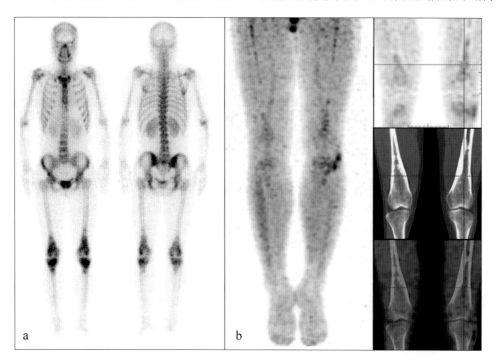

图 10-11-5 ECD（女，41 岁）。骨显像示双侧股骨远端及胫骨近端受累；^{18}F-FDG PET/CT 示相应部位骨质硬化，葡萄糖代谢轻度增高

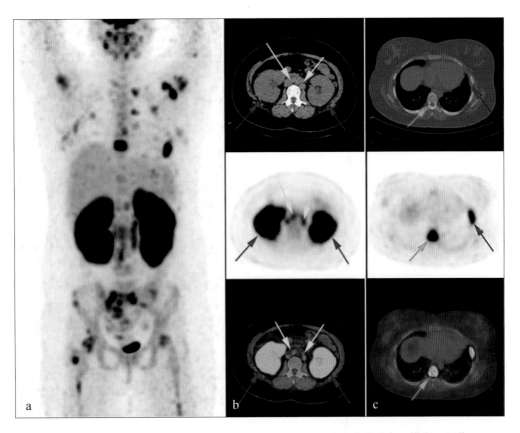

图 10-11-6 ¹⁸F-FDG PET/CT 显像。MIP（**a**）示双肾、淋巴结、骨多发代谢增高；横断面图像（**b**，**c**）示双肾（红色箭头）、腹主动脉旁淋巴结（黄色箭头）、胸椎（绿色箭头）及肋骨（蓝色箭头）代谢明显增高

【病理结果】 肾穿刺活检病理示 B 淋巴母细胞性淋巴瘤；胸骨穿刺未见骨髓受累。

【讨论】 淋巴瘤（lymphoma）起源于淋巴结和淋巴组织，其发生可能与免疫应答过程中淋巴细胞增殖分化产生的某种免疫细胞恶变有关。按组织病理学改变，淋巴瘤可分为霍奇金淋巴瘤（Hodgkin lymphoma，HL）和非霍奇金淋巴瘤（non-Hodgkin lymphoma，NHL）两大类。淋巴瘤患者的预后与其分期密切相关，准确、有效的分期有利于选择合理的治疗方案，提高临床治愈率。目前最常用的分期方案是 Ann Arbor 方案（表 10-11-1）。

各期按照有无全身症状分为 A、B 两组。无症状为 A 组，有症状者为 B 组。全身症状包括三个方面：①发热 38℃以上，连续 3 天以上，且无感染原因；②6 个月内体重减轻 10% 以上；③盗汗，即入睡后出汗。

表 10-11-1　淋巴瘤分期（Ann Arbor 方案）
Ⅰ　病变涉及一个淋巴结区（Ⅰ）或一个淋巴组织（如脾、胸腺、咽淋巴环）或一个淋巴结外部位（ⅠE）
Ⅱ　病变涉及膈一侧的两个或更多的淋巴结区（Ⅱ）；或病变局限侵犯淋巴结以外器官及膈同侧一个以上淋巴结区（ⅡE）
Ⅲ　病变涉及膈两侧的淋巴结区（Ⅲ） 　Ⅲ1：有或没有脾门、腹腔或门脉区淋巴结受侵 　Ⅲ2：有主动脉旁、髂部、肠系膜淋巴结受侵 　可伴脾累及（ⅢS），结外器官局限性受累（ⅢE），或脾与局限性结外器官受累（ⅢSE）
Ⅳ　一个或多个结外器官受到广泛性或播散性侵犯，伴或不伴淋巴结肿大，如肝 或骨髓受累，即使局限性也属Ⅳ期

E，结外，S，脾

¹⁸F-FDG PET/CT 可准确显示淋巴瘤的分期[12-14]（图 10-11-7）。本例患者¹⁸F-FDG PET/CT 显示双肾、颈部、纵隔及腹主动脉旁多发淋巴结及多发骨葡萄糖代谢增高，临床分期为Ⅳ期 B 组。骨髓浸润为淋巴瘤晚期表现，为预后不良的征兆

核医学病例图谱

之一；¹⁸F-FDG PET/CT 可以准确指导临床骨活检，减少"盲穿"带来的假阴性，对于 HL 患者甚至可替代骨活检[12]。但是对于代谢不高的淋巴瘤，应密切结合骨穿刺及流式细胞分析结果[15]。

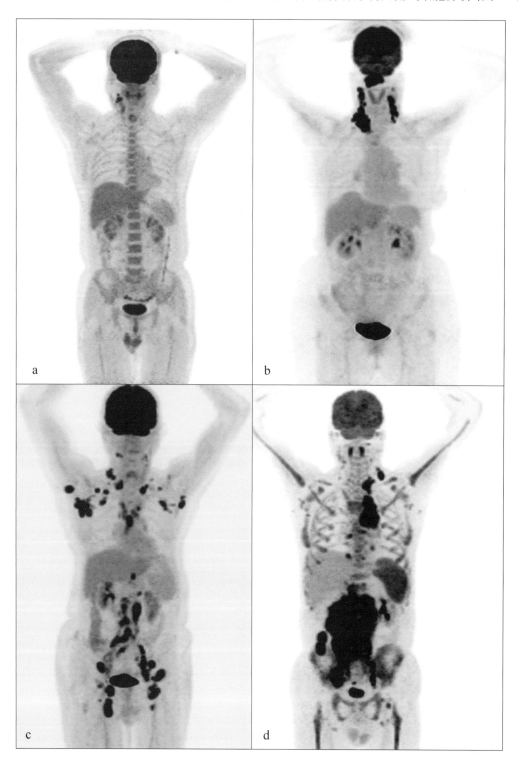

图 10-11-7　淋巴瘤¹⁸F-FDG PET/CT（MIP 图像）。**a**：Ⅰ期，**b**：Ⅱ期，**c**：Ⅲ期，**d**：Ⅳ期

（张建华）

（二）疗效评价

【简要病史】 男，60 岁，左肾肿物切除术后，病理示弥漫大 B 细胞淋巴瘤（diffuse large-B-cell lymphoma，DLBCL）。

【影像表现】 ^{18}F-FDG PET/CT 显像（图 10-11-8a）示全身多发肿大淋巴结，部分融合，代谢不同程度增高。

【诊疗经过】 患者经 4 个周期化疗后复查 ^{18}F-FDG PET/CT 显像（图 10-11-8b）示原全身多发高代谢淋巴结消失；临床诊断淋巴瘤完全缓解。

【讨论】 2007 年，国际协调计划（the International Harmonization Project）在淋巴瘤疗效评价的标准中加入了 ^{18}F-FDG PET 显像。根据修订后的指南，淋巴瘤疗效分为完全缓解（complete response，CR）（图 10-11-8）、部分缓解（partial response，PR）（图 10-11-9）、稳定（stable disease，SD）和复发或疾病进展（progressive disease，PD）（图 10-11-10）[16-17]。[18]F-FDG PET/CT 淋巴瘤疗效评价可选择在化疗中期或化疗结束后。化疗中期疗效评价一般选择在化疗 2～4 个疗程后 3 周进行；化疗结束后疗效评价 ·般选择化疗结束后 6～8 周（至少 3 周）进行。放疗后或放化疗联合治疗后疗效评价多选择在治疗结束后 8～12 周进行[16-17]。

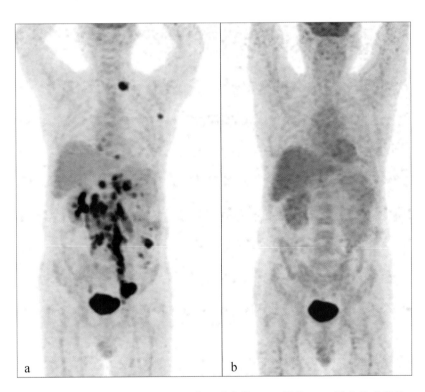

图 10-11-8 ^{18}F-FDG PET/CT 显像。治疗前 MIP 图像（a）示全身多发肿大淋巴结，代谢增高；化疗 4 个疗程后 MIP 图像（b）示原全身多发高代谢淋巴结消失

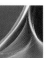

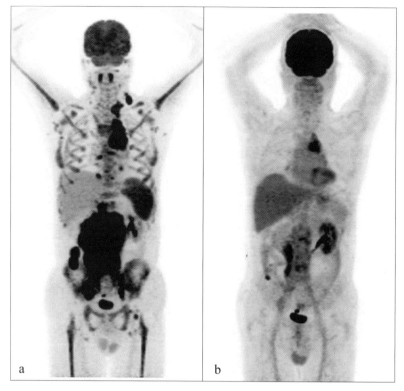

图 10-11-9 DLBCL 患者治疗前、后 ¹⁸F-FDG PET/CT。治疗前 MIP 图像（**a**）示全身多发肿大淋巴结，代谢增高；脾、骨髓受累；化疗 4 个疗程后 MIP 图像（**b**）示纵隔及腹膜后仍可见多发高代谢淋巴结，余原全身多发高代谢淋巴结缩小、消失，脾及骨髓病变消失。临床诊断为 PR

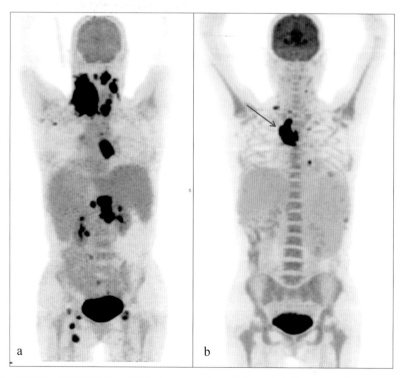

图 10-11-10 DLBCL 患者治疗前、后 ¹⁸F-FDG PET/CT 显像。治疗前 MIP 图像（**a**）示全身多发肿大淋巴结，代谢不同程度增高；化疗 5 个疗程后 MIP 图像（**b**）示纵隔（红色箭头）新发肿大淋巴结，代谢增高，余原全身多发高代谢淋巴结代谢恢复正常。临床诊断为 PD

（张建华）

（三）Richter 转化

【简要病史】 男，67 岁，发现颈部、双侧腋窝及腹股沟多发淋巴结肿大 2 年；2 年前腋窝淋巴结肿大，活检病理示慢性淋巴细胞性白血病/小淋巴细胞性淋巴瘤（chronic lymphocytic leukemia/small lymphocytic lymphoma，CLL/SLL）。

【相关检查】 超声示颈部、锁骨上、腋窝及腹股沟多发肿大淋巴结，脾大。乳酸脱氢酶（LDH）422IU/L（参考值 100～240IU/L）。

【影像表现】 ^{18}F-FDG PET/CT 显像（图 10-11-11）示颈部、锁骨上、腋窝及腹股沟多发肿大淋巴结，代谢增高。

【病理】 右颈部淋巴结活检示 DLBCL。

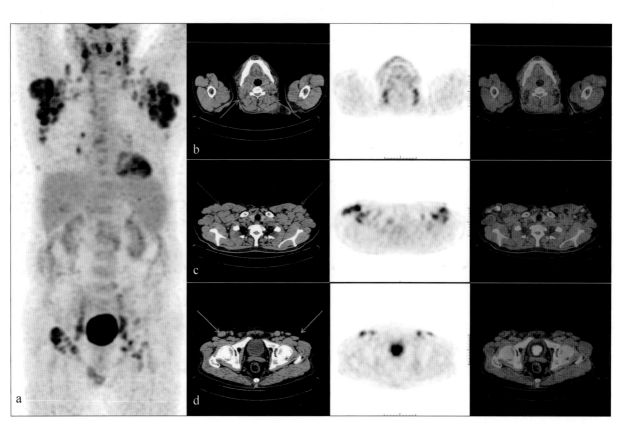

图 10-11-11 ^{18}F-FDG PET/CT 显像。MIP 图像（a）示全身多发肿大淋巴结，代谢增高（SUV$_{max}$ 5.8）；横断面图像（b～d）分别示颈部（蓝色箭头）、双侧腋窝（红色箭头）及双侧腹股沟（绿色箭头）多发肿大淋巴结，代谢增高

【讨论】 淋巴瘤组织学转化（histologic transformation，HT）指惰性淋巴瘤转化为侵袭性淋巴瘤，可见于 CLL/SLL、滤泡性淋巴瘤（follicular lymphoma，FL）、边缘带淋巴瘤及淋巴浆细胞淋巴瘤等。CLL/SLL 转化为侵袭性淋巴瘤称为 Richter 转化（Richter's transformation，RT）或 Richter 综合征，最常见的转化类型为 DLBCL[18]，也可转化为 HL[19]，其中转化为 DLBCL 的概率约 2%～9%[20]。CLL/SLL 患者在随诊过程中如淋巴结明显增大，脾大并伴有 B 症状（发热、盗汗及体重下降），LDH 升高，应高度怀疑发生 RT；发生 RT 患者的预后较差，因此需要早期诊断与临床干预。相对应未发生转化的 CLL/SLL（图 10-11-12），已发生转化的 CLL/SLL 患者病变部位的糖代谢会更高[21]。^{18}F-FDG PET/CT 显像可用于 CLL/SLL 临床随访与 RT 监测，并有助于选择活检部位[21]。

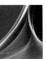

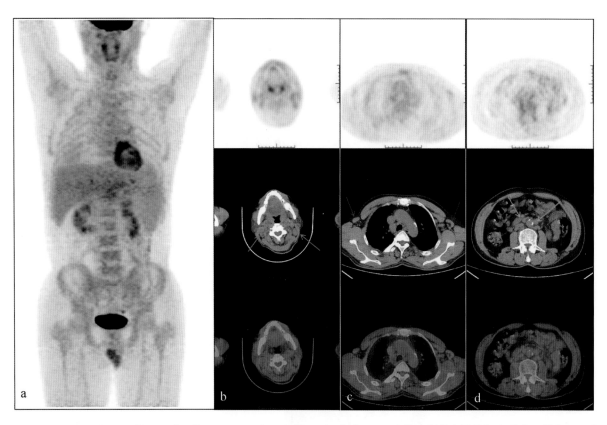

图 10-11-12 CLL/SLL（男，46 岁）[18]F-FDG PET/CT 显像。MIP 图像（**a**）示骨髓代谢弥漫性轻度增高；横断面图像（**b～d**）颈部（蓝色箭头）、双侧腋窝（红色箭头）、腹膜后（绿色箭头）多发淋巴结，代谢轻度增高（SUV_{max} 1.3）

（张建华）

（四）MALT 型淋巴瘤

【简要病史】 女，71 岁，胸部 X 线发现双肺多发结节。

【影像表现】 胸部增强 CT（图 10-11-13）示双肺多发结节。[18]F-FDG PET/CT 显像（图 10-11-14）示双肺多发结节，葡萄糖代谢增高。

【病理结果】 右肺中叶结节开胸活检，病理示结外黏膜相关淋巴组织边缘带 B 细胞淋巴瘤。

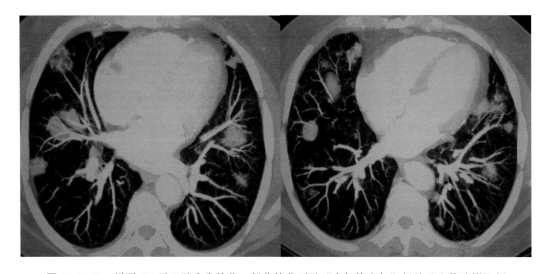

图 10-11-13 增强 CT 示双肺多发结节，部分结节可见"支气管充气"征及"血管造影"征

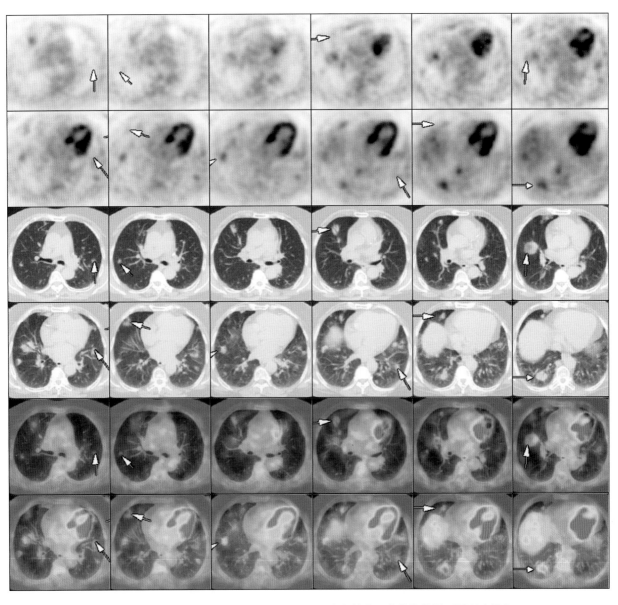

图 10-11-14 ¹⁸F-FDG PET/CT 显像示双肺多发结节，葡萄糖代谢不同程度增高

【讨论】 结外黏膜相关淋巴组织边缘带 B 细胞淋巴瘤 [extranodal marginal zone B cell lymphoma of mucosa associated lymphoid tissue (MALT)]，又称 MALT 型淋巴瘤，属于边缘带 B 细胞淋巴瘤，起源于胃、肺、甲状腺、唾液腺等黏膜上皮组织，约占 NHL 的 5%。该病起病隐匿，临床经过缓慢，病程长，预后好；进展期，也可累及其他器官与淋巴结。肺 MALT 型淋巴瘤临床多无症状，肺内结节可多发，也可单发（图 10-11-15），可表现为肺结节或肿块伴"支气管充气"征或"血管造影"征，一般呈高代谢。胃 MALT 型淋巴瘤最常见，多与幽门螺旋杆菌感染相关[22]；胃镜下胃 MALT 型淋巴瘤分为外凸型、内凹型及类慢性胃炎型，¹⁸F-FDG PET/CT 对外凸型灵敏度高，表现为胃壁增厚，代谢增高[23]（图 10-11-16）。

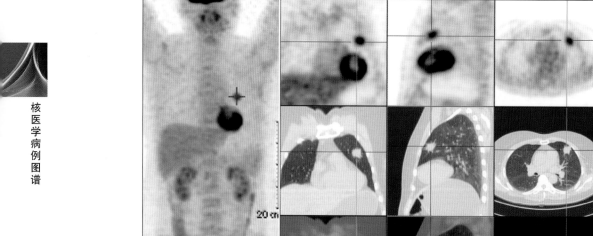

图 10-11-15 单发肺 MALT 型淋巴瘤^{18}F-FDG PET/CT 显像。MIP（**a**）、冠状面（**b**）、矢状面（**c**）及横断面（**d**）图像示左肺上叶前段结节，代谢增高

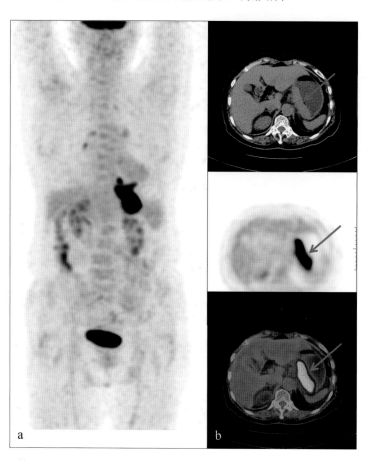

图 10-11-16 外凸型胃 MALT 型淋巴瘤^{18}F-FDG PET/CT 显像。MIP（**a**）示左上腹（胃区）异常葡萄糖代谢增高灶；横断面图像（**b**）示胃底小弯侧胃壁增厚，葡萄糖代谢增高

（张建华　付占立）

（五）肝脾 T 细胞淋巴瘤

【简要病史】 男，38 岁，间断发热 9 个月，加重 1 个月。

【相关检查】 WBC 2.7×10^9/L，RBC 3.28×10^9/L，PLT 51×10^9/L，Hb 86×10^9/L。超声提示肝、脾增大。

【影像表现】 ^{18}F-FDG PET/CT 显像（图10-11-17）示肝及脾明显肿大，代谢未见明显增高；骨髓代谢弥漫性增高。

【手术病理】 脾切除术后，病理示肝脾 γδT 细胞淋巴瘤；骨髓活检提示淋巴瘤累及。

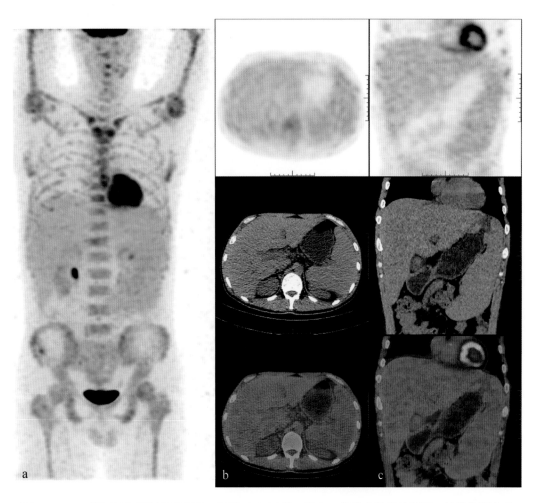

图 10-11-17 ^{18}F-FDG PET/CT 显像。MIP（**a**）示肝、脾大，代谢未见明显增高，显像视野内骨髓葡萄糖代谢弥漫性增高（SUV_{max} 7.1）；横断面（**b**）及冠状面图像（**c**）示肝、脾明显增大，代谢未见明显增高（SUV_{max} 分别为 1.9、2.2）

【讨论】 肝脾 T 细胞淋巴瘤（hepatosplenic T-cell lymphoma）是一种罕见的淋巴瘤，发病率低，占 NHL 的比例 <1%[24]。根据 T 细胞受体蛋白的不同分为 γδ 和 αβ 型，以前者居多。该病多见于青年男性；侵袭性强，预后差[25]。临床可表现为发热，腹胀、腹痛，肝、脾大，外周血一系或多系血细胞减少，淋巴结几乎无受累，易侵犯骨髓。^{18}F-FDG PET/CT 表现为肝、脾增大，但代谢通常不高；骨髓受累时，代谢可轻度增高（图 10-11-18）或增高。

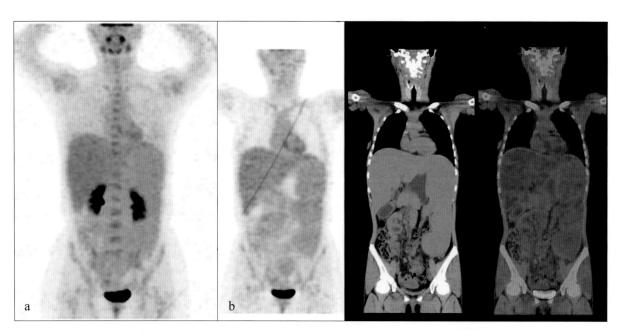

图 10-11-18 肝脾 T 细胞淋巴瘤骨髓受累患者（女，23 岁）^{18}F-FDG PET/CT 显像。MIP（**a**）示肝、脾大，代谢无明显增高，脊柱、双肩关节、骨盆及股骨近端葡萄糖代谢轻度增高（SUV$_{max}$ 2.7）；冠状面图像（**b**）示肝、脾明显增大，代谢未见明显增高（SUV$_{max}$ 分别为 2.6、2.5）

（张建华）

（六）神经淋巴瘤病

【简要病史】 女，22 岁，腰痛伴双下肢间断疼痛 2 月余；5 年前诊断为急性淋巴细胞白血病，1 年前行异体骨髓移植。

【相关检查】 MR 示腰 1-4 脊髓圆锥增粗。

【影像表现】 ^{18}F-FDG PET/CT 显像（图 10-11-19）示胸腰段脊髓、马尾及双侧胸 11～骶 1 神经代谢增高。

【病理结果】 L4-5 硬脊膜肿物活检，病理提示白血病细胞累及；结合临床考虑为神经淋巴瘤。

【讨论】 神经淋巴瘤病（neurolymphomatosis，NL）是在未知或已知血液系统恶性肿瘤背景下，由嗜神经的肿瘤细胞引起的神经浸润[26]。NL 是 NHL 或白血病的罕见神经病学表现。NHL 所致 NL 中，B 细胞来源占 90% 以上，T 细胞来源小于 10%（图 10-11-20）；大多数情况下是系统性或中枢神经 NHL 累及外周神经，少数情况下也可是 NHL 的原发表现。NL 主要累及脑神经与周围神经根、神经丛、神经，少数情况下可以累及脑脊膜和中央轴索[27]。^{18}F-FDG PET/CT 可以准确反映 NL 患者受累的周围神经数目、范围及病灶的大小和形态[28]，提示活检部位，在 NL 病灶探测及疗效评价中有潜在应用价值。

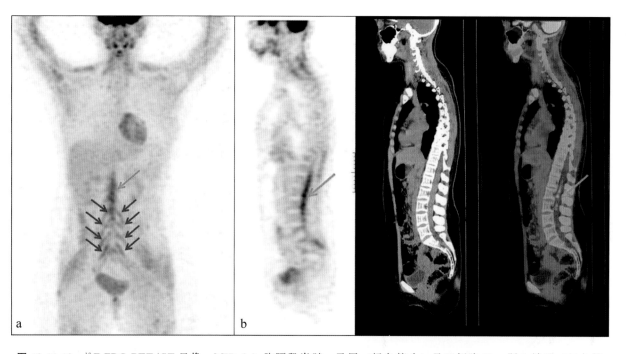

图 10-11-19 ^{18}F-FDG PET/CT 显像。MIP（**a**）胸腰段脊髓、马尾（绿色箭头）及双侧胸 11～骶 1 神经（红色箭头）代谢增高；矢状面图像（**b**）示胸腰段脊髓、马尾增粗，代谢增高（绿色箭头）

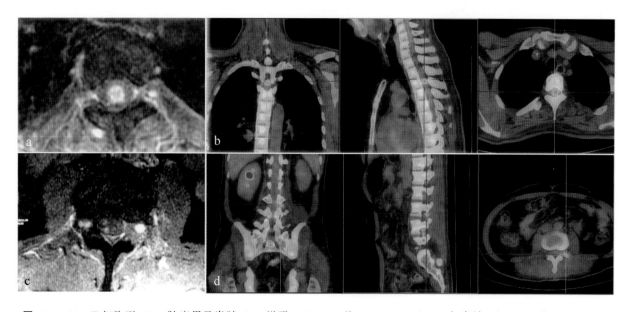

图 10-11-20 T 细胞型 NL。肿瘤累及脊髓（**a**，增强 MRI；**b**，[18]F-FDG PET/CT）与脊神经根（**c**，增强 MRI；**d**，[18]F-FDG PET/CT）

（张建华　付占立）

（七）脑淋巴瘤

【简要病史】 男，63岁，无明显诱因出现顶枕部疼痛及不适1月余。

【相关检查】 头颅MRI示胼胝体压部边缘不清，稍长T1，中等T2信号，与脑实质无明显分界，呈团片状明显强化，侧脑室受压变形，周围脑实质无明显水肿。

【影像表现】 躯干部[18]F-FDG PET/CT显像（图10-11-21a）示未见明显异常；[18]F-FDG（图10-11-21b）及[18]F-乙基胆碱（FECH）（图10-11-21c）PET/CT脑显像示胼胝体压部偏右侧高代谢病灶。

【手术病理】 胼胝体压部病灶切除，病理示中枢神经系统DLBCL。

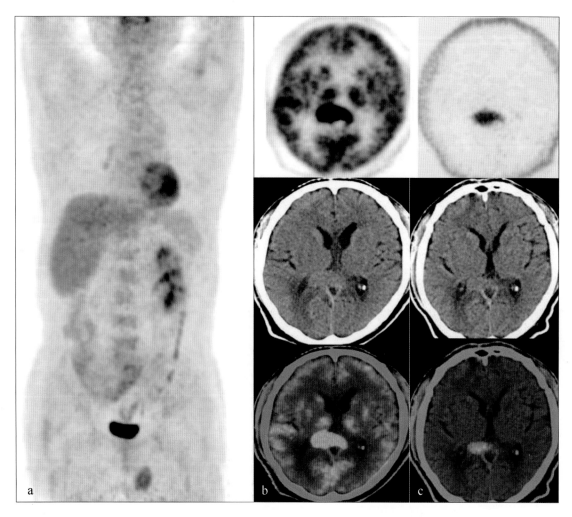

图10-11-21 躯干部[18]F-FDG PET/CT显像，MIP（a）示躯干部放射性分布未见明显异常；[18]F-FDG PET/CT脑显像横断面图像（b）示胼胝体部肿物，代谢异常增高（SUV_{max} 14.8）；[18]F-FECH PET/CT脑横断面图像（c）示胼胝体部肿物，代谢明显增高（SUV_{max} 5.7）

【讨论】 原发性脑淋巴瘤是一种少见的颅内恶性肿瘤，仅占颅内肿瘤的1%～2%[29]，病变仅限于颅内，没有脑部以外部位的侵犯。本病可发生于各个年龄阶段，以20～50岁居多。原发性脑淋巴瘤病理分型多属于B细胞型，占90%以上，仅有不足10%为T细胞型[30]。原发性脑淋巴瘤以单发常见，30%～40%的病例可呈多中心性，伴有艾滋病（AIDS）的患者病变呈多中心性者更为常见。原发性脑淋巴瘤好发于幕上，以额、颞叶白质内和室管膜下区好发，少数也会侵犯深部灰质结构。原发性脑淋巴瘤病灶[18]F-FDG与[18]F-FECH PET/CT 显像多呈高代谢，而病变周围脑水肿较轻，由此可与脑胶质瘤鉴别；此外，PET/CT 显像还可用于原发性脑淋巴瘤的疗效评价。

（程　欣　张建华）

（八）肺淋巴瘤

【简要病史】　女，83 岁，间断发热半月余。

【相关检查】　胸片示双肺多发团片影。血常规、肿瘤标志物及痰涂片未见异常。

【影像表现】　胸部 CT（图 10-11-22）示双肺多发结节及团块。[18]F-FDG PET/CT 显像（图 10-11-23）示双肺多发结节，代谢异常增高。

【手术病理】　左肺结节活检，病理示结外 NK/T 细胞淋巴瘤。

【讨论】　肺淋巴瘤包括原发肺淋巴瘤及继发肺淋巴瘤，前者指淋巴瘤仅累及肺而不伴有其他部位侵犯（如本例患者），后者指肺外淋巴瘤伴肺内侵犯（图 10-11-24）。原发肺淋巴瘤以 NHL 多见，最常见的病理类型为 MALT 型淋巴瘤（见本节"MALT 型淋巴瘤"），约占原发肺淋巴瘤的 60%，结外 NK/T 细胞淋巴瘤型少见[31]。肺淋巴瘤可表现为结节肿块型、肺炎型、间质型及粟粒型[32]。多样性和不均质性为肺淋巴瘤特点：即肺内多种形态病灶同时发生，且多累及双肺；即使为同一形态也为多发，而且大小、分布各异。

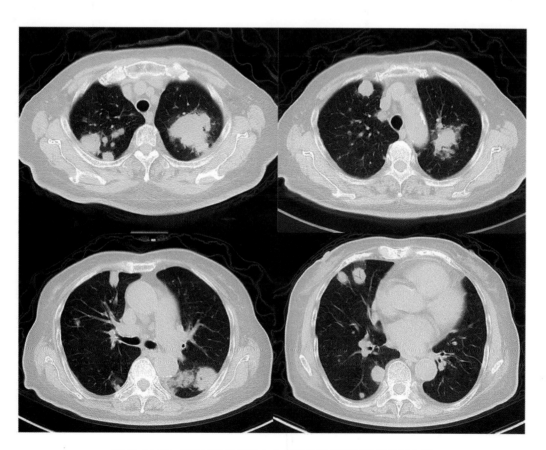

图 10-11-22　CT 示双肺多发大小不等软组织密度结节及团块影

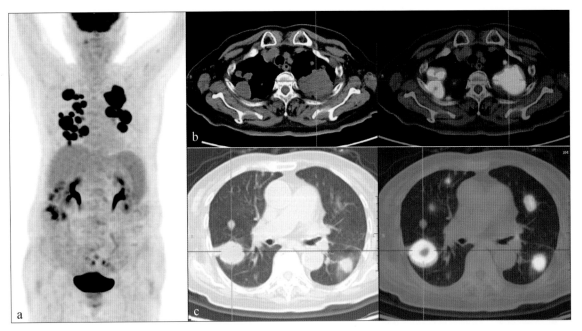

图 10-11-23 ¹⁸F-FDG PET/CT 显像。MIP（**a**）示双肺内多发代谢异常增高灶；横断面图像（**b，c**）示双肺内多发大小不等软组织密度结节，代谢异常增高

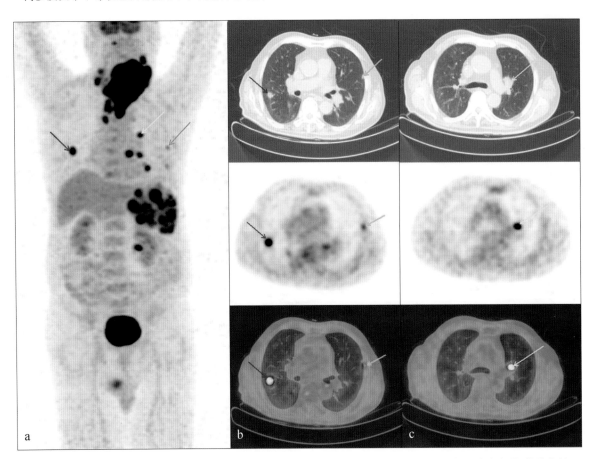

图 10-11-24 NHL（男，82 岁）¹⁸F-FDG PET/CT 显像。MIP 图像（**a**）示肺、淋巴结及脾多发代谢增高灶；横断面（**b，c**）示双肺内多发大小不等结节（红色箭头、黄色箭头及绿色箭头），代谢不同程度增高

（张建华　赵梅莘　张卫芳）

（九）心脏淋巴瘤

【简要病史】　女，27岁，心悸伴胸闷半年余，活动或劳累后加重。

【相关检查】　超声心动图提示右房内大小约 16mm×19mm 的异常回声，心包积液。

【影像表现】　^{18}F-FDG PET/CT 显像（图 10-11-25）示右房内肿物，代谢明显增高，伴心包积液；纵隔 4 区代谢增高淋巴结。

【手术病理及治疗转归】　右房肿物切除，病理提示 DLBCL。手术及化疗 7 个月后复查^{18}F-FDG PET/CT 显像（图 10-11-26b）示右心房、纵隔 4 区高代谢病灶消失。

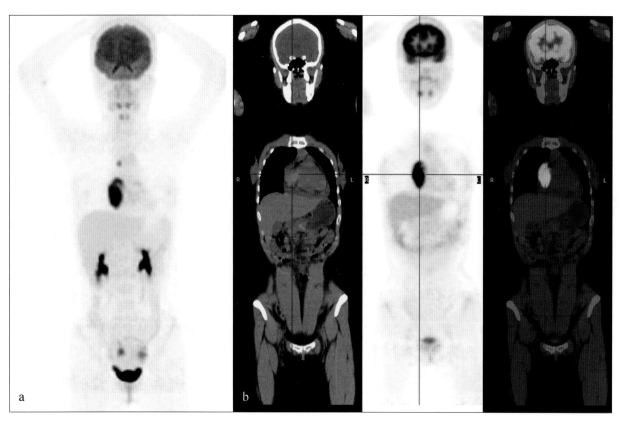

图 10-11-25　^{18}F-FDG PET/CT 显像。MIP（**a**）心脏及纵隔代谢增高灶；冠状面图像（**b**）示右房肿物，代谢异常增高，伴心包积液

【讨论】　心脏原发淋巴瘤发病率低，仅占原发性心脏肿瘤的 1.5%，占结外淋巴瘤的 0.5%[33]。病理类型多为 DLBCL[33-34]，也可为 HL[35]。心脏原发淋巴瘤可发生于各种年龄，男女发病率相似。发病部位以右房多见，其余依次为右室、左室、左房、房间隔和室间隔。肿瘤浸润心肌和心外膜，向心脏表面和心腔内凸起，可合并心包积液。^{18}F-FDG PET/CT 在心脏淋巴瘤分期、确定活检部位及疗效评价中均有重要的临床应用价值[36]。

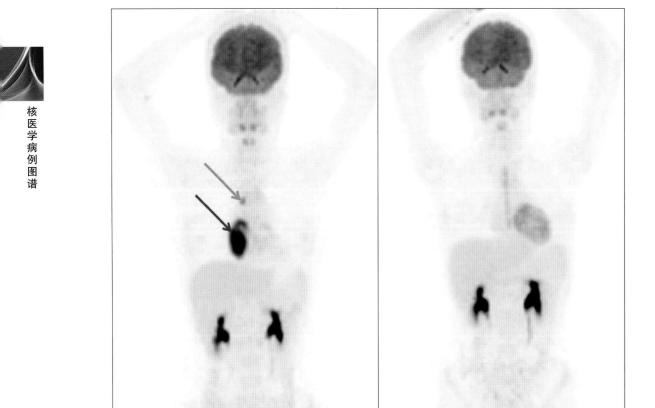

图 10-11-26　治疗前、后 ¹⁸F-FDG PET/CT 显像对比。治疗前 MIP（a）示纵隔淋巴结（绿色箭头）、右房肿物（红色箭头），代谢均增高；治疗后 MIP（b）示纵隔及右房高代谢病灶消失

（张建华　章　斌）

（十）肾淋巴瘤

【简要病史】　女，60 岁，右侧腰背痛 20 余天。

【相关检查】　B 超示右肾上腺区低回声肿物，大小约 7.8cm×7.2cm×7.0cm，边界清，回声不均匀，与右肾上极内侧关系密切。

【影像表现】　¹⁸F-FDG PET/CT 显像（图 10-11-27）示右肾上部异常代谢增高灶。

【病理】　右肾肿物穿刺活检，病理示 DLBCL。

【讨论】　肾淋巴瘤多见于全身多系统性淋巴瘤受累（图 10-11-28），原发肾淋巴瘤少见[37]。

病理分型以大 B 细胞型 NHL 多见，也可为 HL。肾淋巴瘤以中老年男性患者多见，可累及单或双侧肾；据 CT 表现可为多发结节型、邻近病灶侵犯型、单发结节型、双肾弥漫增大型（见本部分"（一）临床分期"病例）及肾周肿物型。平扫 CT 肾淋巴瘤多呈均匀软组织密度改变，与肾实质密度相比呈等或稍高密度；增强 CT 多呈轻度强化[38]。肾淋巴瘤多呈高代谢，¹⁸F-FDG PET/CT 在其分期及疗效评价中均有重要的临床应用价值[38-39]。

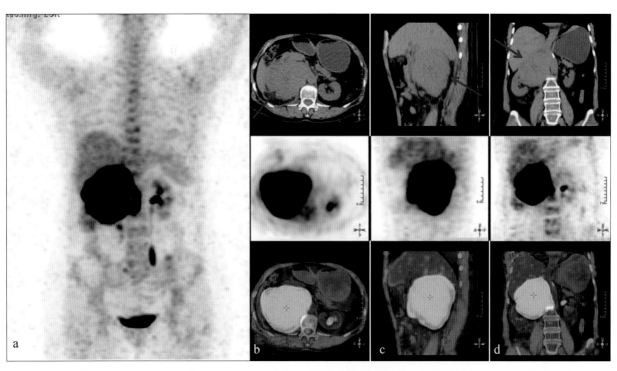

图 10-11-27 ^{18}F-FDG PET/CT 显像。MIP（**a**）示右肾上部代谢异常增高灶；横断面图像（**b**）、矢状面图像（**c**）、冠状面图像（**d**）示右肾上部肿物（红色箭头），代谢异常增高

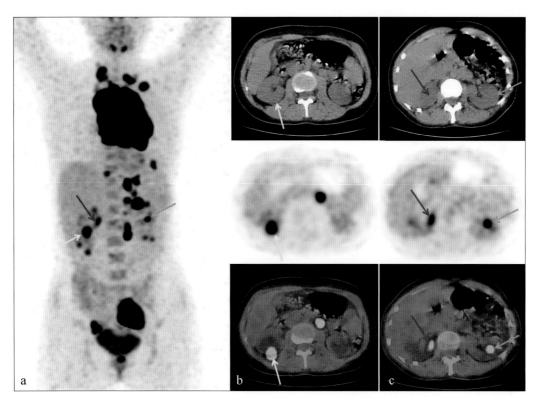

图 10-11-28 系统性淋巴瘤双肾受累（男，42 岁）^{18}F-FDG PET/CT 显像。MIP（**a**）示双肾及全身淋巴结多发代谢增高灶；横断面图像（**b**）示右肾中部代谢增高灶，平扫CT 密度未见异常（黄色箭头）；横断面图像（**c**）示右肾上部（红色箭头）及左肾上部（绿色箭头）代谢增高灶，平扫CT 密度未见异常

（张建华）

（十一）骨淋巴瘤

【简要病史】 男，57 岁，右膝关节疼痛 4 月余。

【相关检查】 查体：右膝关节活动受限，压痛明显，右膝关节外侧可触及大小约 5cm×5cm 肿块，边界不清，质硬。

【影像表现】 全身骨显像（图 10-11-29）示双膝关节、右髋关节多发放射性摄取增高灶。^{18}F-FDG PET/CT 显像（图 10-11-30）示右侧髂骨、双股骨远端、双胫骨近端多发代谢增高灶。

【病理结果】 右胫骨活检病理示 DLBCL。

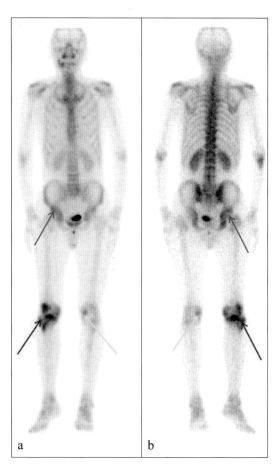

图 10-11-29 全身骨显像（**a.** 前位；**b.** 后位）示右髋关节（蓝色箭头）、右膝关节（红色箭头）、左膝关节（黄色箭头）放射性摄取增高灶

【讨论】 原发骨淋巴瘤发病率低，占成人淋巴瘤的比例小于 2%[40]，约占原发骨肿瘤的 3%～7%[41]。最常见的病理类型为 DLBCL。骨淋巴瘤可发生于骨皮质，也可发生于骨髓或二者兼有。多数患者临床表现为骨痛，可出现局部肿胀、病理骨折、脊髓压迫或 B 症状。中轴骨受累多于四肢骨，可累及多骨或单骨。病变多表现为溶骨性，也可表现为硬化性及混合型[42]。^{18}F-FDG PET/CT 在骨淋巴瘤分期及疗效评价中（图 10-11-31）均有重要的临床应用价值[42]。

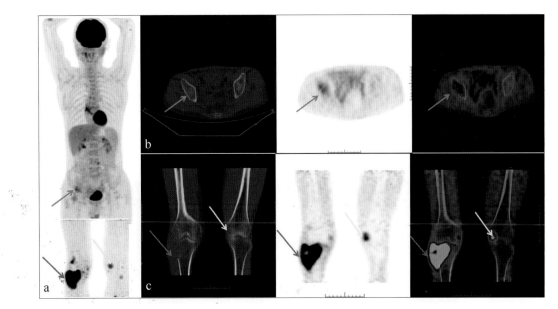

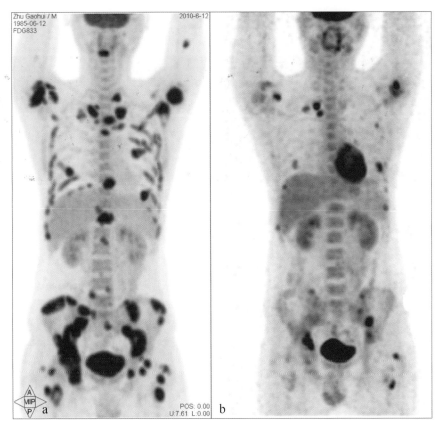

图 10-11-30　¹⁸F-FDG PET/CT 显像。MIP（**a**）示右侧髂骨、双股骨远端、双胫骨近端多发代谢增高灶；横断面图像（**b**）示右髂骨骨质未见异常，代谢增高（蓝色箭头）；冠状面图像（**c**）示右侧胫骨骨质破坏伴周围软组织肿物，代谢增高（红色箭头），左侧股骨下端代谢增高，骨质未见明显异常（黄色箭头）

图 10-11-31　骨 DLBCL 患者治疗前、后 ¹⁸F-FDG PET/CT MIP 图像。治疗前（**a**）示躯干部骨骼多发代谢增高灶；化疗 4 周期后（**b**）示病变较前明显较少，残余病变代谢较前减低

（张建华）

（十二）皮肤淋巴瘤

【简要病史】 男，29 岁，腹股沟、阴囊、双侧大腿内侧及左膝关节内侧皮肤肿胀伴红斑 3 月余。

【相关检查】 查体：腹股沟、阴囊、双侧大腿内侧及左膝关节内侧多发大小不等暗红色浸润性斑块，表面破溃、渗出。

【影像表现】 ^{18}F-FDG PET/CT 显像（图 10-11-32）示腹股沟、阴囊、双侧大腿内侧及左膝关节内侧皮肤多发代谢增高灶。

【病理】 左膝关节内侧皮肤活检，病理提示结外 NK/T 细胞淋巴瘤。

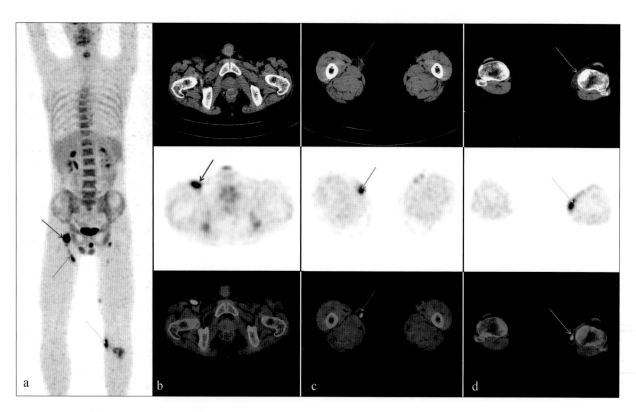

图 10-11-32　[18]F-FDG PET/CT 显像。MIP（**a**）示腹股沟、阴囊、双侧大腿内侧及左膝关节内侧代谢增高灶；横断面图像（**b～d**）示右侧腹股沟（红色箭头）、右大腿内侧（绿色箭头）及左膝关节内侧（黄色箭头）局部皮肤增厚，代谢不同程度增高

【讨论】 原发皮肤淋巴瘤为发病率居第二位的结外原发淋巴瘤，仅次于原发胃肠道淋巴瘤[43]。病理分型中以 NHL 多见，HL 罕见。NHL 中 B 细胞型约占 30%，主要包括原发皮肤滤泡中心性淋巴瘤，原发皮肤 DLBCL（图 10-11-33）及原发皮肤边缘带淋巴瘤；T 细胞型约占 70%，主要包括蕈样肉芽肿（mycosis fungoides，MF）、结外 NK/T 细胞淋巴瘤及外周 T 细胞淋巴瘤。MF 是低度恶性的皮肤 T 细胞淋巴瘤（图 10-11-34），约占所有皮肤 T 细胞淋巴瘤的 50%[43]。皮肤淋巴瘤临床上皮损为多形性，难以用一种皮肤病来解释和概括。[18]F-FDG PET/CT 可显示皮肤淋巴瘤病变的数目、形态及代谢情况，提示活检部位，同时明确淋巴结及其他脏器有无受累[44]。

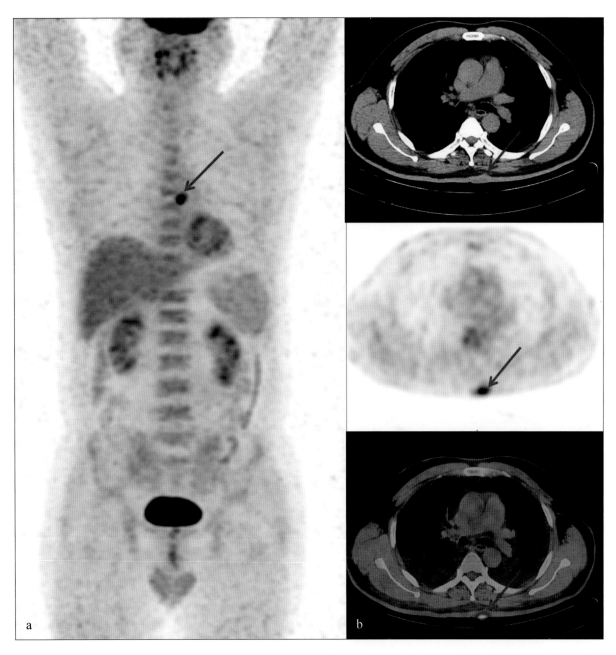

图 10-11-33 皮肤 DLBCL（男，50 岁）¹⁸F-FDG PET/CT 显像。MIP 图像（a）示背部皮肤代谢增高灶；横断面图像（b）示背部局部皮肤（红色箭头）增厚，代谢增高

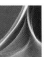

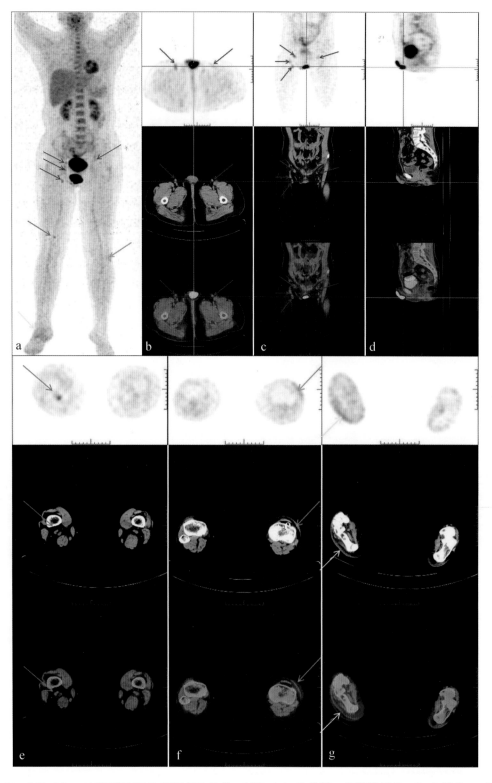

图 10-11-34 MF（女，62 岁）[18]F-FDG PET/CT 显像。MIP（**a**）示外阴、双侧腹股沟（红色箭头）、右侧腘窝（蓝色箭头）、左侧小腿外侧（绿色箭头）及右足外侧（黄色箭头）代谢增高灶；横断面图像（**b**）、冠状面图像（**c**）、矢状面图像（**d**）十字交叉线示外阴部皮肤增厚，代谢明显增高。横断面图像中 **e** 示右腘窝淋巴结（蓝色箭头）、**f** 示左小腿外侧皮肤增厚（绿色箭头）、**g** 示右足外侧皮肤增厚（黄色箭头），代谢均增高

（张建华）

参考文献

[1] Madan R，Chen JH，Trotman-Dickenson B，et al. The spectrum of Castleman's disease：mimics，radiologic pathologic correlation and role of imaging in patient management. Eur J Radiol，2012，81：123-131.

[2] Saeed-Abdul-Rahman I，Al-Amri AM. Castleman disease. Korean J Hematol，2012，47：163-177.

[3] 付占立，张旭初，范岩，等. ^{18}F-FDG PET/CT 在 Castleman 病中的临床应用价值. 中华核医学与分子影像杂志，2013，33：332-335.

[4] Zhou W，Wu H，Han Y，et al. Preliminary study on the evaluation of Langerhans cell histiocytosis using F-18-fluoro-deoxy-glucose PET/CT. Chin Med J（Engl），2014，127：2458-2462.

[5] Haroche J，Amoura Z，Touraine P，et al. Bilateral adrenal infiltration in Erdheim-Chester disease. Report of seven cases and literature review. J Clin Endocrinol Metab，2007，92：2007-2012.

[6] Ambrosini V，Savelli F，Merli E，et al. F-18 FDG PET/CT detects muscle involvement in Erdheim-Chester disease. Clin Nucl Med，2012，37：196-197.

[7] Beylergil V，Carrasquillo JA，Hyman DM，et al. Visualization of orbital involvement of Erdheim-Chester disease on PET/CT. Clin Nucl Med，2014，39：660-661.

[8] Kenn W，Stabler A，Zachoval R，et al. Erdheim-Chester disease：a case report and literature overview. Eur Radiol，1999，09：153-158.

[9] Lyders EM，Kaushik S，Perez-Berenguer J，et al. Aggressive and atypical manifestations of Erdheim-Chester disease. Clin Rheumatol，2003，22：464-466.

[10] Lin E. FDG PET/CT for biopsy guidance in Erdheim-Chester disease. Clin Nucl Med，2007，32：860-861.

[11] Stenova E，Steno B，Povinec P，et al. FDG-PET in the Erdheim-Chester disease：its diagnostic and follow-up role. Rheumatol Int，2012，32：675-678.

[12] Barrington SF，Mikhaeel NG，Kostakoglu L，et al. Role of imaging in the staging and response assessment of lymphoma：consensus of the International Conference on Malignant Lymphomas Imaging Working Group. Clin Oncol，2014，32：3048-3058.

[13] la FC，Hundt W，Brockel N，et al. Value of PET/CT versus PET and CT performed as separate investigations in patients with Hodgkin's disease and non-Hodgkin's lymphoma. Eur J Nucl Med Mol Imaging，2006，33：1417-1425.

[14] Hernandez-Maraver D，Hernandez-Navarro F，Gomez-Leon N，et al. Positron emission tomography/computed tomography：diagnostic accuracy in lymphoma. Br J Haematol，2006，135：293-302.

[15] 张建华，王荣福，范岩，等 ^{18}F-FDG PET/CT 评价非霍奇金淋巴瘤骨髓浸润. 中国介入影像与治疗学，2012，09：539-543.

[16] Cheson BD，Pfistner B，Juweid ME，et al. Revised response criteria for malignant lymphoma. J Clin Oncol，2007，25：579-586.

[17] Barrington SF，Mikhaeel NG，Kostakoglu L，et al. Role of imaging in the staging and response assessment of lymphoma：consensus of the International Conference on Malignant Lymphomas Imaging Working Group. Clin Oncol，2014，32：3048-3058.

[18] Tsimberidou AM，Keating MJ. Richter syndrome：biology，incidence，and therapeutic strategies. Cancer，2005，103：216-228.

[19] Y₁lmaz S，Ozhan M，Asa S，et al. Detection of Hodgkin Transformation in a Case of Chronic Lymphocytic Leukemia by PET/CT. Mol Imaging Radionucl Ther，2014 ，23：67-69.

[20] Parikh SA，Rabe KG，Call TG，et al. Diffuse large B-cell lymphoma（Richter syndrome）in patients with chronic lymphocytic leukemia（CLL）：a cohort study of newly diagnosed patients. Br J Haematol，2013，162：774-782.

[21] Bruzzi JF，Macapinlac H，Tsimberidou AM，et al. Detection of Richter's transformation of chronic lymphocytic leukemia by PET/CT. J Nucl Med，2006，

47：1267-1273.

［22］ Hussell T，Isaacson PG，Crabtree JE，et al. The response of cells from low-grade B-cell gastric lymphomas of mucosa-associated lymphoid tissue to Helicobacter pylori. Lancet，1993，342：571-574.

［23］ Hirose Y，Kaida H，Ishibashi M，et al. Comparison between endoscopic macroscopic classification and F-18 FDG PET findings in gastric mucosa-associated lymphoid tissue lymphoma patients. Clin Nucl Med，2012，37：152-157.

［24］ Moleti ML，Testi AM，Giona F，et al. Gammadelta hepatosplenic T-cell lymphoma. Description of a case with immunophenotypic and molecular follow-up successfully treated with chemotherapy alone. Leuk Lymphoma，2006，47：333-336.

［25］ Belhadj K，Reyes F，Farcet JP，et al. Hepatosplenic gammadelta T-cell lymphoma is a rare clinicopathologic entity with poor outcome：report on a series of 21 patients. Blood，2003，102：4261-4269.

［26］ Grisariu S，Avni B，Batchelor TT，et al. Neurolymphomatosis：an Intemational Primary CNS Lymphoma Collaborative Group report Blood，2010，115：5005-5011.

［27］ Baehring JM，Batchelor TT. Diagnosis and management of neurolymphomatosis. Cancer J，2012，18：463-468.

［28］ 方雷，安建平，赵辉，等. 神经淋巴瘤病的[18]F-FDG PET/CT 影像特征分析. 中华核医学杂志，2014，34：19-22.

［29］ Bataille B，Delwail V，Menet E，et al. Primary intracerebral malignant lymphoma：report of 248 cases. J Neurosurg，2000，92：261-266.

［30］ Gliemroth J，Kehler U，Gaebel C，et al. Neuroradiological Findings in Primary Cerebral Lymphomas of Non-AIDS Patients. Clin Neurol Neurosurg，2003，105：78-86.

［31］ Bural G，Joyce J，Ohr J. Rare case of primary pulmonary extranodal non-Hodgkin's lymphoma in a patient with Sjogren's syndrome：role of FDG-PET/CT in the initial staging and evaluating response to treatment. Mol Imaging Radionucl Ther，2012，

21：117-120.

［32］ 曾苗雨，赵振军，张金娥，等. 淋巴瘤肺浸润的 CT 表现和病理对比. 放射学实践，2010，25：1007-1010.

［33］ Johri A，Baetz T，Isotalo PA，et al. Primary cardiac diffuse large B cell lymphoma presenting with superior vena cava syndrome. Can J Cardiol，2009，25：e210-212.

［34］ Habertheuer A，Ehrlich M，Wiedemann D，et al. A rare case of primary cardiac B cell lymphoma. J Cardiothorac Surg，2014，9：14.

［35］ Baxi SS，Matasar MJ. State-of-the-art issues in Hodgkin's lymphoma survivorship. Curr Oncol Rep，2010，12：366-373.

［36］ Okayama S，Dote Y，Takeda Y，et al. Primary cardiac lymphoma：echocardiography and F-18-fluorodeoxyglucose positron emission tomography in selection of a biopsy site. Echocardiography，2013，30：E13-15.

［37］ Hagihara M，Hua J，Iwaki Y，et al. Primary Renal Lymphoma：A Case Report and Literature Review. Intern Med，2015，54：2655-2659.

［38］ Zukotynski K，Lewis A，O'Regan K，et al. PET/CT and renal pathology：a blind spot for radiologists？ Part 2-lymphoma，leukemia，and metastatic disease. Am J Roentgenol，2012，199：W168-174.

［39］ Ye XH，Chen LH，Wu HB，et al. ^{18}F-FDG PET/CT evaluation of lymphoma with renal involvement：comparison with renal carcinoma. SouthMed J，2010，103：642-649.

［40］ Dubey P，Ha CS，Besa PC，et al. Localized primary malignant lymphoma of bone. Int J Radiat Oncol Biol Phys，1997，37：1087-1093.

［41］ Hogendoorn PCW，Kluin PM. Primary non-Hodgkin lymphoma of bone. In：WHO Classification of Tumours of Soft Tissue and Bone，4th，Fletcher CDM，Bridge JA，Hogendoorn PCW，Mertens F. （Eds），International Agency for Research on Cancer. Lyon：2013.

［42］ Hwang S. Imaging of lymphoma of the musculoskeletal system. Radiol Clin North Am，2008，46：379-396.

［43］ Willemze R，Jaffe ES，Burg G，et al. WHO-

EORTC classification for cutaneous lymphomas. Blood, 2005, 105: 3768-3785.

[44] Olsen E, Vonderheid E, Pimpinelli N, et al. Revisions to the staging and classification of mycosis fungoides and Sezary syndrome: a proposal of the International Society for Cutaneous Lymphomas (ISCL) and the cutaneous lymphoma task force of the European Organization of Research and Treatment of Cancer (EORTC). Blood, 2007, 110: 1713-1722.

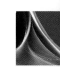

第
十
章

肿

瘤

索　引

A

Albright 综合征　31
阿尔茨海默病　78

B

B 淋巴母细胞性淋巴瘤　257
白塞病　198

C

Camurati-Engelmann 病　52
Castleman 病　251
肠重复畸形　163
超级影像　37
垂体瘤　206

D

大动脉炎　143，196
代谢性骨病　37
胆管细胞癌　221
胆囊功能障碍　155
癫痫　74
淀粉样变　11
多系统萎缩　81

E

Erdheim-Chester 病　47，254
额颞叶痴呆　78

F

反射性交感神经营养障碍　24
范科尼综合征　11
放射性肾炎　65
放射性污染　65
非霍奇金淋巴瘤　257

肥大性骨关节病　32
肥厚型心肌病　137
肺动脉狭窄　143
肺间质病变　147
肺淋巴瘤　269
肺黏液腺癌　213
肺上皮样血管内皮细胞瘤　214
肺神经内分泌肿瘤　244
肺栓塞　141
肺隐球菌病　191
蜂窝织炎　14
复发性多软骨炎　65
复杂性区域疼痛综合征　24
副甲状腺　92
副肿瘤神经综合征　84
副舟骨痛综合征　21
腹膜后纤维化　200

G

干燥综合征　166
肝脾 T 细胞淋巴瘤　265
肝细胞癌　219
高功能腺瘤　93
睾丸附睾炎　122
睾丸扭转　122
功能不全性骨折　11，19
宫颈癌　229
骨转移瘤　1
骨淋巴瘤　273
骨肉瘤　5
骨软化症　37
骨髓瘤　7
骨髓纤维化　43
骨髓炎　13
骨纤维异常增殖症　30

冠心病 124

冠状动脉肌桥 133

冠状动脉起源异常 133

H

回肠代膀胱 65

混合性髓样-滤泡状甲状腺癌 95

霍奇金淋巴瘤 257

I

IgG4 相关性疾病 200

J

机化性肺炎 193

肌肉损伤 64

畸形性骨炎 28

脊索瘤 12

甲状旁腺癌 101

甲状旁腺功能亢进症 37，97

甲状旁腺瘤 37

甲状腺相关性眼病 102

假骨折 40

假体松动 18

假体周围感染 16

结核病 184

结节病 194

进行性骨干发育不良 50

进行性核上性麻痹 80

K

K-T 综合征 179

库肯勃瘤 237

髋关节一过性骨质疏松症 25

扩张型心肌病 135

L

朗格汉斯组织细胞增生症 254

类癌 244

类风湿关节炎 195

淋巴管不发育 170

淋巴管发育不良 170

淋巴管肌瘤病 175

淋巴管增生 170

淋巴水肿 168

磷酸尿性间质肿瘤 109

路易体痴呆 78

滤泡状甲状腺瘤 95

卵巢癌 233

M

MALT 型淋巴瘤 262

慢性淋巴细胞性白血病/小淋巴细胞性淋巴瘤 261

梅毒 183

梅克尔憩室 163

弥漫大 B 细胞淋巴瘤 259

迷走甲状腺 92

N

脑梗死 71

脑胶质瘤 204

脑淋巴瘤 268

脑脓肿 181，204

尿瘘 118

奴卡菌感染 191

P

Plummer 病 93

POEMS 综合征 11，251

膀胱-结肠瘘 65

帕金森综合征 85

皮肤淋巴瘤 276

皮质基底节变性 80

疲劳性骨折 19

Q

迁徙性钙化 11，62

前哨淋巴结 180

R

Richter 转化 261

认知障碍 78

乳糜积液 172

S

SAPHO 综合征 26

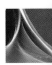

索
引

"闪烁"现象　1
神经淋巴瘤病　266
神经内分泌肿瘤　242
肾癌　119
肾动脉狭窄　115
肾淋巴瘤　272
肾透明细胞癌　224
肾嫌色细胞癌　226
肾盂输尿管连接部狭窄　113
肾盂输尿管上皮癌　227
食管小细胞癌　248
嗜铬细胞瘤　104，242

T

特发性肺动脉高压　145

W

外伤性骨化性肌炎　56
外周神经鞘瘤　239
完全性左束支传导阻滞　138

X

消化道出血　160
小肠淋巴管扩张症　176
心肌梗死伴缺血　124
心肌缺血　124

心脏淋巴瘤　270
胸腺瘤　217

Y

亚急性甲状腺炎　93
烟雾病　72
胰腺神经内分泌肿瘤　245
胰腺实性假乳头状瘤　222
移植肾　65
异位骨化　54
异位甲状腺　92
异位胃黏膜　163
应力性骨折　19
营养不良性钙化　63
游走肾　120
右心功能不全　148

Z

肿瘤样钙化　59
肿瘤源性骨软化症　108
重复肾畸形　117
灼性神经痛　24
子宫内膜癌　236
自身免疫性脑炎　83
自身免疫性胰腺炎　202
棕色脂肪　242